铁皮石斛
遗传资源与分子鉴定

The Genetic Resources and Molecular
Identification of *Dendrobium officinale*

丁小余 牛志韬 / 著
薛庆云 刘 薇

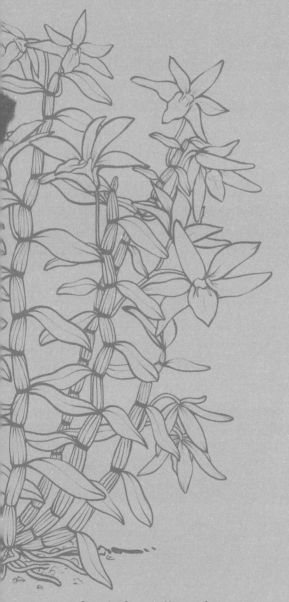

Dendrobium officinale

江苏凤凰科学技术出版社

图书在版编目(CIP)数据

铁皮石斛遗传资源与分子鉴定 / 丁小余，牛志韬著
. — 南京：江苏凤凰科学技术出版社，2022.11
ISBN 978-7-5713-2857-3

Ⅰ.①铁… Ⅱ.①丁…②牛… Ⅲ.①石斛—种质资
源—鉴定—研究 Ⅳ.①R282.71

中国版本图书馆CIP数据核字(2022)第050189号

铁皮石斛遗传资源与分子鉴定

著　　者	丁小余　牛志韬　薛庆云　刘　薇
策　　划	傅　梅
责任编辑	黄翠香
责任校对	仲　敏
责任监制	刘　钧

出版发行	江苏凤凰科学技术出版社
出版社地址	南京市湖南路1号A楼，邮编：210009
排　　版	南京展望文化发展有限公司
印　　刷	南京新洲印刷有限公司

开　　本	787 mm×1092 mm　1/16
印　　张	19.5
插　　页	4
字　　数	300 000
版　　次	2022年11月第1版
印　　次	2022年11月第1次印刷

标准书号	ISBN 978-7-5713-2857-3
定　　价	158.00元（精）

图书如有印装质量问题，可随时向我社印务部调换。

编委会名单

主　编：丁小余

副主编：牛志韬　薛庆云　刘　薇

　　　　　侯北伟　朱淑颖

编　委：（按姓氏拼音排序）

　　　　　丁　鸽　侯北伟　李雪霞　李露丹

　　　　　刘　薇　罗　晶　牛志韬　王蒙婷

　　　　　薛庆云　朱　菲　朱淑颖

校　对：侯振宇　李　超　范雅娟　杨嘉鹏

　　　　　薛绮千　王红嫚

致读者

社会主义的根本任务是发展生产力，而社会生产力的发展必须依靠科学技术。当今世界已进入新科技革命的时代，科学技术的进步已成为经济发展、社会进步和国家富强的决定因素，也是实现我国社会主义现代化的关键。

科技出版工作肩负着促进科技进步、推动科学技术转化为生产力的历史使命。为了更好地贯彻党中央提出的"把经济建设转到依靠科技进步和提高劳动者素质的轨道上来"的战略决策，进一步落实中共江苏省委、江苏省人民政府作出的"科教兴省"的决定，江苏凤凰科学技术出版社有限公司（原江苏科学技术出版社）于1988年倡议筹建江苏省科技著作出版基金。在江苏省人民政府、江苏省委宣传部、江苏省科学技术厅（原江苏省科学技术委员会）、江苏省新闻出版局负责同志和有关单位的大力支持下，经江苏省人民政府批准，由江苏省科学技术厅（原江苏省科学技术委员会）、凤凰出版传媒集团（原江苏省出版总社）和江苏凤凰科学技术出版社有限公司（原江苏科学技术出版社）共同筹集，于1990年正式建立了"江苏省金陵科技著作出版基金"，用于资助自然科学范围内符合条件的优秀科技著作的出版。

我们希望江苏省金陵科技著作出版基金的持续运作，能为优秀科技著作在江苏省及时出版创造条件，并通过出版工作这一平台，落实"科教兴省"战略，充分发挥科学技术作为第一生产力的作用，为建设更高水平的全面小康社会、为江苏的"两个率先"宏伟目标早日实现，促进科技出版事业的发展，促进经济社会的进步与繁荣做出贡献。建立出版基金是社会主义出版工作在改革发展中新的发展机制和新的模式，期待得到各方面的热情扶持，更希望通过多种途径不断扩大。我们也将在实践中不断总结经验，使基金工作逐步完善，让更多优秀科技著作的出版能得到基金的支持和帮助。

　　这批获得江苏省金陵科技著作出版基金资助的科技著作，还得到了参加项目评审工作的专家、学者的大力支持。对他们的辛勤工作，在此一并表示衷心感谢！

　　　　　　　　　江苏省金陵科技著作出版基金管理委员会

序

达尔文通过环球科学考察，于1859年11月发表了19世纪最伟大的科学巨著之一——《物种起源》，提出了"地球上所有生物都由一种或几种原始形式转变而来"的观点。在进化论提出近100年后，James Watson和Francis Crick于1953年终于破解了DNA双螺旋结构，人类对生命本质的了解从此步入了基因水平。如今达尔文的生物进化论观点已从基因水平得到科学界的普遍证实，人们认识到生物体内的基因不仅翔实记录了自身的进化历程，而且珍藏着自身遗传多样性形成过程的秘密，是自然界赐予人类巨大的遗传资源财富。

位居"中华九大仙草"之首的兰科珍稀药用植物铁皮石斛（*Dendrobium officinale* Kimura et Migo），不仅具有卓越的药用价值，而且具有很好的观赏价值。铁皮石斛既是美丽的兰花，又是珍稀名贵的药材，在历代本草中均被列为上品药材，现已被《中国药典》单独收录。铁皮石斛却因长期被盗采且繁殖率低，其野生资源现已濒临灭绝，研究、保护与利用这一珍稀资源已迫在眉睫。

丁小余教授研究团队自1998年以来，在国家自然科学基金、省部级自然科学基金以及产学研科研基金的资助下，长期从事铁皮石斛的理论与产业化研究，取得了一系列研究成果。本书从核基因组学、细胞器基因组学、谱系地理学、保护遗传学、种质DNA分子标记鉴定等方面对铁皮石斛遗传资源与分子标记鉴定等内容进行了阐述，是近20年来对铁皮石斛理论研究的系统总结，具有较高的科学价值，可为今后铁皮石斛遗传资源评估、种质精准鉴定、功能基因挖掘、精准分子育种等提供科学依据，故具有较好的理论与应用价值。

　　本书选题准确且具有前瞻性，可为铁皮石斛遗传资源评估与开发利用提供科学依据，并为其药材的准确鉴别提供有效方案。该书科学严谨、逻辑性强，是药用兰科植物研究中的成功范例，也是其他药用植物的研究范例，具有很好的借鉴意义。

著　者

2022年10月

前　言

　　一种基因可以改变一个国家的命运，一颗种子可以改变一个民族的未来。作为物种遗传信息的载体，生物种质的遗传资源几乎是所有重大研究成果的基础，也是未来科技的"必争之地"。在我国当下，种质遗传资源的重要性已提升至战略高度，保护物种遗传资源，事关国家生态安全和人类未来。作为生物遗传资源的一个重要组成部分，药用植物遗传资源是中药发展的源头，是关乎中医药行业前景及国计民生的重要战略物资。长期以来，由于人们研究与保护意识的缺乏，导致了大量药用植物遗传资源丢失，充分研究及保护药用植物遗传资源已迫在眉睫。

　　铁皮石斛（*Dendrobium officinale* Kimura et Migo）为兰科（Orchidaceae）树兰亚科（Epidendroideae）石斛属（*Dendrobium*）植物，集观赏与药用价值为一体，是我国特有的珍稀濒危药用植物资源，其独特的生境造就了药材非凡的品质。铁皮石斛在历代医书典籍中均被列为上品药材。我国第一部药学专著《神农本草经》中就这样记录铁皮石斛："主伤中，除痹，下气，补五脏虚劳羸弱，久服厚肠胃。"明代李时珍的《本草纲目》中记录，石斛具有"除痹下气，补五脏虚劳羸弱"等诸多功效。现代研究认为，铁皮石斛具有"养阴生津、润喉护嗓、温胃明目、补肾益力、延年益寿"等功效，位列"中华九大仙草"之首。因此，系统地开展我国这一特有遗传资源的研究，对于今后在国际上保护和利用我国这一特色植物资源具有十分重要的意义。

　　在有关铁皮石斛研究的国家自然科学基金、江苏省科技厅农业重点项目、江苏省农业创新与林业创新项目以及江苏省科技厅产业化项目等科研经费的资助下，丁小余研究团队开展了珍稀铁皮石斛遗传多样性与遗传结构、物种形成、比较基因组学、保护遗传学等方面的研究；从核基因组学、细胞器基因组学、谱系地理学、保护遗传学、种质DNA分子标记鉴定等多方面，对石斛属植物遗传资源与分子标记鉴定等内容进行了系统性研究，为石斛属种质资源评估、遗传育种与开发利用提供科学依据。

在丁小余教授指导下，多位博士研究生紧紧围绕铁皮石斛系统开展了遗传资源与DNA分子鉴定的研究工作，本书凝聚了他们的辛勤劳动成果。丁鸽博士的学位论文《铁皮石斛遗传多样性及其居群的分子鉴别研究》较早地运用了ISSR、rDNA ITS序列等分子标记，对铁皮石斛居群的遗传多样性水平和居群遗传结构以及居群种质进行了鉴别，被评为2009年南京师范大学优秀博士论文。李雪霞博士基于AFLP分子标记进一步对铁皮石斛的遗传多样性、遗传结构及居群的分子鉴别开展了系列研究，其研究思路获得了2008年江苏省普通高校研究生科研创新计划资助。侯北伟博士开展了铁皮石斛谱系地理学与保护遗传学研究，基于nrDNA ITS以及cpDNA非编码区序列，定义铁皮石斛及近缘种各居群的单倍型/核基因型，构建单倍型/核基因型系统发育树；通过与外类群比较，确定古老单倍型及其分布地，并推测不同进化支系曾经历的历史事件，研究结果对铁皮石斛的保护与利用提供了重要的参考价值。牛志韬博士利用PacBio、Illumina测序以及Hi-C技术测序组装获得了首个铁皮石斛染色体级别基因组，该研究成果发表在2021年爱思维尔（ELSEVIER）出版集团的国际药学权威期刊APSB（Acta Pharmaceutica Sinica B，简称APSB）上。该刊物为我国药学领军卓越期刊，2021年的影响因子为14.911。论文发表后引起了众多同行的关注，在药用植物基因组学与分子育种领域具有较好的影响力。朱淑颖博士关于《铁皮石斛及其同属近缘种的比较叶绿体基因组及其鉴别的研究》学术论文的发表，建立了基于全叶绿体基因组序列的石斛属DNA精准鉴别方法；该论文作为封面文章发表在权威期刊APSB上，获得当年的"最佳封面奖"与"高影响力论文"，为国际上首次利用叶绿体全基因组对石斛属植物进行精准鉴定，这在植物DNA鉴定领域也是开了先河。李露丹博士则利用特异性位点，联合ARMS和荧光定量PCR技术，建立了铁皮石斛鲜药材与饮片的快速、精准鉴别方法，为石斛药材市场的精准鉴别提供了有效手段。

本书整合了数位博士的原创性研究成果，主要包括三部分内容：① 基于三代基因组的铁皮石斛药用成分合成途径与优良种质筛选研究；结合化学成分测定与转录组分析对铁皮石斛中与多糖、生物碱和黄酮类药用活性成分合成相关的关键酶基因进行挖掘，并基于重测序数据和与产量相关的形态学特征，利用全基因组关联分析（GWAS），寻找与铁皮石斛产量提高相关的目的基因，从而为今后铁皮石斛功能基因分析和分子育种研究提供理论依据。② 基于核基因与质体基因组序列的铁皮石斛谱系地理学与保护遗传学研究。经过十多年对铁皮石斛野生居群个体进行深入调查取样，基于nrDNA ITS 以及 cpDNA 非编码区序列，定义了铁皮石斛及近缘种各居群的单倍型/核基因型，分析了单倍型/核基因型的地理分布规律、构建单倍型/核基因型系统发育树，确定了古老单倍型及其分布地，并推测了不同进化支系曾经历的历史事件；运用SSR分子标记，进行了铁皮石斛的遗传多样性与遗传结构研究，开展了遗传资源评价和保护遗传学研究，并提出了合理的保护策略。③ 铁皮石斛DNA分子鉴定研究，从铁皮石斛各产区采集了特征性代表种及其野生近缘种个体，完成了全叶绿体基因组序列的测定与比较分析，并首次将叶绿体全基因组序列应用于铁皮石斛的物种鉴定中，揭示了其作为"超级条形码"的巨大潜力。本书从核基因组学、质体基因组学、分子谱系地理学、DNA分子标记鉴别等多方面系统介绍了铁皮石斛遗传资源与分子标记鉴别等内容，为铁皮石斛种质资源评估、遗传育种与开发利用提供了科学依据，也为铁皮石斛药材市场的精准鉴别提供了有效手段。此外，本书还为其他中药材的种质资源研究与分子标记鉴定提供借鉴，是一部可供相关高等院校博士、硕士研究生学习参考的铁皮石斛研究性著作。

本书虽然问世，但铁皮石斛的研究尚在继续进行中，有关研究进展将有后续呈现。本书出版的研究成果属于铁皮石斛遗传资源前期研究的工作总结，其中难免有一些不足之处，敬请广大读者提出宝贵的意见。

著　者

2022年10月

目 录 ──────────────────────────────

第1章　铁皮石斛遗传资源概述 　001

1.1　铁皮石斛简介 　003

1.2　铁皮石斛遗传资源研究进展 　009

第2章　铁皮石斛基因组学研究 　017

2.1　植物基因组学概述 　019

2.2　铁皮石斛基因组分析 　022

2.3　铁皮石斛基因组在药用活性合成物质生物
　　　合成途径研究中的应用 　045

2.4　铁皮石斛基因组在种质选育中的应用 　061

第3章　铁皮石斛细胞器基因组学研究 　069

3.1　植物叶绿体基因组与线粒体基因组 　072

3.2　铁皮石斛叶绿体基因组分析 　078

3.3　铁皮石斛叶绿体基因组的应用研究 　083

3.4　铁皮石斛线粒体基因组分析 　103

3.5　铁皮石斛线粒体基因组应用研究 　108

第4章　铁皮石斛谱系地理学研究 　125

4.1　植物谱系地理学研究进展 　127

4.2　铁皮石斛谱系地理学研究 　133

第5章　铁皮石斛保护遗传学研究 153

　　5.1　植物保护遗传学研究概述 155

　　5.2　基于SRAP分子标记的铁皮石斛保护遗传学研究 161

　　5.3　基于AFLP分子标记的铁皮石斛保护遗传学研究 170

　　5.4　基于SSR分子标记的铁皮石斛保护遗传学研究 180

　　5.5　基于SNP分子标记的铁皮石斛保护遗传学研究 193

　　5.6　铁皮石斛野生与栽培种质遗传学分析 208

第6章　基于形态学与DNA分子标记的铁皮石斛鉴定研究

223

　　6.1　基于形态学的铁皮石斛鉴定 225

　　6.2　基于SSR分子标记的铁皮石斛种质鉴定 239

　　6.3　基于rDNA ITS的铁皮石斛分子鉴定 249

　　6.4　基于叶绿体全基因组super-barcode的铁皮

　　　　石斛分子鉴定 255

　　6.5　基于ARMS-qPCR的铁皮石斛鉴定 266

后记 295

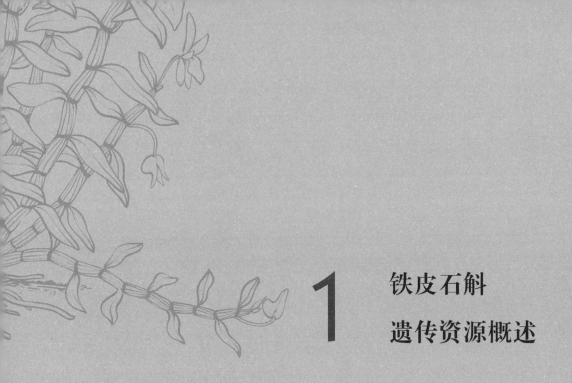

1 铁皮石斛遗传资源概述

1.1 铁皮石斛简介

1.1.1 铁皮石斛简介

铁皮石斛(*Dendrobium officinale* Kimura et Migo)是兰科(Orchidaceae)石斛属(*Dendrobium* Sw.)的珍稀濒危特有种，为多年生附生草本植物，常附生于海拔800～1 600 m的密林树干或岩石上，并常与苔藓植物伴生。其主要分布于我国植物区系学上的热点地区——岭南地区和华中地区，分别位于广西、广东、贵州东南部、云南东部、福建、浙江、江西、湖南、安徽等南方诸省的广泛山区。铁皮石斛是中国特有的药用植物，其独特的生存环境（以下简称生境）造就了药材非凡的品质，且应用历史悠久。早在《神农本草经》和《本草纲目》中，铁皮石斛药材就被列为上品，具有"养阴生津、润喉护嗓、温胃明目、补肾益力、延年益寿"等功效。道家医学经典《道藏》将铁皮石斛列为"中华九大仙草"之首，民间称之为"救命仙草"，并在《中华人民共和国药典》中被收载。铁皮石斛的药用部分是新鲜或干燥茎，具有味甘、质重、柔韧、黏性大等优良品质，被加工成"铁皮枫斗"销往国内外。铁皮石斛的种子细如粉尘且不具胚乳，没有营养物质供发芽之用，生长发育完全依赖共生真菌提供营养；种子成熟后保持发芽力的时间又很短，所以在自然状态下自我繁殖能力较低。铁皮石斛借助风力传播繁殖，从种子萌发生长至成熟植株需2～3年；生长环境特殊，自身繁殖极为困难，加上人为的过度采挖，已经使铁皮石斛野生资源急剧减少，并濒临灭绝，现已被列入《国家重点保护野生植物名录(第二批)》。

1.1.2 铁皮石斛的植物学特性

1. 形态特征

铁皮石斛为多年生附生草本植物，根附生于岩石或树干上，为无分枝的气生根，扁圆，白色；茎丛生，直立，圆柱形，长4～50 cm，粗0.2～0.4 cm；不分枝，具多节，节间略膨大，节部稍绕缩，节间长1～6 cm，节上有花序柄痕及残存叶鞘；叶少数，互生于茎上部，无柄；叶片长圆状披针形，长3～7 cm，宽0.8～2.0 cm，先端钝，略钩转；叶基部下延为抱茎的鞘，边缘和中肋常带淡紫色；叶鞘膜质，紧抱节间，灰白色，叶面与叶鞘均具淡紫色斑点；叶鞘老时其上缘与茎松离而张开，并且与节留下一个环状铁青的间隙。铁皮石斛花属于总状花序，生于无叶的茎上端；花2～4朵，淡黄色，稍有香气，唇型花，其中1枚花瓣变异为唇瓣；唇瓣卵状披针形，长1.3～1.6 cm，宽7～9 mm，先端渐尖，近上部中间有圆形紫色斑块，近下部中间有黄色胼胝体。铁皮石斛花的雌蕊位于下方，雄蕊在上方，雌蕊和雄蕊合为一体形成一种典型的合蕊柱；蕊柱黄绿色，先端两侧各具一个紫点。每枚花有4粒花粉粒，药帽白色，长卵状三角形顶端近锐尖并且2裂，花被片呈黄绿色。花期5月至6月下旬。铁皮石斛果实为椭圆形蒴果，蒴果种棱为3棱，呈暗绿色至青绿色，且有棕褐色斑点，成熟时为黄绿色。每个果实内的种子小而多，为黄绿色，长纺锤形；种皮由一层透明的薄壁细胞构成，含有大量的空气；胚发育不全或不成熟，无胚乳。

2. 生长特性

铁皮石斛在我国分布广泛于我国南方省份，如安徽、浙江、江西、湖南、湖北、广东、广西、四川、贵州、云南等省区，多附生于海拔800～1 600 m的密林树干或岩石上，常与地衣、蕨类和藓类植物伴生，喜阴凉和湿润。在其最适生长环境中，空气相对湿度大于70%，透光度约60%，温度20～30℃；一年中每月的平均气温在10℃以上，最冷月与最热月的温差不明显，无霜期在250～350天，年降雨量1 000 mm的地区，适宜铁皮石斛的生长。

江、浙、皖地区种植的铁皮石斛开花期主要集中在6月份。特别是江苏和安徽地区的铁皮石斛花期往往在西方的父亲节期间，因此，铁皮石斛花又可称为父亲节之花。铁皮石斛从花芽萌发到开花要经历35天左右。根据其花芽发育状况、花蕾发育阶段和花被片开展程度，可将铁皮石斛单花花期划分为萌芽期、现蕾期、初花期、盛花期、结实期等时期，没有被传粉的花在盛花期后即进入枯萎期。

1.1.3　铁皮石斛的化学成分

铁皮石斛是我国特有的药用植物。研究发现，铁皮石斛含有多糖类、生物碱类、芪类、黄酮类、氨基酸、简单酚类、苯丙素类、甾类、核苷类等多种化学成分，是铁皮石斛发挥药理活性的物质基础。

1. 多糖

多糖也称多聚糖，是由10个以上单糖通过糖苷键缩合而成的长链聚合碳水化合物，是生物有机体的基础物质之一，也是铁皮石斛主要的活性成分之一，具有增强免疫和抗肿瘤的作用。黄民权等研究发现，铁皮石斛中的多糖主要是由木糖、阿拉伯糖、葡萄糖和甘露糖等组成，具有抗肿瘤活性，是铁皮石斛的主要活性成分，其化学结构与药理活性密切相关，是铁皮石斛质量评价的重要指标。《中国药典》(2020年版)记载以无水葡萄糖计不得少于25%，含甘露糖应为13% ～ 38%。通过利用苯酚-硫酸法分别对野生铁皮石斛和人工栽培铁皮石斛的多糖含量进行测定，结果显示：两类铁皮石斛所含的总糖量无显著差异。由此表明，人工栽培铁皮石斛主要药用成分的质量与野生材料相近，可作为野生铁皮石斛的替代资源。铁皮石斛可溶性多糖的分布规律：茎中 > 茎上 > 茎下 > 根部。

2. 黄酮类化合物

在铁皮石斛中鉴定的黄酮苷元有芹菜素、柚皮素、圣草酚、金圣草黄素、槲皮素、紫杉叶素、异鼠李素及3′,5,5′,7-四羟基二氢黄酮，主要为黄酮类、黄酮醇类、二氢黄酮类等类别。其中，柚皮素仅存在于茎中。除了少量黄酮苷元以外，在铁皮石斛的茎、叶、花中，还发现大量的黄酮氧苷和黄酮碳苷，其中黄酮氧苷有金丝桃苷、异槲皮苷、芦丁、山奈酚-3-O-芸香糖苷、山奈酚-3-O-葡萄糖苷、1-O-咖啡酰基-β-D-葡萄糖苷、1-O-p-香豆酰基-β-D-葡糖苷和牡荆素葡萄糖苷等成分，黄酮碳苷有三色堇黄酮苷、新西兰牡荆苷Ⅱ、新西兰牡荆苷Ⅰ、夏佛塔苷、异夏佛塔苷、佛莱心苷、异佛莱心苷、8-二-C-β-D-葡萄糖苷等成分。

3. 生物碱

铁皮石斛生物碱虽然不是铁皮石斛的主要成分，但是微量的石斛碱在人体内具有较好的功效。铁皮石斛中的生物碱主要是酰胺类生物碱，即氮原子未结合在环内的一类生物碱。主要的生物碱为N-p-香豆酰酪胺、N-顺式阿魏酸酰酪胺、二氢阿魏酸酰酪胺、N-p-阿魏酸酰酪胺、N-p-桂皮酸酰酪胺等成分，有很好的抗肿瘤、退热止痛、抑制心血管疾病等功效。铁皮石斛总生物碱的含量较石斛属其他种如金钗石斛、细茎石斛及霍山石斛等低，其含量分布呈现的规律是：叶＞茎(成熟期)＞根。因此，可考虑铁皮石斛根、茎、叶的综合利用和开发。

4. 芪类化合物

铁皮石斛中含有芪类化合物，具有抗肿瘤活性。芪类化合物是指具有均二苯乙烯母核或其聚合物的一类物质的总称，包括菲类、联苄及其衍生物。马国祥等1994年首次从铁皮石斛中分离了毛兰素和鼓槌菲；李燕分离了芪类及其衍生物；孙恒等针对目前铁皮石斛芪类化合物结构的研究进展，做了详细整理。周宇娟等研究铁皮石斛活性醋酸乙酯部位中联苄类化学成分，运用大孔树脂、MCI、硅胶、凝胶(Sephadex LH-20)、ODS等柱色谱、制备薄层色谱及制备高效液相色谱等技术进行化合物的分离纯化，根据1H-NMR、13C-NMR、MS等波谱数据和理化性质鉴定了化合物的结构，共得到了15个联苄类化合物。经波谱学鉴定为dendrocandin X、3,4′-二羟基-4,5-二甲氧基联苄、6′-de-O-methyldendrofindlaphenol A、3,4-二羟基-4′,5-二甲氧基联苄、dendrosinen B、3,4,4′-三羟基-5-甲氧基联苄、3,3′-二羟基-4,5-二甲氧基联苄、3,4′-二羟基-5-甲氧基联苄、杓唇石斛素、石斛酚、4,4′-二羟基-3,5-二甲氧基联苄、3,4′,5-三羟基-3′-甲氧基联苄、3-O-methylgigantol、dendrocandin U和dendrocandin N。芪类化合物具有广泛的生物活性，是铁皮石斛的重要活性成分，可能会成为一个新的研究方向。

5. 氨基酸

游离氨基酸也是石斛的主要有效成分之一。铁皮石斛的主要氨基酸包括天冬氨酸、谷氨酸、甘氨酸、缬氨酸和亮氨酸。

铁皮石斛花含17种氨基酸，包括7种人体的必需氨基酸，且氨基酸含量会随着生理年龄增加而增加。铁皮石斛中含钾、钙、锰、锌、铜、镁、汞、铬、铅、砷、镉11种金属元素，在茎中铁(71.10 mg/kg)和硒(1.07 mg/kg)质量分数较高，具较高的营养价值。

6. 简单酚类、苯丙素类、甾类、核苷类

目前，研究者们从铁皮石斛中分离出酚类、苯丙素类、甾类、核苷类等物质。铁皮石斛常被用作补品，因其酚类成分能抗肿瘤和抗糖尿病并发症而备受关注。已鉴定的酚类物质主要有石斛酚、钩唇石斛素、3,4′-二羟基-5-甲氧基联苄、毛兰素、鼓槌菲等成分。联苯醚是石斛属植物中重要的酚类活性成分之一。联苯是一种天然来源广泛的小分子化合物。已有研究表明，联苯类化合物具有良好的抗肿瘤、抗糖尿病及其并发症和神经保护作用，在治疗肿瘤、糖尿病及其并发症、阿尔茨海默病和帕金森病方面具有很好的疗效。苯丙素类物质有苯丙烷、沙参苷、阿魏酸、6′-O-阿魏酸蔗糖、反式阿魏酸二十八烷基酯、反式-3,4,5-三甲氧基肉桂醇、广玉兰赖宁苷等成分；甾类物质主要有 β-谷甾醇、22,23-二氢豆甾醇、洋地黄内酯、胡萝卜苷等成分；核苷类物质主要有腺苷、尿苷、鸟苷、尿嘧啶、黄嘌呤等成分。

1.1.4　铁皮石斛的主要功效

铁皮石斛能提高人体免疫力，增强记忆力，补五脏虚劳，具有抗衰老、抑制肿瘤、改善糖尿病症状、抗缺氧、对放化疗以及烟酒过度者有显著效果，其功效总结如下：

1. 增强免疫力

铁皮石斛多糖类成分是其增强免疫活性作用的重要物质基础。2014年，刘亚娟等通过水提醇法提取铁皮石斛中的多糖成分，经MTT分析表明，铁皮石斛多糖具有抑制肿瘤细胞增殖和促进脾脏细胞增长的作用。相关研究均表明，铁皮石斛对于免疫抑制小鼠具有明显的增强免疫力作用，其作用机制可能与铁皮石斛提升小鼠体内肾上腺皮质激素水平有关。

2. 具有抗氧化能力

生物体的氧化衰老是随着时间推移而不可抗拒的必然过程。在自由基理论中，自由基被认为是生物体氧化衰老的主要原因，因此清除自由基的能力经常被作为抗氧化能力的评价指标。铁皮石斛抗氧化机制主要表现在其能够清除体内过多的自由基。研究发现，铁皮石斛多糖具有一定的体外抗氧化能力，且碱溶性多糖的抗氧化能力强于水溶性多糖。

3. 具有抗肿瘤作用

铁皮石斛提取物(*Dendrobium officinale* Extract，DOE)能够抑制大鼠胃癌癌变，其机制可能与降低组织中表皮生长因子(EGF)、表皮生长因子受体(EGFR)mRNA 表达与血浆中 EGF、EGFR 的量有关，同时可通过升高 Bax mRNA、降低 Bcl-2 mRNA 表达，诱导细胞发生凋亡。铁皮石斛多糖(*Dendrobium officinale* Polysacchairide，DOP)可明显提高 S180 肉瘤小鼠 T 淋巴细胞转化功能、NK 活性、巨噬细胞吞噬功能及溶血素值。而铁皮石斛多糖 DOPA 可以通过抑制 PTEN/PI3K/Akt 信号通路抑制人乳腺癌 MCF-7 细胞的生长。除多糖外，芪类化合物毛兰素对 Luminal A 型乳腺癌细胞具有明显的抑制效果；4,4′-二羟基-3,5-二甲氧基联苄具有抗人卵巢癌 A2780 细胞的活性；4,4′-二羟基-3,3′,5-三甲氧基联苄具有抗 A2780 细胞和人胃癌 BGC-823 细胞的活性。

4. 消化系统调节作用

铁皮石斛对 CCl_4 诱导的小鼠肝损伤具有保护作用，且能显著抑制肝损伤小鼠血清天冬氨酸转氨酶(AST)的升高，降低胃溃疡模型的溃疡指数。铁皮石斛多糖能通过抑制氧化应激并激活 Nrf 2-Keap1 信号通路，对对乙酰氨基酚(APAP)引起的肝损伤发挥保护作用。铁皮石斛传统汤剂、超微全量汤剂和超微 50% 量汤剂均能够调控肠道微生态平衡及肠道酶活性，对脾虚便秘有很好的疗效。

5. 心血管系统调节作用

铁皮石斛能有效降低 ApoE-/-小鼠血清中有关脂质含量，降低血清和主动脉内肿瘤坏死因子-α(TNF-α)、IL-6 的表达，降低炎症反应的发生，缓解动脉粥样硬化损伤。研究发现，铁皮石斛水提取物 DOWE 可通过调节胰岛 α、β 细胞分泌的激素水平，修复胰岛 β 细胞的损伤来改善链脲佐菌素(STZ)诱导的小鼠的血糖值，使小鼠血糖降低、肝糖原升高。同时，铁皮石斛可降低 SHR-sp 大鼠的血压，延长其生存时间，且多糖组效果明显高于非多糖组。铁皮石斛多糖 DCP 可通过 NO-GC-cGMP 通路中的 NO 间接或直接调节 Na^+,K^+-ATP 酶活性来提高冠心病缓慢性心律失常大鼠心率。

6. 其他作用

铁皮石斛还具有促进毛发生长的作用，其机制可能是上调血管内皮生长因子(VEGF) mRNA 的表达；还可以改善干燥综合征患者和相应小鼠模型中唾液分泌的症状。

1.2 铁皮石斛遗传资源研究进展

1.2.1 铁皮石斛遗传资源研究现状

鉴于市场对铁皮石斛功效的认可，其野生资源遭到人为毁灭性的采挖，资源日趋匮乏。随着铁皮石斛组培技术的成熟、栽培技术的推广，铁皮石斛人工种植趋向规模化，促进了引种试种、驯化栽培、新品种选育等研究。近年来，很多省份已经初步构建了集科研、种植、加工、销售为一体的产业链，铁皮石斛产业得到快速发展。然而为了提高产量、突出品质、增加经济效益，在铁皮石斛野生资源被采挖的同时，种植基地种源混乱，整个市场无序引种、试种、驯化、选育，不仅造成原有种质资源丧失，也易导致产品质量的不均一、不稳定。因此，目前铁皮石斛市场产品质量参差不齐、价格相差悬殊。为了促进铁皮石斛产业健康、可持续发展，本节综述近年来铁皮石斛遗传资源(种质资源)的研究现状，对当前存在的问题展开分析，并对铁皮石斛遗传资源的保护提出对策建议。

1. 遗传资源的概况

近20年来，关于铁皮石斛的研究越来越多，主要是针对不同产地研究铁皮石斛活性成分差异，针对不同居群开展群体遗传学研究。就铁皮石斛而言，目前野生遗传资源面临濒危，主体是栽培种质，然而产业化背景下两者都在急剧减少。铁皮石斛栽培种质中又包括原产地种质、引种后的新品系及培育出的新品种。目前市场上产品参差不齐，主要还是引种后的新品系与原种源、当地种源区分不清，进而影响原种源及当地种源的优势。基础研究及市场中都过于关注产品的产量、品质，而忽略了不同栽培种质的来源及其保护，对种源的研究及保护还不够重视。

铁皮石斛野生生境附生基质不尽相同，在云贵高原区域，铁皮石斛可附生在森林树干上或石灰岩石壁表面；在岭南山脉等丹霞地貌区域，铁皮石斛多生长在丹霞石壁的表面；在华东地区，铁皮石斛可以生长在酸性火山岩或花岗岩表面。野生生境的差异导致不同地理来源的铁皮石斛形态学差异较大。因此，基于野生生境的生态型差异，一个大山脉可以作为一个大种源，山脉的一个区域或一座小山也可作为一个小种源。此外，从产业发展角度，一个省份产地的铁皮石斛可定义为一个大的种源，一个县、区来源的亦可定义为一个种源。由于研究目的存在差异，对种源、产地、居群大小的选择没有严格的界定指标。近年来，研究发现栽培种质不仅种源自身存在农艺性状、活性成分及遗传分化的差异，引种培育后的新品系/品种相对原种源一样存在差异。

2. 农艺性状研究

随着种植技术的推广和产量需求的提高，铁皮石斛农艺性状研究逐步增多。丁小余等调查广西、贵州、云南3个主产区的铁皮石斛，发现居群间形态结构具有明显差异，并基于是否能加工成枫斗将铁皮石斛主产区的主要居群分为F型、H型。刘海等对比浙江、贵州、云南3个省份4个种源的铁皮石斛组培苗及移栽苗，其茎长、茎粗、重量等表型性状也存在显著差异。

铁皮石斛是典型的阴生植物，净光合速率、光补偿点、光饱和点均较低。种源的引种、新品种的培育需要考虑种源的驯化适应，如光合、耐寒等均是首要问题。史骥清等收集5个省份铁皮石斛种源在江苏吴江针对二年生苗开展抗寒性研究，发现各种源抗寒性顺序为：浙江种源＞江西种源＞福建种源＞广东种源＞云南种源。不同种源的特性是其对生境适应的结果，附生基质、海拔、光照、湿度等均与其生长息息相关。

3. 活性成分分析

铁皮石斛主要活性成分包括石斛多糖、石斛碱、鼓槌菲、毛兰素等成分。铁皮石斛主要活性成分多糖和石斛碱含量受环境因素影响较大，不同种源对光强的需要特性也是不同的，这是对原生境自然条件、小环境气候、土壤等地域性适应的结果。铁皮石斛产地生态环境与不同种源活性成分相关联，研究发现不同种源活性成分有相似亦有差异，成分、含量的差异可能与不同产地气候环境有关。魏刚、黄月纯等基于高效液相色谱(high-pressure liquid chromatography，HPLC)特征图谱分析，分别研究丹霞地貌的浙江本地种及云南、贵州三大种源铁皮石斛茎、叶片中的活性成分，对比发现主要内在成分群比例及少数特征峰存在明显差异。

为了促进各地石斛产业的发展，引种驯化培育在国内广泛开展，但是对引种新品系的产品质量与原产地种质的优劣对比关注较少。采用偏最小二乘法(partial least squares，PLS)分析石斛化学成分及与生态因子的关系，土壤类型、年降水量和温度因子是影响药用石斛化学成分含量的主导生态因子，药用石斛品质呈现地域差异。不同种源引种到同一地区、同一种源移栽到不同地区，其化学成分组成相似，但相对比例及含量存在显著差异。在铁皮石斛的产业化生产中，引种新品系对原产地种源、当地种源基于活性质量评价均会造成干扰；引种新品系与原产地种质、培育新品种若不加以区分，会造成产品质量的不稳定、不均一。

4. 遗传学分析

铁皮石斛种源的遗传学研究不仅有助于种源保护策略的制定，还可为种源的选种、育种、鉴定等研究提供理论基础。基于谱系地理学分析，铁皮石斛主要起源于云贵高原及南岭山脉并向北向东扩张，早期反复扩张、后期区域性进化的模式反映了铁皮石斛的演化历史进程。谱系地理分析结果与基于RAPD(random amplified polymorphic DNA, RAPD)、SRAP(sequence-related amplified polymorphism, SRAP)、RAMP(random amplified microsatellite polymorphism, RAMP)、AFLP(amplified fragment length polymorphism, AFLP)、SSR(simple sequence repedts, SSR)等遗传分子标记分析居群遗传结构结果一致，居群内遗传分化高于居群间，居群间亲缘关系呈现种源地域相关性，与栽培地点无关，多种标记分析结果显示铁皮石斛遗传多样性较高。基于可溶性蛋白和同工酶电泳技术，查学强对7个省份8个产地的铁皮石斛分析，发现其蛋白质和同工酶在种类和表达量上存在明显的差异。种类的差异反映不同种源基因型的分化，表达量的差异则反映了对不同生态环境的适应性。每一种源的损耗、灭绝都是种质资源的缺失，都会影响种质资源的进化潜力。

5. 种源鉴定研究

铁皮石斛在物种水平鉴定方面的研究较多，在居群水平鉴定方面的研究较少。基于活性成分，顾玉琦等利用近红外漫反射光谱技术结合簇类独立软模式方法(SIMCA)建立了预测模型，能够对不同产地的铁皮石斛快速鉴别。基于遗传学数据，丁小余等研究发现F型和H型铁皮石斛rDNA ITS区碱基序列在居群间存在显著差异。Ding等建立利用3种标记(SNP、ARMS、SSH)组合法鉴定来源于6个省份铁皮枫斗的方法。董晓曼等基于SSR指纹图谱构建了安徽、云南合计11个居群的分子身份证条形码，为品种鉴别提供了新的思路，有利于人工选育优质居群。刘玲等选用TRAP分子标记对铁皮石斛及其杂交后代进行分子鉴别有利于人工选育优质居群。然而市场调研显示，目前市场上针对产品真伪主要集中于鉴定是否为铁皮石斛，而针对铁皮石斛品系、品种的鉴别尚未真正应用于生产实践。

1.2.2　种源的保护现状

1. 就地保护

鉴于石斛药用价值、观赏价值及开发应用价值的挖掘，特别是铁皮石斛产业发展的需求，全国各地均开展了石斛资源调查、保护及开发利用研究。目前，铁皮石斛野生资源的保护主要立足于自然保护区原生境保护。云南、四川、贵州、广西、广东、浙江、安徽等省对石斛兰开展了保护研究，包括云南德宏地区、云南西双版纳地区、黔西南州、粤东北地区、广西雅长兰科自然保护区、贵州茂兰国家级自然保护区、纳板河流域国家级自然保护区等。安徽省调查了大别山区的铁皮石斛、霍山石斛(*Dendrobium huoshanense* C. Z. Tang et S. J. Cheng)、细茎石斛(*Dendrobium moniliforme*(L.)Sw.)资源，并对大别山区的石斛兰开展保护研究。然而，目前全国范围内对铁皮石斛种源的保护研究仍亟待开展。

2. 迁地保护

迁地保护是挽救野生植物的重要手段之一，在对铁皮石斛就地保护的同时，迁地保护也随之开展。对铁皮石斛而言，仅仅依靠自然保护仍不足以保证种质资源的保存与扩繁，建立专门的养护环境和适宜的生境是保护的前提，在恢复和扩大种群后再回归原生境。浙江省农业厅以科研院所和企业为主体收集种质资源200余份，构建了铁皮石斛资源保护圃。目前收集种质资源较容易，但扩大所有种群的规模较难，迁地保护基本依赖于政府及企业的资金投入。

目前，人工种质圃中种质资源在遗传结构和物种的进化潜力上明显低于野生资源。Hou等对比研究了铁皮石斛野生居群与栽培种质遗传多样性及遗传结构，研究发现栽培种质遗传多样性偏低，稀有等位基因偏多，这可能是种质收集初期的无意识选择，也有可能是种质收集后期培养管理等原因造成的。很多研究对比了不同种源引种到其他地区后的生物学性状、杂交结实、抗性及生物活性物质含量差异，但缺少引种新品系与原生境种源的对比研究。企业在产业化发展中收集了一定的资源，建立了种质资源圃，其主要目的是培育优质种源，对新品系、新品种的培育发挥了重要作用，但对铁皮石斛种源的特定保护比较欠缺。目前迁地保护研究中尚未考究引种后对当地种源纯度、品质、进化潜力的冲击。

3. 新品种培育

产业发展对种苗产量、品质的要求不断提高，也推动了铁皮石斛优良种质的选育研究。依据《浙江省非主要农作物品种审定办法》，浙江省选育出天斛1号、仙斛1号、仙斛2号、森山1号4个铁皮石斛良种，在品质、产量、抗逆性等方面明显提高。江西省龙虎山培育了"龙虎1号""天元2号""天元5号"3个品系铁皮石斛，研究发现"龙虎1号"在产量、抗逆性、多糖含量等方面均优于"天元2号"和"天元5号"。种源的收集、保护有助于新品种的选育，新品种的市场化对种源的保护是一把"双刃剑"。新品种的推广减少了对种源的收集，特别是对野生种源的盗采；为了选育更优质的新品种，又会增加种源的收集、选育，进而大量筛选培育。

4. 保育新模式

人工集约化栽培的发展不仅没有减少野生石斛的采集，反而刺激和促进了野生石斛贸易。如何平衡野生植物资源的保护与开发已成为急需解决的社会问题。以铁皮石斛为例，以濒危物种回归为基础，充分挖掘植物经济潜力，开发"生态友好"品牌，促进保护与开发良性循环的保育模式。在市场源头建立产业化和深加工基地，鼓励龙头企业与相关科研院所合作建立迁地保护、种质资源保存和回归的基地，通过市场的开发带动原产地的资源保护及开发。铁皮石斛产业的迅猛发展与种质资源的保护并非不可调和的矛盾，依据铁皮石斛种源对生存环境的适应与依赖，关注种源的保护是前提；保护原产地种质不仅保护了现有种质资源，而且能有序指导引种新品系、培育新品种，进而提升市场产品分级标准的制定与实施，有助于提高产品质量。

1.2.3 遗传资源（种源）的保护对策

铁皮石斛野生资源濒临灭绝，产业化背景下种质资源人工收集、迁移、引种频繁，并伴随着驯化、培育等工作。面对逐渐增大的铁皮石斛市场，人工栽培已是发展的必然趋势，而如何保证铁皮石斛物种的进化潜能，产业化与种质资源保护如何和谐发展是当前的首要问题。

1. 界定种源归属

种源保护的前提是种源的界定。目前铁皮石斛种源的界定、数量、进化潜力、鉴定标准等尚未明确。不同地区的铁皮石斛生境各异，存在明显的农艺性状、化学成分、活性物质成分及含量的差异。界定种源不仅需要关注种源间的差异、突出特征性指标，还不能忽略种源内部的差异。因此有必要依据铁皮石斛的农艺性状、化学成分、活性物质，建立种源数据库，为其种源的界定提供理论依据，也为新品种、新品系的鉴定提供指导。

2. 区分种源品系品种

种源对原产地、生态环境的适应是历史演化的产物，是适应性进化的结果，优先保护并发展原产地种质是产业发展的基础。目前国内已经有12个地区针对当地原产铁皮石斛成功申报了地理标志保护产品，作为当地铁皮石斛品牌有助于满足产业发展需求。不同种源优势不同，引种、驯化能提高当地种源的物种多样性，然而种源引种后在新环境下生物产量、活性物质含量都可能与原生境存在差异。种源引种、驯化、培育需要适应新环境，是一个长期的过程。不论保护研究还是产业发展，都需要对原产地种质、新品系及新品种加以区分，保护原有种源的同时对新品系、新品种的认定也能丰富种质资源库。

种源生物活性物质成分、含量与不同气候环境相关，因此铁皮石斛生物产量与活性物质含量的权重是一个需要重点考虑的问题。后续研究需要更注重种源与自然条件、小环境气候、土壤等之间的适应性研究，以提高原产地种质、引种新品系及培育新品种的产品品质。针对原种源、新品系、新品种应建立鉴定评价标准，依据产品质量标准，规范市场上产品的质量、品质、分级等。

3. 产业化保护

铁皮石斛产业化主要有以下几个特点：一是种植规模化，不论是否原产地均开展大规模种植；二是种植模式多样化，包括大棚、大棚仿野生、户外仿野生、原生境等种植模式；三是产品种类多样化，包括鲜条、干品(枫斗、切片)、保健品、中成药等。市场上的铁皮石斛往往强调产地而不关注品质，主要原因在于种源不明确、种植不规范，产品质量不稳定，缺乏种植流程监督、产品质量检测和产品分级标准。这些问题都是铁皮石斛产业健康发展所需解决的关键问题。基于产业化的物种保护中需要理清几方面的关系：一是原产地的种源与种源引种后新品系并非同一种质资源；二是鉴别认定的新品系、新品种可视为新的种质资源；三是物种保护水平的种质资源与产业化的品系、品种并非一个概念；四是用于产业化的品系、品种与产业化品牌之间是相互促进的关系。

4. 回归原生境

目前，我国主要通过建立自然保护区开展针对生物多样性及自然环境的保护，广西雅长、贵州茂兰、纳板河流域等国家级自然保护区均已开展石斛兰的保护。针对珍稀濒危植物的保护，政府机构应依据国家相关法律法规建立管理体系，保护野生濒危石斛种源生境，禁止滥砍滥伐森林，恢复野生石斛自然种群更新修复能力；同时在铁皮石斛种源的界定、新品系/新品种鉴定评价、种植标准、产品质量标准、产品分级标准、产品质量检测管理等研究方面加大资金投入。主流媒体不应过度强调铁皮石斛野生制品功效，不演示悬崖峭壁等野生生境或仿野生生境采收过程。

1.2.4　展望

铁皮石斛野生资源濒临灭绝，产业化发展迅猛，种源混乱无序，不对种质资源加以保护将引发种质退化。栽培种质的保护与回归野生生境是产业健康、可持续发展的前提，引种、试种、培育、驯化是产业发展的必然趋势，在后期发展中应优先保护原产地种质，有序开展引种并认定为新品系以保护原种源，科学开展新品种培育。从产业化发展的角度，对原产地种质、引种新品系、选育新品种加以区分，以提高产品质量的稳定性与均一性，提倡产品原料品系/品种化、产品品牌化，加强产品质量的评价、鉴定、分级及检测管理。从种质资源保护的角度，原产地种质、新品系、新品种都能科学保存于种质资源库，并回归原生境保护尤其是回归保护区的原生境。在铁皮石斛产业发展中，政府、科研院所及龙头企业发挥各自的优势，组建产学研产业战略联盟。企业推动铁皮石斛产业发展的同时，可依托科研院所的技术支撑，依据国家的法律法规范市场，引种驯化优质的新品系，选择培育优质的新品种，研制高附加值产品，创造经济价值；并发挥社会公益价值，促进种质资源回归原生境，保护种源生物多样性，提高种源进化潜力。

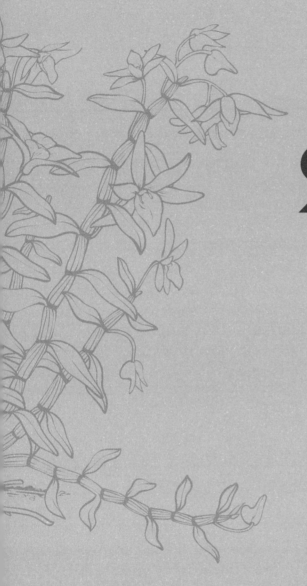

2 铁皮石斛 基因组学研究

2.1 植物基因组学概述

2.1.1 基因组测序技术

植物基因组测序对于研究植物进化和各项分子机制具有重要的意义。1977年，第一代DNA测序技术(Sanger法)被研发出来。随着时代进步和技术的更新迭代，基因组测序技术得到了很大程度的发展。

第一代DNA测序技术主要采用的是链终止法，原理为：由于ddNTP缺乏3′-羟基，所以其在DNA的合成过程中不能形成磷酸二酯键，可在DNA合成过程中中断反应，分别将ddATP，ddCTP，ddGTP和ddTTP加入DNA合成反应体系中，需要按照一定比例，并且用放射性同位素标记，通过凝胶电泳和放射自显影后可以根据电泳带的位置确定待测分子的DNA序列。

第二代测序(next-generation sequencing，NGS)，同时被称为高通量测序(High-throughput sequencing)，与第一代测序不同，第一代测序属于合成终止测序。二代测序原理是基于聚合酶链式反应(polymerase chain reation，PCR)和基因芯片，从而实现了边合成边测序(sequencing by synthesis)，测序平台主要有Illumina的Miseq/Hiseq、Roche 454 FLX等。二代测序在确定DNA序列的过程中，一般依靠对新加入的碱基所携带的特殊荧光分子标记进行捕捉，读长增长的情况下，会出现基因簇复制的协同性降低的现象。这会带来测序质量下降的问题，二代测序的读长因此被限制(不超过500 bp)。所以，二代测序具有通量较高但读长却比较短的特点。

与前两代测序技术相比，第三代测序技术最大的特点就是可以实现单分子测序，这对于一些稀有动物或植物基因组的测序具有很大的优势。目前应用比较广泛的包括Pacific Biosciences(以下简称PacBio)公司的SMRT测序技术、Oxford Nanopore Technologies公司的纳米孔单分子测序技术。SMRT测序技术以SMRT芯片为测序载体，基于边合成边测序的思路，荧光标记磷酸基团。当合成链上添加1个dNTP，该dNTP会同时进入ZMW荧光信号检测区，接着在激光束的激发下发出荧光，故根据荧光的种类就可以判定dNTP的种类。Oxford Nanopore Technologies公司所采用的纳米孔单分子测序技术，原理是电信号测序。4种核苷酸的空间构象不一样，因此当它们通过纳米孔时，所引起的电流变化不一样。由多个核苷酸组成的DNA或RNA链通过纳米孔时，检测通过纳米孔电流的强度变化，即可判断通过的核苷酸类型，从而进行实时测序。

第一代和第二代测序技术都是基于边合成边测序的特点，且二代测序较一代测序成本大幅下降很多，虽然增加了通量但PCR的引入会导致错误率增加，且读长较短。三代测序针对二代测序的缺点进行了弥补，三代测序属于单分子测序，且不需要PCR过程，同时增加了读长。三代测序对于复杂基因组的组装有很大的优势，如铁皮石斛这样杂合度和重复率都较高的基因组，要完成高质量的基因组组装就必须要借助三代测序技术。

2.1.2 植物基因组研究进展

1. 兰科植物基因组研究进展

兰科是单子叶植物中的第一大科，仅次于菊科，品种丰富且栽培历史悠久。自然界中尚有许多有观赏价值的野生兰花有待开发、保护和利用。目前，兰科仅有深圳拟兰 (*Apostasia shenzhenica*) [1]、铁皮石斛 (*Dendrobium officinale*) [2, 3]、天麻 (*Gastrodiaelata*) [4]、蝴蝶兰 (*Phalaenopsis aphrodite*) [5]、小兰屿蝴蝶兰 (*Phalaenopsis equestris*) [6] 和香荚兰 (*Vanilla planifolia*) [7] 的基因组被发表。铁皮石斛基因组具有杂合度高、重复率高的特征，这给其完整的基因组组装带来了很大的挑战。目前已发表的两个基因组都是由二代短序列片段组装而成，存在明显的片段化和低连续性，最终都没有获得高质量的序列。与二代短序列片段测序方式相比，PacBio测序技术具有许多优点，如获得更长的测序段 (subreads)(高达30 ～ 40 kb)并促进重复区域的序列组装。目前，PacBio已成功地应用于复杂基因组组装，尤其是那些具有高杂合度药用植物基因组的组装，比如黄花蒿 (*Artemisia annua*) [8]、黄芩 (*Scutellaria baicalensis*) 和雷公藤 (*Tripterygium wilfordii*) [9] 等植物。

2. 药用植物基因组研究进展

近年来，药用植物的分子研究开始与生物信息学相结合，而生物信息学的快速发展必将使药用植物研究跨入一个新的平台。一个连续和完整的基因组序列是研究药用植物基因功能、系统发育和基因进化的基础，随着二代和三代测序技术的兴起，已有丹参(*Salvia miltiorrhiza*)、穿心莲(*Andrographis paniculata*)、卷柏(*Selaginella tamariscina*)、大麻(*Cannabis sativa*)、长春花(*Catharanthus roseus*)、三七(*Panax notoginseng*)、灵芝(*Ganoderma Lucidum*)和铁皮石斛(*D. officinale*)等几十种药用植物的全基因组被发表。

有研究报道了银杏基因组，大小为10.61 Gb，共包含41 840个注释基因，LTR-RTs的多样性和丰富性源于它们在1 600万至2 400万年间的逐渐积累和显著扩增，它们促进银杏形成了较长的内含子(intron)和较大的基因组。全基因组复制(whole genome duplications，WGD)可能已经发生过两次，一个为相对古老的WGD事件，与其他种子植物中所显示的WGD一致；另一个发生于近期，为银杏所特有。另外，扩张的基因家族主要集中于一些化学和抗菌防御途径中。有研究报道了罂粟(*Papaver somniferum*)全基因组，最终组装成11条染色体，Contig N50和Scaffold N50分别为1.77 Mb和204 Mb。罂粟于780万年前发生了全基因组复制事件，并于1.1亿年前发生了基因组片段复制，罂粟中特殊代谢产物的进化来源于基因复制、重排和融合事件。黄花蒿(*Artemisia annua*)，通常被称为甜艾或青蒿，是一种原产于中国的灌木，长久以来作为药用。有研究报道了一个1.74 Gb高质量的黄花蒿基因组的重复度和杂合度高，含有63 226个蛋白质编码基因，并基于全面的基因组学和转录组学分析，产生了高水平青蒿素的转基因黄花蒿系，现已准备大规模生产，从而将有助于应对日益增长的全球青蒿素需求。有学者发表了一个染色体级别的金银花(*Lonicera japonica*)基因组，大小为843.2 Mb，并证明了金银花在从川续断目和菊目分化出来以后，发生了全基因组复制；通过基因表达分析，揭示了与类胡萝卜素积累相关基因的表达，同时研究了类胡萝卜素降解对金银花花色变化的影响。

随着越来越多重要药用植物的基因组被公布，药用植物的研究开始进入一个新的阶段。一个完整的高质量的基因组是分子及遗传学研究的基础，有助于对药用成分合成途径及相关进化机制的研究。

2.2　铁皮石斛基因组分析

在中国，铁皮石斛是最受欢迎、市场需求量最大的一种石斛，但由于发芽率低、生长缓慢以及人为过度开发等原因，其资源供应受到极大的限制。铁皮石斛具有很高的观赏价值和商业价值，因此获得了研究人员的高度关注。基因组测序及进化研究对于药用植物的后续利用是非常必要的，铁皮石斛已经有两个版本的基因组发表，在基因组 *v.*1.0 中，contig N50 为 4.7 kb，scaffold N50 为 14.7 kb；在基因组 *v.*2.0 中，contig N50 为 33.1 kb，scaffold N50 为 391.4 kb。到目前为止，铁皮石斛仍旧缺乏高质量的基因组序列。因此，本节利用第二和第三代测序技术对铁皮石斛基因组进行测序分析，获得了首个染色体级别的高质量基因组，从而为阐明铁皮石斛基因组进化机制及其在功能基因组学和分子育种中的应用研究奠定基础。

2.2.1　材料和方法

1. 基因组DNA提取及测序

用于基因组测序的铁皮石斛(凭证标本：Niu2020)取样于安徽霍山(116.32°N，31.38°E)，后续栽培于南京师范大学温室。采用改良的CTAB法，提取高质量的新鲜幼叶DNA，采用以下3种方法进行基因组测序。首先，利用Illumina Hiseq4000测序仪测序并制备了400 bp的短插入文库。总的来说，一共生成了大约125 Gb(100X)的原始数据。其次，利用PacBio 20 kb文库构建了2个SMRT文库，接着使用PacBio Sequel Ⅱ平台进行全基因组测序。最后，我们利用5 g的新鲜嫩叶进行Hi-C实验，并依照Louwers等人的方法构建了Hi-C文库，通过Illumina Hiseq2500平台获得132 Gb原始数据用于Hi-C分析。

此外，还对铁皮石斛及其5个近缘种(黄石斛、始兴石斛、曲茎石斛、滇桂石斛和钩状石斛)的个体进行了取样。每个个体取2 g新鲜叶片，使用DNeasy Plant Mini Kit(Qiagen)试剂盒提取DNA，使用Illumina Hiseq4000测序仪对基因组DNA进行测序，平均每个物种获得了约9.5 Gb的原始数据。

2. 基因组组装

对于基因组大小的估计，使用原始的Illumina短片段测序的序列进行k-mer分析，在k-mer频率最高的峰值处计算铁皮石斛的基因组大小和杂合度，使用Mecat 2将PacBio subreads组装成基因组草图。本研究中，首先使用组装软件Mecat 2进行原始组装；然后利用Racon(v1.4.3)通过三代数据对原始组装结果进行修正，再使用二代数据通过软件Pilon(v1.22)做进一步修正，接着对于同源的片段重叠群使用purge_haplotigs(1.0.4-0)进一步优化和校正；最后组装成的contig N50为1.44 Mb。从Hi-C文库中总共生成132 Gb的原始数据，并使用BWA(v.0.7.17)将其比对(map)到组装好的片段重叠群(contigs)上。将双端测序的可读片段，简称序列片段映射(reads)到不同的重叠片段上，用于做Hi-C辅助组装，同时过滤错误自连、未成功连接和错误连接的reads，最后我们使用Lachesis软件将2 430条contigs重新聚集排序为19条假染色体。将经过辅助组装后的基因组，利用Juicer构建互作图谱，使用JucieBox对其进行可视化纠错。通过互作图谱可以发现组装中存在的contig顺序、方向或contig内部的组装错误，则需要进行校正。校正后的全基因组的互作图谱使其呈现出染色体内部互作性，线性距离越近互作越强的特点。最后，我们获得了铁皮石斛第一个染色体级别的高质量基因组，染色体长度为37.98 Mb至12 894.97 Mb，占总序列的93.53%。基于OrthoDB中的单拷贝同源基因集，使用BUSCO预测这些基因并统计其完整度、碎片化程度及可能的丢失率，由此评估整个组装结果中基因区的完整性。本次评估采用的BUSCO基因集为embryophyta_odb10。

3. 重复序列注释

为了鉴定基因组中的重复元件，本研究结合了同源预测(homology-based prediction)和de novo从头预测(de novo prediction)两种方法对重复序列进行注释。首先，我们使用Repeat Masker(v.1.0.10)鉴定了铁皮石斛基因组中已知的重复元件并结合了基于RepBase库的同源预测方法。然后，我们使用Repeat Modeler构建了铁皮石斛基因组的denovo repeat文库，并使用Racon和RepeatScout对铁皮石斛基因组的散在重复序列进行预测。此外，我们使用LTR_FINDER(v.1.0.7)对铁皮石斛基因组序列的长末端重复(Long Terminal Repeat，LTR)逆转录转座子进行了从头搜索。同时，利用了TRF(Tandem repeatsfinder)鉴定基因组中串联重复序列，使用Repeat Masker鉴定非串联重复序列。最后，我们将重叠的重复序列(根据它们在基因组中的互作属于同一类)组合起来，并利用Repeat Masker计算重复序列所占比例。

4. 基因预测和功能注释

采用基于同源性、转录组和从头预测的方法对高质量蛋白编码基因进行了预测。下载铁皮石斛(*D. officinale*)v.1.0、铁皮石斛(*D. officinale*)v.2.0、蝴蝶兰(*P. aphrodite*)、深圳拟兰(*Apostasia shenzhenica*)和玉米(*Zea mays*)的蛋白序列，使用BLASTN(The Basic Local Alignment Search Tool Nucleotide)对基因组进行比对，搜索e值为1×10^{-5}；在过滤了低质量的结果后，我们使用GeneWise预测了基因结构(*v.2.4.1*)。基于转录组的方法，通过两种途径进行基因鉴定：① 利用Trinity(*v.2.3.2*)重新组装，然后利用GMAP重新比对到铁皮石斛基因组；② 利用Hisat将转录组双端测序的reads与基因组进行比对，利用Stringtie(*v.1.3.1c*)对其进行重建。使用MIKADO(*v.1.1*)对两组转录本进行合并和过滤，采用Augustus(*v.3.3.1*)和GlimmerHMM进行从头基因预测。使用MAKER软件生成最终的一套基因注释，注释结果采用BUSCO进行评估(1 492，93.5%)。

利用BLASTP(The Basic Local Alignment Search Tool Protein)和KEGG(Kyoto Encyclopedia of Genes and Genomes)数据库，根据与NR、TrEMBL、InterPro和Swiss-Prot蛋白数据库的最佳比对结果，推测基因功能。在InterPro蛋白质数据库的基础上，使用Pfam Scan和InterPro Scan对这些蛋白质结构域进行注释。基因模型中的保守基序和结构域通过Pfam数据库进行鉴定，从Blast2GO获得每个基因的GO ID。总的来说，一共注释了石斛基因组中的约25 894个蛋白编码基因，约占93.71%。

此外，在铁皮石斛基因组中还注释了非编码RNA，使用tRNAscan-SE(*v.1.23*)寻找tRNA序列，使用RNAmmer(*v.1.2*)进行了rRNA预测，使用INFERNAL implemented in Rfam_scan.pl(*v.1.0.4*)预测miRNA和snRNA。

5. 基因家族和系统发育分析

我们下载了12种代表性植物(包括深圳拟兰、拟南芥、黄花蒿、牛樟、银杏、甘草、金银花、水稻、人参、蝴蝶兰、红景天和玉米)的核苷酸和氨基酸序列，通过BLASTP与铁皮石斛相应序列进行比对(最大e-value值1e-5)。接着，使用OrthoMCL(*v.2.0.9*)

将这些不同物种的基因聚类到不同的基因家族，参数为percent Match Cut off=30，Exponent Cut off=1e-5，过滤掉相似度小于30%、覆盖率小于50%和编码蛋白序列小于50 bp的基因。从这13个物种中提取了1 456个单拷贝同源基因，使用MAFFT(*v*.7.313)比对氨基酸序列；然后，用RAxML(*v*.8.2.11)对单拷贝同源基因进行氨基酸序列比对，构建最大似然法系统发育树，bootstrap重复值为1 000。

利用MCMCtree中贝叶斯松弛分子钟方法，采用PAML估算分化时间，参数设置为nsample=1 000 000；burnin=200 000；seqtype=0；model=4。同时，我们根据Timetree数据库提供的预测分化时间进行进化树的校正，如水稻-玉米(42-52 Mya)，拟南芥-甘草(98-117 Mya)，金银花-人参(82-102 Mya)。

6. 基因家族扩张与收缩

用OrthoMCL对13个物种的所有同源基因进行聚类，并使用CAFE package(*v*.4.2)估计它们的大小，以鉴定它们是否经历了扩张或者收缩，同时以前面研究中得到的最大似然树(maximum likehood，ML树)作为相应的物种树。另外，对于铁皮石斛特有的扩张或收缩的基因，通过Blast2GO进行富集并做功能注释。

7. 共线性及全基因组加倍分析

为了检测铁皮石斛的WGD事件，我们通过BLASTP提取了铁皮石斛、拟南芥和深圳拟兰所有的同源蛋白；然后，在默认参数设置下，采用MCScanX软件鉴定这3个基因组之间的共线性区块，采用PAML中的yn00计算共线同源基因的同义替换比(Ks)，还在R(*v*.2.15)中使用ggplot 2包(*v*.2.2.1)构造了一个点图。根据公式$T=Ks/2r$，T为分化时间，r为中性替代率(r=3.39×10^{-9})，将Ks值进一步转化为分化时间；同时，对铁皮石斛和玉米水稻也做了共线性分析，以确认铁皮石斛经历了WGD事件。

2.2.2　结果

1. 铁皮石斛基因组测序和组装

如图2-1所示，基于k-mer的分析方法，我们估算了基因组大小、杂合率以及重复序列信息，Illumina二代测序短片段17 k-mer频率的最高峰值出现在k-mer深度为90的位置。由表2-1所示k-mer分析结果显示，样本基因组大小约为1.21 Gb，

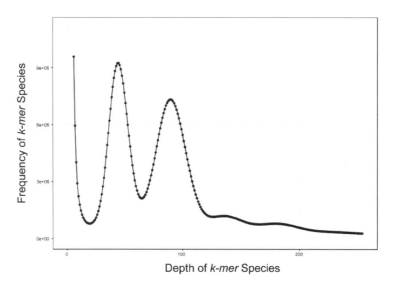

图2-1　铁皮石斛*k*-mer深度及频率分布

Figure 2-1　Distribution of *k-mer* depth and frequency of *D. officinale*

表 2-1　铁皮石斛基因组分析数据

Table 2-1　Genome survey analysis of the *D. officinale* genome

k-mer number	*k-mer* Depth	Estimated genome size / Gb	Heterozygous ratio /%	Repeat /%
111 818 259 657	90	1.21	1.27	64.39

杂合率为1.27%，重复序列比例为64.39%，基因组GC含量约为18.05%。对于基因组的组装，在PacBio Sequel平台的两个SMRT cells中总共获得了131.1 Gb(108x)的PacBio subreads，平均N50为22.6 kb(表2-2)。用Hi-C测序法将组装好的contig锚定到19条假染色体上(锚定率为93.53%)，最终的染色体规模的基因组大小为1.23 Gb，有2 430个contigs(contig N50=1.44 Mb)，scaffold N50为63.07 Mb，最大的假染色体长度为94.97 Mb(图2-2和表2-3，表2-4)。这些结果均表明，相比之下，我们的新基因组比之前组装的基因组版本都要更好。

在研究中，我们采用BUSCO评估基因组组装的完整性，一共检索了1 614个植物特有的基因，在基因组组装过程中鉴定出1 515(93.9%)个基因，其中1 471个(91.2%)基因被认为是完整的(表2-5)。通过连续长片段map分析来评估组装精确度，如表2-6所示，87.86%的reads覆盖了99.81%的基因组序列，并且96.27%的基因组序列被覆盖了超过20×。此外，二代测序短片段比对结果显示，总共有99.12%的原始数据被map到组装好的基因组序列上，基因组组装的碱基错配率为0.004 7%。这些评估结果表明，目前的基因组组装具有高完整性、高连续性和高准确性。

表 2-2　PacBio 测序结果

Table 2-2　PacBio sequencing results

Sample	Subreads base/Gb	Subreads number	Average subreads length /kb	N50/kb
SH_1	67.29	5,181,297	12,987	24,079
SH_2	63.81	4,607,534	13,849	21,161

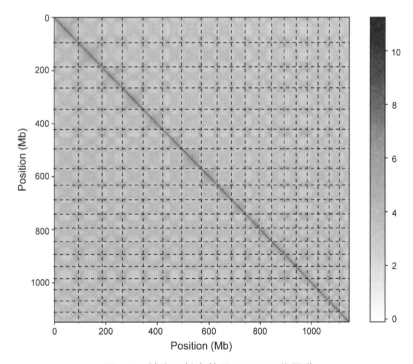

图2-2　铁皮石斛全基因组Hi-C互作图谱

Figure 2-2　Hi-C intrachromosomal contact map for the genome assembly (2*n* = 38) of *D. officinale*

表 2-3　铁皮石斛基因组 Hi-C 组装结果

Table 2-3　Results of Hi-C assembly of *D. officinale* genome

Superscaffold	Number of Contigs	Length of Contigs	Length of Superscaffold
Superscaffold1	192	94 870 983	94 966 483
Superscaffold2	212	91 474 781	91 580 281
Superscaffold3	164	80 257 776	80 339 276
Superscaffold4	150	79 460 655	79 535 155
Superscaffold5	156	75 649 732	75 727 232
Superscaffold6	165	73 711 603	73 793 603
Superscaffold7	162	73 708 006	73 788 506
Superscaffold8	141	62 999 288	63 069 288
Superscaffold9	123	54 957 994	55 018 994
Superscaffold10	111	53 557 195	53 612 195
Superscaffold11	110	53 499 876	53 554 376
Superscaffold12	83	50 713 207	50 754 207
Superscaffold13	92	48 140 582	48 186 082
Superscaffold14	83	45 947 516	45 988 017
Superscaffold15	87	44 460 774	44 503 774
Superscaffold16	108	43 158 590	43 212 090
Superscaffold17	102	42 559 573	42 610 073
Superscaffold18	111	41 025 816	41 080 816
Superscaffold19	78	37 943 543	37 982 043
Total	2 430	1 148 097 490	1 149 302 491

表 2-4　3 个已发表铁皮石斛基因组版本比较

Table 2-4　A comparison of the three published *D. officinale* genomes

genomes	*D. officinale v.* 1.0[12]	*D. officinale v.* 2.0[13]	*D. officinale v.* 3.0 (This study)
Genome size	1.36 Gb	1.01 Gb	1.23 Gb
Contig N50	4.70 kb	33.09 kb	1.44 Mb
Max contig length	129.06 kb	288.53 kb	8.75 Mb
Contig number	814 881	105 732	2 430
Scaffold N50	14.75 kb	391.46 kb	—
Hi-C Scaffold N50	—	—	63.07 Mb
Hi-C Anchored rate	—	—	93.53%

表 2-5　铁皮石斛基因组组装 BUSCO 评估

Table 2-5　Summary of BUSCO analysis about *D. officinale* genome assembly

Test results	Assembly		Annotation	
	Protein s	Percentage /%	Protein s	Percentage /%
Complete BUSCOs	1 471	91.2	1 411	87.5
Complete and single-copy BUSCOs	1 386	85.9	1 273	78.9
Complete and duplicated BUSCOs	85	5.3	138	8.6
Fragmented BUSCOs	44	2.7	81	5
Missing BUSCOs	99	6.1	122	7.5
Total BUSCO groups searched	1 614	100	1 614	100

表 2-6　铁皮石斛基因组比对情况统计

Table 2-6　Statistics of reads mapping rate of *D.officinale* genome assembly

Mapping rate/%	Average sequencing depth	Coverage/%	Coverage/% >=5X	Coverage/% >=10X	Coverage/% >=20X
87.86	62	99.81	99.33	98.78	96.27

2. 重复序列注释与基因注释

我们使用基于同源性和从头预测组合的方法来鉴定重复序列。总体来说，在铁皮石斛基因组中，转座因子占76.77%，其中59.72%为LTR(表2-7)。最后，我们结合基于同源性、转录组的和从头预测的3种方式，注释蛋白质编码基因。如表2-8所示，一共注释了27631个蛋白质编码基因，平均基因长度为17023 bp，CDS长度为1086 bp，平均每个基因有5.34个外显子。在这些基因中，分别有93.61%和89.01%的基因与NR和TrEMBL数据库中的蛋白质有同源性；在功能注释方面，46.1%可以通过GO进行分类，34.4%的基因可以被定位到相关的植物生物学途径中(KEGG)，如表2-9所示。此外，我们还鉴定了1523个非编码RNA(ncRNA)基因，包括57个miRNAs，498个tRNAs，684个rRNAs和284个snRNAs。93.5%的BUSCO基因都能在铁皮石斛基因组注释中找到(表2-5)，这表明基因组注释已经基本完整。另外，对铁皮石斛不同部位(茎、叶、花)和不同生长阶段幼苗进行转录组测序，90.8%序列都可以与铁皮石斛的编码基因序列精确比对上。这些结果进一步支持了我们铁皮石斛基因组序列的完整性。

3. 铁皮石斛基因组特征的研究

我们在本次研究中对铁皮石斛的基因密度、基因表达、转座子密度、GC含量等基因组特征进行了计算，如图2-3所示，GC含量较高的区域基因密度、转座子密度和重复序列密度更高。经过鉴定，*Gypsy*和*Copia*分别占基因组序列的25.64%和23.93%，拷贝数分别为618258和508465(表2-11)。*Gypsy*主要分布在GC含量较高的区域，而*Copia*则相反。如表2-12所示，本研究比较了3个版本的铁皮石斛基因组，包括我们新组装的版本和之前已发表的2个版本。在我们新组装的基因组v.3.0和v.1.0之间，我们共鉴定出1164757个SNPs(单核苷酸多态性片段)和253171个Indels(插入片段)，平均每kb有1.01个SNPs和0.22个Indels。基因组v.3.0和v.2.0之间共有983912个SNPs和252373个SNPs，平均每kb有0.85个SNPs和0.22个SNPs(图2-3c和表2-12)。另外，我们鉴定了一些只在v.3.0版本基因组中存在，而在v.1.0和v.2.0两个版本中完全缺失的序列片段，即存在/缺失变异(presence/absence variation，PAV)。在基因组v.3.0中共鉴定出24922个片段，总长度为877.32 Mb，在v.1.0中缺失；同样的，在v.3.0中有24718个片段，总长度909.03 Mb，在v.2.0中完全缺失。在这些结果中，我们发现基因集中分布的区域有更多的SNPs和Indels，而基因分布较少的区域PAV数目更多。

表 2-7　铁皮石斛基因组重复序列分类

Table 2-7　Classification of repetitive elements in the *D. officinale* genome

Classification	Repeat Masker TEs		Repeat ProteinMask TEs		De novo		Combined TEs	
	Length/bp	%in Genome	Length/bp	%in Genome	Length/bp	%in Genome	Length/bp	%in Genome
DNA	6 891 797	0.56	354 593	0.03	90 811 372	7.39	96 842 999	7.88
LINE	1 072 974	0.09	19 249 971	1.57	145 960 230	11.88	150 302 903	12.23
SINE	1 622	0	0	0	237 052	0.02	238 674	0.02
LTR	12 919 533	1.05	142 125 835	11.57	723 717 446	58.9	733 763 677	59.72
Other	0	0	0	0	0	0	0	0
Unknown	47 674	0	711	0	71 069 320	5.78	71 116 646	5.79
Total TE	19 452 107	1.58	161 717 950	13.16	929 313 503	75.63	943 296 606	76.77

表 2-8　铁皮石斛基因预测结果

Table 2-8　The results of gene prediction

Gene set		Number	Average gene length/bp	Average CDS length/bp	Average exon per length/bp	Average exon length/bp	Average intron length/bp
De novo	AUGUSTUS	6 699	95 695.33	3 559.52	15.42	230.79	6 388.03
	GlimmerHMM	56 011	20 307.45	663.19	4.4	150.74	5 778.65
Homolog	D.officinalev1	45 574	7 499.59	1 021.61	3.35	304.5	2 750.76
	P.equestris	32 309	9 655.06	958.57	3.9	245.63	2 996.24
	D.officinalev2	64 484	7 057.22	639.63	2.27	281.57	5 046.86
	Z.mays	29 541	8 841.94	873.38	3.7	235.87	2 948.32
	A.shenzhenica	34 802	8 069.83	874.95	3.43	255.38	2 965.62
trans.orf/RNAseq	—	13 373	18 289.89	1 062.49	5.64	337.93	3 533.06
MAKER	—	27 631	17 022.96	1 086.07	5.34	230.93	3 642.13

表 2-9　铁皮石斛基因组基因功能注释结果

Table 2-9　Functional annotation of predicted genes for *D. officinale* genome

Type		Number	Percent/%
Annotated	InterPro	19 256	69.69
	GO	12 735	46.09
	KEGG_ALL	24 631	89.14
	KEGG_KO	9 505	34.40
	Swissprot	18 268	66.11
	TrEMBL	24 593	89.01
	NR	25 865	93.61
Annotated		25 894	93.71
unannotated		1 737	6.29
Total		27 631	—

表 2-10　最终基因集的证据统计结果

Table 2-10　Statistical evidence of the final gene sets

Classification	> =20% Overlap		> =50% Overlap		> =80% Overlap	
	No.	Ratio/%	No.	Ratio/%	No.	Ratio/%
P(single)	465	1.68	2 235	8.09	5 687	20.58
P(more)	201	0.73	495	1.79	486	1.76
H(single)	1 171	4.24	1 684	6.09	2 419	8.75
H(more)	750	2.71	876	3.17	1 223	4.43
C(single)	28	0.1	60	0.22	195	0.71
C(more)	0	0	0	0	0	0
PH	7 852	28.42	6 637	24.02	4 646	16.81
PC	489	1.77	478	1.73	515	1.86
HC	609	2.2	1 416	5.12	3 358	12.15
PHC	16 066	58.14	13 735	49.71	8 904	32.22

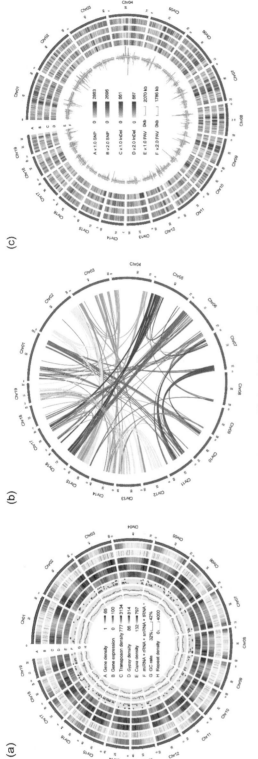

图2-3　铁皮石斛基因组图谱

Figure 2-3　Genomic landscape of the *D. officinale* genome

注：(a) 铁皮石斛基因组基因组 *v.3.0* 特征；A. 基因密度；B. 基因表达；C. 转座子密度；D. Gypsy 密度；E. Copia 密度；F. miRNA；G. GC 含量；H. repeat density；(b) 铁皮石斛基因组 *v.3.0* 共线性关系，不同颜色的线表示与全基因组复制事件相关的同源序列的共线性区块；(c) 3 个已发表的基因组间的比较，A. 基因组 *v.1.0* 与 *v.3.0* 之间的 SNP；B. 基因组 *v.3.0* 与 *v.2.0* 之间的 SNP；C. 基因组 *v.1.0* 与 *v.3.0* 之间的 Indel；D. 基因组 *v.3.0* 与 *v.2.0* 之间的 Indel；E. 基因组 *v.1.0* 与 *v.3.0* 之间的 PAV；F. 基因组 *v.2.0* 与 *v.3.0* 之间的 PAV。

Note: (a) Genome features of *D. officinale* genome *v.3.0*. A, gene density, B, gene expression, C, transposon density, D, *Gypsy* density, E, *Copia* density, F, miRNA, G, GC rate, H, repeat density. (b) Synteny information of *D. officinale* genome *v.3.0*. The lines with different color indicate synteny blocks of paralogous sequences related to the whole genome duplication event. (c) Comparisons of three published *D. officinale* genomes. A, SNP between genome *v.3.0* and *v.1.0*, B, SNP between genome *v.3.0* and *v.2.0*, C, InDel variation among genome *v.3.0* and *v.1.0*, D, InDel variation among genome *v.3.0* and *v.2.0*, E and F, PAV distribution among three genomes.

表 2-11　*Gypsy* 和 *Copia* 数目统计

Table 2-11　The estimated element numbers of *Gypsy* and *Copia*

Type of LTR	Length/bp	Number	Ratio of LTR length/%	Ratio of genome/%
LTR/*Gypsy*	315 144 336	618 258	42.95	25.64
LTR/*Copia*	294 075 112	508 465	40.08	23.93
Total_LTR	733 763 677	1 636 231	100	59.72

表 2-12　铁皮石斛 3 个版本基因组差异比较

Table 2-12　Variations among three *D. officinale* genomes

Chr	SNP		Indel		PAV	
	v.1.0	*v*.2.0	*v*.1.0	*v*.2.0	*v*.1.0	*v*.2.0
Chr01	100 238	80 343	22 190	19 851	2 028	1 996
Chr02	88 255	70 413	19 171	18 197	1 602	1 673
Chr03	87 389	63 520	19 532	18 513	1 832	1 900
Chr04	76 561	72 705	16 679	18 267	1 507	1 764
Chr05	80 615	65 248	16 991	16 859	1 866	1 778
Chr06	76 976	67 606	17 258	16 329	1 627	1 611
Chr07	75 694	67 713	15 508	17 070	1 503	1 518
Chr08	64 562	61 014	13 013	14 554	1 359	1 495
Chr09	53 388	50 944	10 735	12 090	1 046	1 181
Chr10	51 358	49 887	11 146	12 321	1 264	1 145
Chr11	52 529	42 061	10 772	10 330	1 082	981
Chr12	50 838	41 385	11 013	11 293	1 159	1 145
Chr13	51 342	45 739	11 585	12 378	1 255	1 174
Chr14	52 773	41 660	12 653	11 850	1 099	1 062
Chr15	45 386	36 042	11 121	9 787	989	977
Chr16	46 482	38 729	9 618	9 571	1 221	1 047
Chr17	36 786	28 205	7 442	7 229	723	771

Chr	SNP		Indel		PAV	
	v.1.0	*v*.2.0	*v*.1.0	*v*.2.0	*v*.1.0	*v*.2.0
Chr18	35 713	32 003	8 461	9 101	859	846
Chr19	37 872	28 695	8 283	6 783	901	654
Total	1 164 757	983 912	253 171	252 373	24 922	24 718

4. 铁皮石斛比较基因组分析

我们根据序列相似性将这些经过注释的基因聚类到铁皮石斛和其他兰科或药用植物的基因家族中，共有27 631个铁皮石斛基因聚类到13 903个基因家族中，其中12 398个基因家族是与其他兰科植物共有的，1 196个是铁皮石斛特有的(图2-4a和表2-13)。对这些特定基因的GO注释表明，它们主要在生物学过程、细胞成分和分子功能等方面富集(图2-5a)。KEGG富集分析表明，这些基因主要在环境适应和次生代谢物生物合成途径中富集(图2-5b)。

表 2-13　基因家族聚类结果统计
Table 2-13　Summary of gene family clustering

Species	Genes number	Genes in families	Unclustered genes	Family number	Unique families	Average genes per family
A.annua	63 226	50 184	13 042	17 507	3 857	2.87
A.shenzhenica	21 743	17 867	3 876	12 494	584	1.43
A.thaliana	27 562	23 143	4 419	13 925	966	1.66
C.kanehirae	26 531	22 217	4 314	12 982	638	1.71
D.officinale	27 631	20 688	6 943	13 903	784	1.49
G.biloba	41 309	26 321	14 988	11 251	2 081	2.34
G.uralensis	34 445	23 074	11 371	14 995	1 268	1.54
L.japonica	33 939	25 693	8 246	14 237	1 195	1.8
O.sativa	39 049	27 159	11 890	17 529	1 712	1.55

（续表）

Species	Genes number	Genes in families	Unclustered genes	Family number	Unique families	Average genes per family
P.equestris	20 154	17 365	2 789	13 436	245	1.29
P.ginseng	59 352	47 336	12 016	17 320	3 189	2.73
R.crenulate	31 517	22 560	8 957	13 367	1 289	1.69
Z.mays	39 320	31 713	7 607	17 702	1 804	1.79

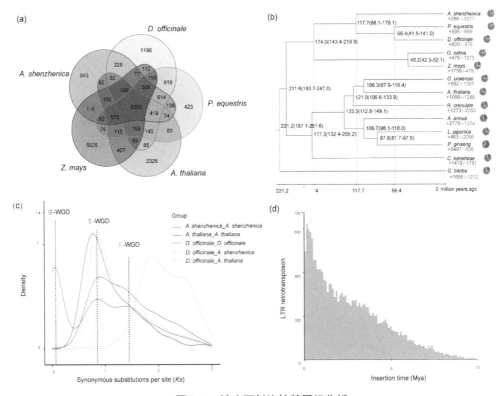

图2-4　铁皮石斛比较基因组分析

Figure 2-4　Comparative genomic analysis of *D. officinale*

注：(a) 兰科物种和两种模式植物的基因聚类结果；(b) 铁皮石斛和其他植物物种系统发育关系和进化时间分析，同时用红色代表收缩的基因家族，绿色代表扩张的基因家族；(c) 铁皮石斛、深圳拟兰和拟南芥 Ks 分布；(d) LTR- 反转座子插入时间估计。

Note: (a) Gene clusters for orchid species and two model plants, *Z.mays* and *A.thaliana*. (b) Phylogenetic relationships and divergence times between *D. officinale* and other plant species. Expansions and contractions of gene families were also showed in the tree. The colors in green and red indicate the expanded and contracted gene families, respectively. (c) Distribution of the synonymous substitution rate (*Ks*) between *D. officinale*, *A. shenzhenica* and *A. thaliana*. (d) The estimated time distribution of LTR retrotransposon insertions.

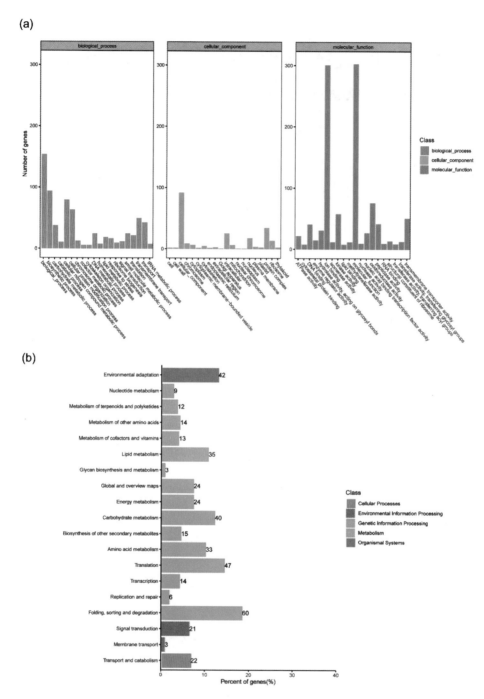

图2-5   铁皮石斛与其他兰科植物相比后的特有基因GO, KEGG富集分析

Figure 2-5   GO and KEGG enrichment analysis of *D. officinale* specific genes compared with other orchid species

注：(a) GO富集分析；(b) KEGG富集分析。
Note: (a) GO enrichment analysis; (b) KEGG enrichment analysis.

我们从13种植物中筛选出142个单拷贝基因，构建系统发育树。结果表明，兰科植物形成了一个单系类群，铁皮石斛与蝴蝶兰形成姐妹枝；进一步估计它们之间的分化时间，大约为66.4 Mya(41.5亿-141.0亿百万年前)(图2-4b)，最后呈现出的所有13个物种的亲缘关系与先前的系统发育分析结果一致。

为了鉴定潜在的WGD事件，我们计算了共线性基因对的同义替换比。Ks值的密度图显示出3个峰值，分别为0.05、0.84和1.50，说明铁皮石斛经历了3次全基因组复制(WGD)事件(图2-4c)，其中 I -WGD和 II -WGD事件与先前的研究结果一致。另外，铁皮石斛、玉米和拟南芥之间的共线关系也证实了这两次WGD事件：对于玉米和拟南芥的每个基因组区域，我们通常能在铁皮石斛基因组中找到两个匹配的区域(图2-6)。Ks分布结果显示，在Ks=0.05处有一个明显的峰值，LTR逆转录转座子插入时间分布结果显示，近期发生了大量插入，从而导致一个独立峰的产生(图2-4d)。这些结果表明，铁皮石斛在经历前两轮WGD事件之后并没有经历额外的独立WGD事件。

对于基因家族收缩与扩张，我们的鉴定结果表明，铁皮石斛基因组中，有820个基因家族发生了扩张，975个基因家族发生了收缩(图2-4b)。对其进行功能分析，结果表明，与次生代谢相关的基因家族，特别是与多糖、生物碱和黄酮等活性成分生物合成相关的基因家族，有349个基因经历了大规模的扩张。如表2-14所示，KEGG功能富集分析表明，扩张的基因主要富集于果糖和甘露糖代谢途径(ko00051)、戊糖和葡萄糖醛酸互换途径(ko00040)、异喹啉生物碱合成途径(ko00950)、类黄酮生物合成途径(ko00941)、苯丙烷生物合成途径(ko00940)以及淀粉和蔗糖代谢途径(ko00500)。此外，与光合作用相关的基因也经历了扩张，主要富集于以下几条通路：光合作用途径(ko00195)、光合作用-天线蛋白(ko00196)和碳固定途径(ko00710)。快速进化和正选择分析结果表明，许多基因都经历了快速进化或正选择，其中一些是参与植物活性物质生物合成和光合作用的关键酶基因。

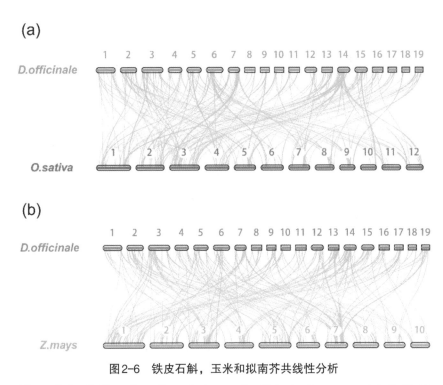

图2-6　铁皮石斛，玉米和拟南芥共线性分析

Figure 2-6　Collinearity patterns between *D. officinale*, *Z. mays* and *A. thaliana*

表 2-14　参与多糖、生物碱与黄酮生物合成途径扩张基因家族 KEGG 富集分析

Table 2-14　KEGG enrichment analysis of expanded gene families which involved in polysaccharides, alkaloids and flavonoids biosynthetic pathways

Pathway_ID	Description	P_Value	Number of genes
ko00051	Fructose and mannose metabolism	0.16	10
ko00500	Starch and sucrose metabolism	1	2
ko00040	Pentose and glucuronate interconversions	0.99	2
ko00950	Isoquinoline alkaloid biosynthesis	0.57	3
ko00941	Flavonoid biosynthesis	0.90	2
ko00940	Phenylpropanoid biosynthesis	0.99	3
ko00195	Photosynthesis	0.17	12
ko00196	Photosynthesis-antenna proteins	0.40	2
ko00710	Carbon fixation in photosynthetic organisms	0.002 5	18

2.2.3　分析

1. 兰科第一个染色体级别基因组的组装

一个连续和完整的基因组序列是研究药用植物基因功能、系统发育和基因组进化的基础。据报道，铁皮石斛基因组存在杂合度高、重复率高的特征，这给其完整的基因组组装带来了很大的挑战。先前发表的两个版本基因组都是由二代短序列片段组装而成，由于明显的片段化和低连续性，最终都没有获得高质量的序列。与二代短片段测序方式相比，PacBio测序技术具有许多优点，如产生更长的subreads(高达30～40 kb)并促进重复区域的序列组装。目前，PacBio已成功地应用于复杂基因组组装，尤其是那些具有高杂合度药用植物基因组的组装，比如黄花蒿、黄芩和雷公藤等。与v.1.0[10]和v.2.0[11]相比，这项研究中使用的长片段测序技术，为铁皮石斛基因组组装带来了实质性的改进(图2-4)。在新组装的铁皮石斛基因组v.3.0中，contig N50提高了44～306倍，而gap只有2 430个，与之前的两个版本相比，减少了44～335倍。高质量的基因组序列能够促进重复区域的序列组装和基因注释。比如，① 新组装的基因组中出现了更多的转座因子，尤其是LTR转座子(59.72%)，而之前的两个基因组版本分别为38.54%和45.72%(表2-7)；② v.3.0版本基因组平均基因长度和平均外显子数目明显大于v.2.0版本基因组，无疑更准确、更完整。另外，我们通过BUSCO评估进一步证实了该铁皮石斛基因组的完整性(表2-5)。这是兰科第一个染色体级别的基因组组装，我们采用Hi-C技术将contig挂载到19条假染色体上，最后的scaffold N50=63.07 Mb，最长的染色体长度约为94.97 Mb(表2-3，表2-4)。该基因组序列为研究活性成分生物合成的分子机制提供了宝贵的遗传资源，在一定程度上促进了兰科进化的研究。

2. 转座因子可能促进了青藏高原快速隆升后铁皮石斛的多样性、物种形成和适应性

自从达尔文在1862年发表了《不列颠与外国兰花经由昆虫授粉的各种手段》(*On the various contrivances by which British and foreign orchids are fertilised insects*)以来，兰科物种之间的进化关系就引起了进化生物学家和植物学家的极大兴趣[12]。我们在已有的基因组数据基础上，构建系统发育树，以此推断铁皮石斛和其他两个兰科植物之间的系统进化关系。结果发现：① 3个兰科物种形成一个单系类群；② 铁皮石斛与蝴蝶兰形成姐妹枝，这与先前发表的系统发育关系的结果一致[13]。

深圳拟兰(*A. shenzhenica*)，来自最基部亚科的物种，最后组装的基因组大小为349 Mb。与之相比，铁皮石斛的基因组大得多。WGD事件和转座子(transposable element，TE)扩增是基因组扩张的主要原因。在本研究中，Ks分布表明，在铁皮石斛基因组中发生了两次WGD事件，其中一次与深圳拟兰一致(Ⅱ-WGD)[14]。另外，大约在115.4 Mya，铁皮石斛单独发生了一次WGD事件(Ⅰ-WGD)，但铁皮石斛的基因数目(27 631个蛋白编码基因)与深圳拟兰(21 841个蛋白编码基因)几乎一致。相比之下，铁皮石斛基因组中转座子占76.77%（表2-7），明显高于深圳拟兰基因组中转座子所占比例(42.05%)。特别是，在铁皮石斛的TEs中，LTR元件所占比例较高，其中LTR反转录转座子占83.03%，其他TEs仅占17%。LTR反转录转座子在兰科物种基因组中所占比例在不同物种之间存在较大的差别。例如，LTR反转录转座子在深圳拟兰中占22.06%，在蝴蝶兰中占46.46%，但是在天麻中占53.14%。此外，LTR反转录转座子的大量插入导致在$Ks=0.05$处产生了一个独立的峰，这导致在两次WGD事件之后又发生了一次显著的基因组扩张(图2-4c)。因此，LTR反转录转座子的增殖可能是铁皮石斛基因组扩张的原因。

包括LTR反转录转座子在内的TEs活性导致了不同的基因组变化，如基因的复制、新基因的出现、基因表达的调控和染色体结构的重排等，这些在一定程度上驱动了谱系特异性分化和适应[15, 16]。例如，TEs通过调节其相邻基因的表达水平，导致荠菜出现了表型变异，从而提高了对环境变化的适应能力。我们先前的研究表明，铁皮石斛最可能起源于青藏高原邻近的云贵高原[17]。铁皮石斛种内分化发生于2.06 Mya(晚中新世至上新世)，即青藏高原发生剧烈的海拔和气候变化后不久(最近一次的高原快速抬升，8-0 Mya)。在本研究中，Ks值密度图显示，在3.8 Mya处出现一个独立的峰(图2-4c)。此外，LTR反转录转座子插入时间估算结果显示，大多数LTR反转录转座子在5 Mya范围内发生了扩增(图2-4d)。这些结果表明LTR逆转录转座子扩增是在青藏高原(Qinghai-Tibetan Plateau，QTP)快速抬升后发生的，转座因子可能在铁皮石斛多样性的分化、物种形成和适应性形成的过程中发挥了重要的作用。

3. 铁皮石斛基因组组装为其进化提供了新的见解

本文报道的高质量的铁皮石斛基因组序列为研究铁皮石斛的进化机制提供了新的思路，是重要的遗传资源。从铁皮石斛基因组中检测了4种基因，包括铁皮石斛特异性基因、扩张基因、快速进化基因和正选择基因，其中有与环境适应相关的关键酶基因。例如，我们发现了10个铁皮石斛的特异性基因，参与表皮素、木栓素和蜡质素生物合成途径(ko00073)，可以增强铁皮石斛叶和茎对环境变化的适应能力。此外，光合作用途径的变化也是石斛兰的重要适应特征，如铁皮石斛的光合作用途径能够根据环境变化由C3向CAM转变。在铁皮石斛基因组中，共有32个与光合途径相关的基因发生了扩张，其中18个基因参与了光合生物的固碳途径(ko00710)，编码7种关键酶(表2-14)。值得注意的是，我们发现了7个编码Rubisco酶的基因和4个编码苹果酸脱氢酶的基因发生了显著扩张，这两种酶分别是参与卡尔文循环和景天酸代谢途径的关键酶[18]。此外，有14个基因在光合作用(ko00195)和光合作用天线蛋白(ko00196)途径中，分别编码与电子传递反应有关的6种酶，也在一定程度上表现出了扩张。这些基因的扩张可以提高植物的光合能力和固定CO_2的能力，进而提高了铁皮石斛对环境变化的适应能力。

2.2.4　结论

一个高质量的铁皮石斛基因组对于后续遗传进化、功能基因以及分子育种的研究至关重要。在本研究中，我们组装了铁皮石斛第一个染色体级别的基因组，与已发表的两个版本相比，在准确性和连续性上都有了很大的提高，这也是兰科第一个染色体级别的基因组，为兰科遗传进化机制的研究提供了宝贵的资源。另外，我们将铁皮石斛与其余12种代表性植物进行了比较基因组分析，根据序列相似性将注释的基因聚类到铁皮石斛和其他兰科或药用植物的基因家族中，这些基因主要在环境适应和次生代谢物生物合成途径中富集。我们还对这13个物种进行了系统发育关系和进化时间分析，*Ks*分布显示，在铁皮石斛基因组中发生了两次WGD事件，一次与深圳拟兰一致(Ⅱ-WGD),另一次为单独发生的WGD事件(Ⅰ-WGD);LTR反转录转座子的大量插入,导致在两次WGD事件之后又发生了一次显著的基因组扩张。在已测序的铁皮石斛基因组的基础上,对铁皮石斛特异性基因、扩张基因、快速进化基因和正选择基因进行检测和鉴定,发现了10个铁皮石斛特异性基因,参与表皮素、木栓素和蜡质素生物合成途径(ko00073)。另外,有32个与光合途径相关的基因发生了扩张,这些基因的扩张可以提高植物的光合能力和固定CO_2的能力,进而提高了铁皮石斛对环境变化的适应能力。

2.3 铁皮石斛基因组在药用活性合成物质生物合成途径研究中的应用

为了增强对恶劣环境的抵抗力，铁皮石斛积累了大量的次生代谢物，包括一些重要的药用活性成分，如多糖、生物碱、黄酮类化合物、萜类化合物及苄基化合物等。铁皮石斛中活性成分含量很高，因此具有滋阴补肾、益胃、抗癌、增强免疫力、延年益寿等优良的药用价值。虽然石斛属植物长久以来都用作中药，但其活性成分的合成机制尚不清楚。转录组技术能够分析各种不同样本之间的基因表达差异，从而发现一些重要的差异表达基因，以便进一步揭示其基因功能。为了更好地了解这些活性成分的合成途径，提高铁皮石斛的利用价值，用水杨酸(SA)对铁皮石斛进行处理，结合"二代+三代"转录组进行了相关研究；并且在测得的基因组的基础上，结合转录组对铁皮石斛CYP450基因家族进行了系统研究。

2.3.1 材料与方法

1. 材料与RNA提取

采集铁皮石斛不同部位的样本(茎、叶、花、果实)和不同生长阶段的幼苗，使用Takara MiniBEST植物RNA提取试剂盒提取总RNA，使用Nanodrop 2 000对所提RNA的浓度和纯度进行检测；然后使用琼脂糖凝胶电泳检测样本的基因组污染、纯度与RNA完整性；最后使用Agilent 2 100测定RIN值，检测结果达到要求后用于RNA测序。

2. 参考序列比对

利用Hisat2将每个样本质控后的二代序列比对至参考基因组序列。

3. 差异表达分析

同种型(Isoform)表达定量完成后，需要对其表达数据进行统计学分析，筛选样本在不同状态下表达水平显著差异的isoform。差异分析主要分为以下步骤：① 标准化(normalization)原始的readcount(读长)，校正其测序深度；② 利用统计学模型对假设检验概率(P-value)进行计算；③ 最后通过多重假设检验校正得到错误发现率值(false discovery rate，FDR)。针对不同的实验情况，我们选用合适的软件(有生物学重复 DESeq2，无生物学重复 edgeR)进行 isoform 表达差异显著性分析，以 P-value 值 0.05，差异倍数 1.5× 为标准筛选差异表达基因。

4. 差异基因 GO 富集分析与 KEGG 富集分析

根据分析目的筛选出差异 isoform 后，研究差异 isoform 在 GO(Gene Ontology)中的分布状况将阐明实验中样本差异在 isoform 功能上的体现。GO 富集分析方法为 Hyper-geometric distribution，与 KEGG 富集分析方法一样，我们选取 FDR ≤ 0.05 的 GO term 作为显著富集的 GO 条目。我们对样本两两之间的差异 isoform、上调 isoform、下调 isoform 分别做 GO 富集。

在生物体内，不同 isoform 相互协调行使其生物学功能，对差异表达 isoform 进行途径(pathway)显著性富集，能够对其主要参与地生化代谢途径和信号转导途径进行研究。KEGG 数据库是有关 pathway 的主要公共数据库。Pathway 显著性富集分析以 KEGG pathway 为单位，应用超几何检验，找出差异 isoform 相对于所有有注释的 isoform 显著富集的 pathway。

5. CYP450 基因家族

使用 HMMER(v.3.0)软件在铁皮石斛基因组中搜索 Pfam 结构域 PF00067(p450)，使用 SMART 工具进一步确认候选基因，排除假基因和长度小于 200 个氨基酸的序列，用于进一步分析。同时获取先前已注释的拟南芥、深圳拟兰和蝴蝶兰 3 个物种的 CYP450 基因，用 MAFFT 比对这 4 个物种 CYP450 基因的注释蛋白序列，用 MEGA 5.2 对其进行手动校正，用 RAxML 构建 CYP450 基因树，bootstrap 重复值 1 000。利用转录组分析所得的 KEGG 富集结果，对 CYP450 基因在活性物质合成途径中的富集情况进行了分析，同时结合转录组表达量结果，分析了 CYP450 基因的表达情况。

2.3.2 结果

1. 转录组序列组装分析

为了获得铁皮石斛的全长转录组，使用 PacBio 平台，共测得 701 132 个原始

polymerase read，经过拆分以后获得了 15 291 457 个 subreads，自我纠错以后得到了 357 953 个 CCS，最后共获得 298 915 个 FLNC 序列（表 2-15）；再通过 Illumina Hiseq 2 500 测序平台对铁皮石斛进行二代转录组测序，并借助二代测序数据对 polished transcript 序列进行纠错；最后利用 Hisat2 将每个样本质控后的二代序列比对至参考基因组序列，发现每个样品的 Total mapped ratio 均达到 90% 以上（表 2-16），与参考转录本的 Total mapped ratio 均达到 70% 以上（表 2-17），说明具有较高的参考比对效率。经过样品间 isoforms 表达水平相关性检测，发现同一处理组之间样本的相关系数均接近 1，而处理和对照样品之间的相关系数都相对较低（图 2-7）。

表 2-15　数据产出统计

Table 2-15　Data output statistics

Data_type	Total_bases（Gbp）	Total_number	Minimum_length	Average_length	Maximum_length	N50
Polymerase read	27.64	701 132	50	39 416	250 991	81 085
Subreads	26.97	15 291 457	50	1 764	144 747	2 225
CCS	774 924 274	357 953	158	2 165	14 338	2 433
FLNC	620 532 924	298 915	65	2 076	10 385	2 335

表 2-16　Reads 与参考转录本比对情况 1

Table 2-16　Comparison of Reads and reference 1

Sample	Total Read pairs	Total mapped ratio	Uniq mapped reads ratio	Multiple mapped reads ratio	Discordantly reads ratio
A_1	20 484 670	92%	77%	9%	6%
A_2	26 050 151	91%	77%	9%	6%
A_3	21 180 311	91%	78%	8%	6%
B_1	24 679 028	91%	78%	8%	6%
B_2	26 652 891	92%	78%	8%	6%
B_3	26 451 220	92%	78%	8%	6%

表 2-17　Reads 与参考转录本比对情况 2

Table 2-17　Comparison of Reads and reference 2

Sample	Total PE Reads	Total mapping rate	Multiple mapping rate
A_1	20 484 670	15 243 254(74.41%)	10 768 165(52.57%)
A_2	26 050 151	19 107 918(73.35%)	13 494 842(51.80%)
A_3	21 180 311	15 500 941(73.19%)	10 946 923(51.68%)
B_1	24 679 028	18 293 293(74.12%)	12 950 990(52.48%)
B_2	26 652 891	19 752 467(74.11%)	13 925 571(52.25%)
B_3	26 451 220	19 604 416(74.12%)	13 877 217(52.46%)

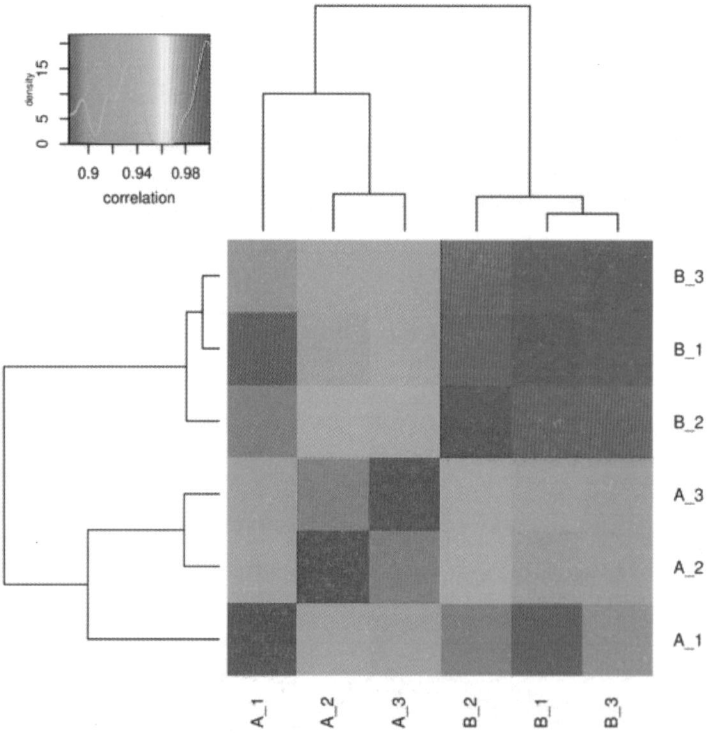

图2-7　样品相关性热图（A1-A3. 对照组，B1-B3. 处理组）

Figure 2-7　The heat map of samples' correlation (A1-A3. control, B1-B3. treatment)

2. 转录组功能注释与分类

利用NR(Non-Redundant Protein Sequence Data Base)、GO、KEGG、COG/KOG和Swiss-Prot数据库对铁皮石斛转录组isoforms进行注释，51 717条isoforms

获得注释，4 818条isoforms未被注释。其中，在NR数据库中有51 604(91.28%)条isoforms获得注释，GO数据库中有28 541(50.48%)条得到注释，12 579(22.25%)条在KEGG数据库中获得注释，20 843(36.87%)条isoforms被注释到KOG数据库中，42 731(75.58%)条在Swissport数据库中获得注释(表2-18)。

表 2-18　转录组数据在公共数据库中的注释结果

Table 2-18　The result of annotation in public databases

Database	Isoforms
NR	51 604(91.28%)
GO	28 541(50.48%)
KEGG	12 579(22.25%)
KOG	20 843(36.87%)
Swiss-Prot	42 731(75.58%)
Unannotated	4 818(8.52%)
Total	56 535(100.00%)

如图2-8所示的结果中，总共有28 541条isoforms被注释到GO数据库中，19 650条isoforms注释到了在生物学过程大类中，大部分基因富集于代谢过程、细胞过程和单一生物过程。在细胞成分大类中，共注释到18 270条isoforms，绝大部分基因富集于细胞、细胞区域和细胞器中。而在分子功能大类中，共22 562条isoforms，参与整合、转运活性和催化活性的基因占据了较大比例。

另外，共有12 579条isoforms在KEGG数据库中获得注释，同样被分为细胞过程、环境信息处理、遗传信息处理、代谢和有机系统五大类。其中，有1 056条isoforms被注释到细胞过程，约占8.39%；环境信息处理大类中注释到1 067条isoforms，约占8.48%；约5 084条isoforms注释到遗传信息处理，所占比例大致为40.42%；代谢与有机系统分别注释到9 248条和557条isoforms，分别约占7.35%和4.43%，如图2-9所示。

在KOG数据库中，共有9 638条isoforms获得注释。KOG数据库将这些isoforms分为25类，其中注释到翻译后修饰、蛋白质转换和信号转导的isoforms占较大比例，如图2-10所示。

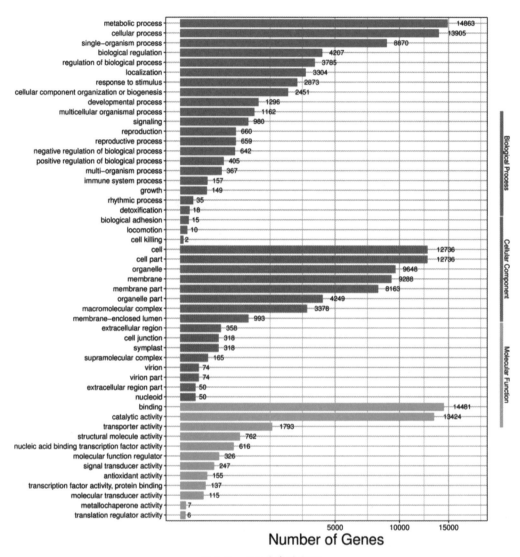

图2-8　GO分类注释图

Figure 2-8　GO enrichment analysis of isoforms

3. 差异基因分析

对照组(未经水杨酸胁迫处理)和35天水杨酸胁迫处理组进行转录组分析，图2-11展示了差异基因的表达聚类热图。如表2-19所示，差异表达分析显示一共有1 677个差异表达基因，包括772个差异上调基因和905个差异下调的基因，同时使用火山图(Volcano plot)展示DEG的分布情况(图2-12)。

对所有的差异基因进行KEGG和GO富集分析，KEGG富集结果显示，共有396

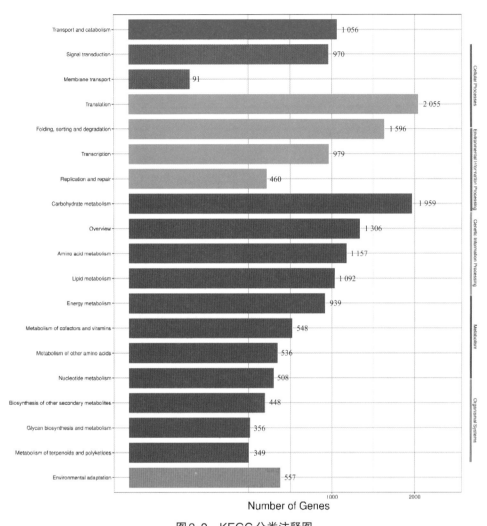

图2-9　KEGG分类注释图

Figure 2-9　KEGG enrichment analysis of isoforms

个差异表达基因被注释，有20个基因被注释到细胞过程，环境信息处理大类中注释到23个基因，约53个基因注释到遗传信息处理，代谢中注释到的基因最多，有286个基因。其中，参与次级代谢的有48个，参与脂质代谢的有48个，参与氨基酸代谢的有38个，萜类和多酮类化合物代谢的有23个，有机系统大类中只注释到了14个。在GO功能富集分析中，注释到生物过程的差异表达基因一共有1 695个，其中参与代谢的有416个，注释到分子功能的有975个差异基因，其中与催化活性相关的有411个(图2-13)。

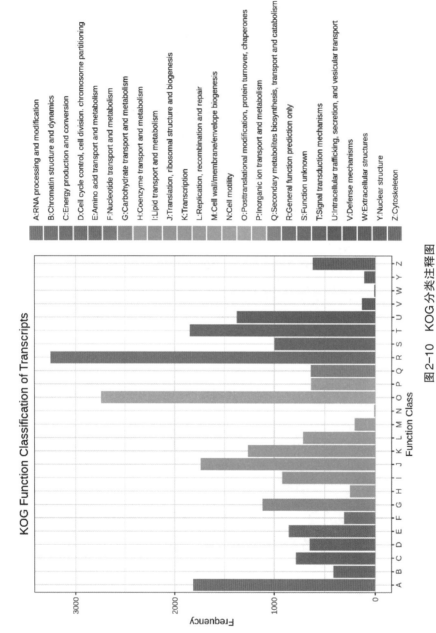

图2-10 KOG分类注释图

Figure 2-10 KOG enrichment analysis of isoforms

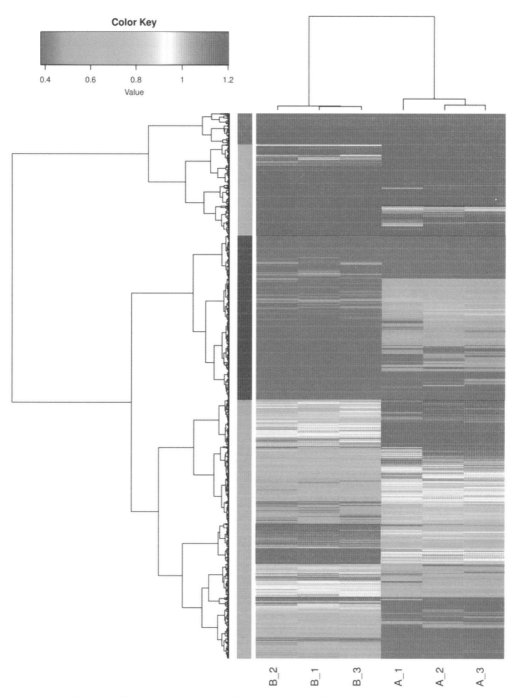

图2-11　差异isoforms表达聚类热图（A1-A3：对照组，B1-B3：处理组）

Figure 2-11　The clustering heat map of DEGs (A1-A3: control, B1-B3: treatment)

表 2-19　isoforms 差异表达分析结果统计

Table 2-19　The result of expression of DEGs

Group	Total	Up	Down
A-vs-B	1 677	772	905

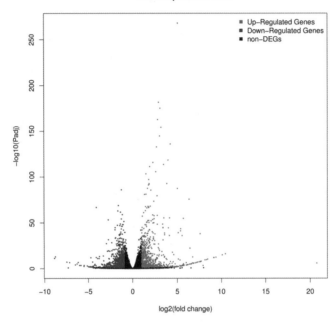

图 2-12　对照组与处理组差异基因的火山图

Figure 2-12　The volcanic map of DEGs between the control and treatment

4. 鉴定参与活性成分生物合成途径的基因

　　在本研究中，我们采用同源搜索和功能注释相结合的方法，根据 KEGG 数据库、GO 功能分类和相关生物合成途径，从铁皮石斛基因组中鉴定出与多糖、生物碱和黄酮类物质合成途径相关的候选基因。其中，多糖是石斛属植物中的主要活性成分，有抗氧化、免疫刺激和抗肿瘤等生物活性作用。目前，在我们的基因组中共鉴定出 268 个基因参与多糖的生物合成，共编码 56 种酶 (图 2-14b)。此外，我们还鉴定了涉及生物碱和类黄酮生物合成的基因，分别为 98 个和 52 个。根据 KEGG 已知的通路途径，我们鉴定了参与倍半萜生物碱、吲哚类生物碱及其上游途径(包括莽草酸途径、MEP 和 MVA 途径)生物合成的基因，共 56 个，编码 25 种酶(图 2-14a)。

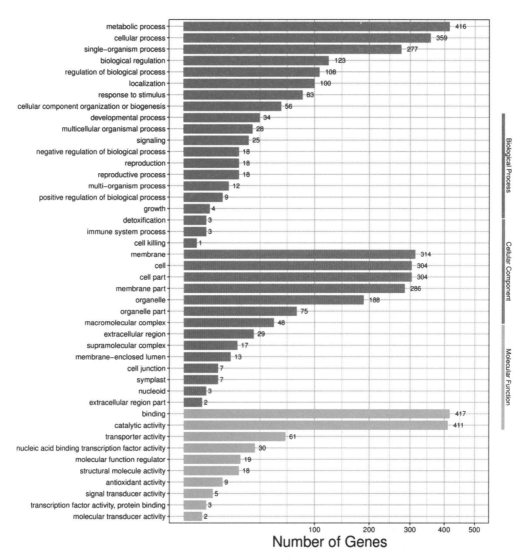

图2-13　GO分类注释图

Figure 2-13　GO enrichment analysis of DEGs

　　我们先前的研究结果表明，在用水杨酸胁迫处理35天后，铁皮石斛中多糖、生物碱和黄酮类化合物的含量发生了显著变化。因此，我们选择对照组(未经水杨酸胁迫处理)和35天水杨酸胁迫处理组进行转录组分析，差异表达分析显示一共有1 677个差异表达基因，包括772个差异上调基因和905个差异下调的基因。其中，有107个差异基因与活性物质的生物合成相关，包括51个与多糖、生物碱和黄酮生物合成有关的差异表达基因。在黄酮类化合物的生物合成中，与花色苷合成相关的

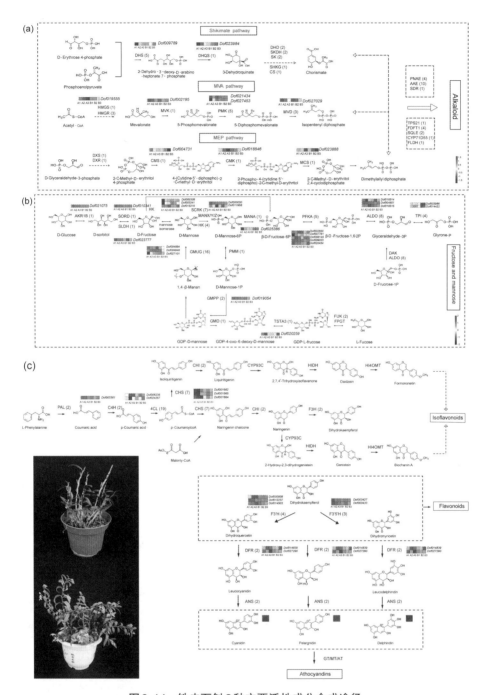

图2-14　铁皮石斛3种主要活性成分合成途径

Figure 2-14　Biosynthesis pathways of three main active ingredients in *D. officinale*

注：(a)生物碱；(b)多糖；(c)黄酮。括号内的数字代表基因拷贝数，热图显示了水杨酸胁迫处理下基因的差异表达。

Note: (a) Alkaloid. (b) Fructose and mannose. (c) Flavonoids. Values within brackets indicate the numbers of gene copies corresponding to the genes in the pathways. The differential expression of genes involved in the pathways that under SA stress were also showed.

两个关键酶基因(F3′H,由 3 个基因编码;DFR,由 2 个基因编码)出现了显著上调,这可能是导致不同铁皮石斛个体间颜色差异的原因之一(图2-14c)。此外,还鉴定了 156 个差异表达的转录因子,这些基因和途径将为研究药用植物活性成分合成的分子机制提供有价值的信息。

5. Cytochrome P450基因家族

细胞色素 P450(CYP450)基因超家族是参与植物代谢的最大酶家族之一,参与多种次生代谢产物的生物合成。但目前为止,还没有针对这些基因进行过系统研究。本研究通过与拟南芥同源基因进行比较,共预测、注释并确认了 218 个 CYP450 基因(表 2-20)。鉴定的 CYP450 基因被分为 9 类,包括 CYP51(2 个亚家族,1 个基因),CYP71(13 个亚家族,128 个基因),CYP72(6 个亚家族,26 个基因),CYP74(1 个亚家族,7 个基因),CYP85(7 个亚家族,26 个基因),CYP86(4 个亚家族,23 个基因),CYP97(1 个亚家族,3 个基因),CYP710(1 个亚家族,1 个基因)和 CYP711(1 个亚家族,3 个基因)。利用拟南芥、铁皮石斛、深圳拟兰和蝴蝶兰的 CYP450 基因构建系统发育树(图2-15a),CYP71 家族包含了 13 个亚家族,共 128 个基因,包括 3 个兰科特有以及 4 个拟南芥特有的基因家族。根据转录组分析,共鉴定出 CYP450 差异表达基因 29 个,编码活性成分合成的关键酶,其中有 26 个基因属于 CYP71 家族(图2-15b)。这些结果表明,CYP71 家族在铁皮石斛活性化合物的生物合成中起着重要的调控作用。

表 2-20　铁皮石斛基因组中 CYP450 基因分类

Table 2-20　The classification of P450 in *D. officinale*

Group	Families	Members	Gene family/Number			
CYP51	2	1	CYP51/1			
CYP71	13	128	CYP71/66	CYP73/1	CYP75/11	CYP76/8
			CYP77/3	CYP78/10	CYP81/11	CYP84/3
			CYP89/6	CYP93/3	CYP98/2	CYP703/1
			CYP701/3			
CYP72	6	26	CYP72/7	CYP714/2	CYP715/4	CYP734/8

（续表）

Group	Families	Members	Gene family/Number			
			CYP735/2	CYP749/3		
CYP74	1	7	CYP74/7			
CYP85	7	26	CYP85/3	CYP87/1	CYP88/3	CYP90/14
			CYP707/3	CYP720/1	CYP724/1	
CYP86	4	23	CYP86/12	CYP94/3	CYP96/1	CYP704/7
CYP97	1	3	CYP97/3			
CYP710	1	1	CYP710/1			
CYP711	1	3	CYP711/3			

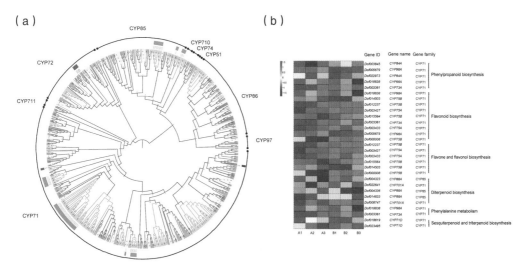

图2-15　CYP450超级基因家族系统进化和表达模式分析

Figure 2-15　Phylogenetic analysis and expression patterns of the cytochrome P450 gene superfamily

注：A. 铁皮石斛218CYP450 基因系统发育树位置确定；B. SA胁迫处理下多糖、生物碱和黄酮合成途径差异表达的CYP450基因表达热图。

Note: A. Phylogenetic placements of the 218 CYP450 genes of *D. officinale*; B. The differential expression of CYP450 genes involved in polysaccharides, alkaloids and flavonoids biosynthetic pathways that under SA stress.

2.3.3　分析

1. 转录组测序和功能注释

为了获得铁皮石斛的全长转录组，使用PacBio平台，共测得701 132个原始酶聚合序列(polymerase read)，将每个样本质控后的二代序列比对至参考基因组序列和参考转录本，均得到了较高的参考比对效率。对各样本进行了相关性分析，发现同一处理组之间样本的相关系数较高，而处理和对照样品之间的相关系数都相对较低。同时对转录组测序得到的isoform注释到NR、GO、KEGG、COG/KOG和Swiss-Prot等数据库中，92%左右的isoform都得到了注释，对后续的功能挖掘提供了有价值的信息。KEGG富集结果显示，代谢中注释到的差异基因最多，有286个基因，在GO功能富集分析中其中参与代谢的有416个，表明代谢途径中差异表达基因的丰富性。

2. 转录组结合优质基因组序列有助于铁皮石斛活性成分合成途径研究

对于药用植物来说，最重要的是其活性成分及其背后的药理作用[19, 20, 21, 22]。因此，活性物质合成途径分析和关键酶基因的发现已成为药用植物研究的主要目标。以往对铁皮石斛的研究主要集中在转录组测序分析，研究者们已鉴定出大量参与合成代谢途径的基因[23]，但几乎没有对活性成分合成途径进行过全面综合的分析。水杨酸(SA)是一种信号分子，可促进药用植物中有效成分的积累。因此，为了研究铁皮石斛中多糖、生物碱和黄酮这3种主要活性化合物的生物合成，我们结合水杨酸胁迫下转录组测序分析以及高质量的基因组序列，对候选基因的表达进行了分析。

石斛属植物的多糖主要由葡萄糖、甘露糖和半乳糖组成，其中甘露糖是铁皮石斛中的主要单糖[24]。我们共鉴定出268个基因，编码56个酶，其中与果糖和甘露糖代谢途径(ko00051)相关的基因有67个。对差异表达基因(DEGs)的分析显示，有24个基因表达上调，编码12个关键酶，如甘露糖-6-磷酸异构酶(manA)和己糖激酶(HK)。这些数据可以作为研究铁皮石斛多糖代谢途径和关键酶基因的重要资源。

对石斛属植物药理作用的早期研究发现，石斛碱具有益胃、降血压和提高机体免疫力的作用[25]。铁皮石斛生物碱属于倍半萜生物碱和萜类吲哚生物碱，是甲氧丙酮酸(mevalonate pathway，MVA)和甲基赤藓糖醇4-磷酸(methylery thritol phosphate pathway，MEP)途径的下游产物。研究共鉴定出98个与生物碱合成相关的基因，其中32个基因参与了萜类的生物合成，编码17个关键酶。SA处理显著上调了几个参与MVA和MEP途径基因的表达，表明SA处理改善了生物碱活性前体物质的供应。

　　黄酮类化合物也是药用植物中重要的活性物质，其生物合成的差异可能是导致不同植物个体颜色差异的原因之一。例如，在铁皮石斛中，编码二氢黄酮醇4-还原酶(dihydroflavonol 4-reductase，DFR)的CYP75A和CYP75B基因上调，导致花青素的积累，并可能导致了不同铁皮石斛个体之间的颜色差异。此外，我们还发现，在部分合成步骤中，编码关键酶的基因含有2个或2个以上的拷贝。例如，ko00051合成途径中，gmuG酶有16个拷贝；ko00900合成途径中，HMGR酶有3个拷贝；ko00941合成途径中，查尔酮合酶(chalcone synthase，CHS)有7个拷贝。拷贝数增加可能促进铁皮石斛产生一些主要的活性物质，这也解释了其具有优异药效的原因，由于铁皮石斛的基因扩张，提高了自身活性物质的合成能力。

2.3.4　结论

　　我们结合铁皮石斛高质量的基因组序列以及水杨酸胁迫处理下的转录组序列，对铁皮石斛药用活性成分合成关键路径及关键基因进行了研究，分别对多糖、生物碱及黄酮的关键代谢途径进行了分析，结合转录组鉴定了一批关键基因，并对其表达情况进行了系统分析，为后续提高铁皮石斛的药用成分从而提高其药用价值奠定了基础。CYP450是药用植物代谢过程中最重要的酶家族之一，利用铁皮石斛高质量的基因组对铁皮石斛基因组中CYP450基因进行鉴定，研究了其系统发育关系以及水杨酸胁迫处理下关键通路中CYP450基因的表达情况，发现CYP75A和CYP75B基因可能是导致铁皮石斛个体之间颜色差异的关键。这些分析与研究结果都为铁皮石斛后续的分子研究奠定了基础。

2.4 铁皮石斛基因组在种质选育中的应用

铁皮石斛作为一种珍贵的药用植物，其种质选育工作一直都受到研究者的广泛关注。全基因组关联分析(genome wide association study，GWAS)通常被用来关联与药用植物成分和产量相关的候选基因，这些基因将有利于后续分子育种的研究工作。通过对药用植物一定范围的群体进行重测序，能够得到一些多态性分子数据，然后将其与表型数据相关联，通过一定的生信分析筛选出一些与表型相关联的候选基因。因此，我们选取了铁皮石斛及其5个近缘种，一共38个个体进行了重测序，并对相关形态指标进行测定，从而鉴定出一批与性状显著相关的基因，为铁皮石斛后续的分子育种研究奠定了基础。

2.4.1 材料与方法

1. 材料

我们从13个地区采集了铁皮石斛及其5个近缘种(铁皮石斛、始兴石斛、曲茎石斛、滇桂石斛和钩状石斛)共38个个体。

2. 全基因组重测序

利用Illumina Hiseq 4000平台对所采集的铁皮石斛及其5个近缘种共38个个体进行重测序，然后对原始数据(raw read)进行过滤得到过滤后数据(clean read)。利用Bowtie 2(v.2.4.1)将铁皮石斛及其5个近缘种(共38个个体)的原始数据比对到新组装的铁皮石斛基因组上。

3. SNP calling

使用GATK 4.0软件进行SNP调用(SNP calling)，主要包括两大步骤：原始数据的处理和变异检测。利用Bowtie2对原始下机fastq文件进行过滤和比对，步骤大致分为：对参考基因组构建索引；寻找输入reads文件的SA坐标；生成sam格式的比对文件；对sam文件重新排序；对sam文件进行转换，得到bam文件；对bam文件sort排序处理；Duplicates Marking；bam文件生成索引。使用GATK 4.0

的HaplotypeCaller模块来完成，生成raw vcf以后筛选出SNP位点，原始SNPs采用Plink(v.1.9)进行过滤，参数为MAF<0.05，Missing rate<0.5。

4. 全基因组关联分析（GWAS）

结合铁皮石斛的6个性状指标进行GWAS分析，分析软件采用TASSEL(v.5.0)。所有被测性状在全基因组范围内的显著性阈值采用公式p=0.05/n计算（n是独立SNPs的有效数量），P-value值大约为6.31E-08，采用R语言CMplot包绘制曼哈顿图。

2.4.2 结果

从13个地区采集了铁皮石斛及其5个近缘种(铁皮石斛、始兴石斛、曲茎石斛、滇桂石斛和钩状石斛)共38个个体，它们能够代表中国境内铁皮石斛已知的大部分表型和遗传多样性。我们仔细记录了与植株生长相关的形态指标，如株高、茎粗、节间长、叶长、叶宽和叶形指数，所有这些性状在群体中都表现出了广泛的表型分布特征。在Illumina Hiseq 4000平台上，对大约9.5 GB 200 bp的双端原始数据进行了测序，每个个体的平均测序深度都 > 8.0×。采用新组装的染色体级别的基因组(v3.0)作为参考，我们获得了6 930 000个原始SNPs，经过严格的过滤(MAF<0.05，missing rate<0.5)，获得了1 980 000个高质量的SNPs(图2-16b，表2-21)。利用铁皮石斛及其5个近缘物种的6个形态学特征的PCA值进行GWAS分析(P-value<6.31E-08)，我们确定了13个GWAS位点(图2-16a，图2-16b)，鉴定出的很多基因都与性状显著相关，包括4个与株高相关的基因，2个与叶长相关的基因，3个与茎粗相关的基因以及1个与节间长度相关的基因(表2-21)。其中，*MWL1*基因主要负责植物细胞壁形成和株高生长。我们发现，该基因可能促进了石斛属品种间植物生长量(茎产量)的变化。另外，一些GWAS位点上的基因仍然需要被进一步挖掘，如靠近GW7的2个与茎粗性状相关的基因(*Dof007132*和*Dof007132*)，目前还没有被任何研究报道过。要验证这些候选基因是否参与调控石斛属植物的生长量，还需要进一步的遗传和功能研究。

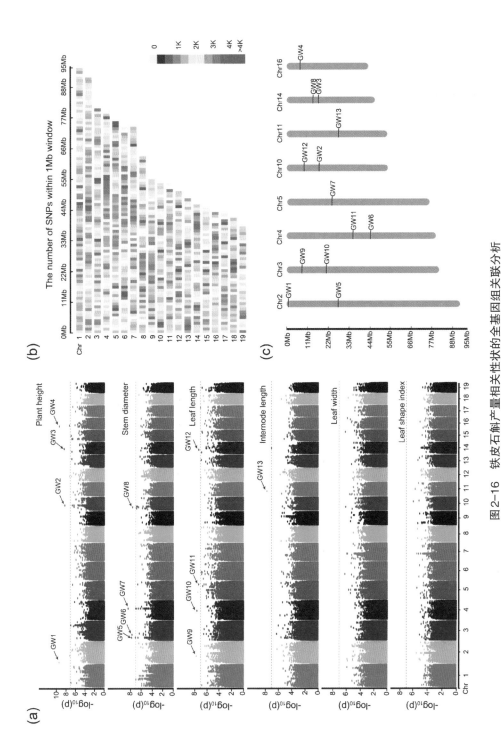

图2-16 铁皮石斛产量相关性状的全基因组关联分析

Figure 2-16 Genome-wide correlation analysis of yield-related traits of *Dendrobium officinalis*

表 2-21　6 个性状的全基因组关联分析及其基因功能注释

Table 2-21　Genome-wide significant association signals of six traits and their gene annotations

marker	Chromosome	Physical position/bp	Type of variant	P	Trait	linked genes	Gene Names	gene function
GW1	2	163 611	T > C	3.89E-10	Plant height	Dof002081	PPOX	Protoporphyrinogen oxidase
GW2	10	18 714 171	T > C	6.20E-09	Plant height	Dof014939	At1g67340	F-box protein
						Dof014940	—	—
GW3	14	18 359 238	A > G	4.53E-09	Plant height	Dof019844	MWLI1/2	Modifying_wall_lignin1/2
GW4	16	8 237 307	T > C	4.65E-10	Plant height	Dof022131	—	—
GW5	3	8 977 051	A > G	1.71E-08	Stem diameter	Dof004311	DAD1	Dolichyl-diphosphooli gosaccharide–protein glycosyltransferase
GW6	3	22 192 485	G > A	1.98E-08	Stem diameter	Dof004751	TOR1L3	TORTIFOLIA1-like protein
						Dof004750	—	—
GW7	4	46 929 914	T > C	3.37E-09	Stem diameter	Dof007132	—	—
						Dof007133	—	—
GW8	10	10 252 462	T > G	2.57E-08	Stem diameter	Dof014829	Os05g 0567100	Aspartic acid protease
GW9	2	28 834 197	G > T	2.00E-08	Leaf length	Dof002871	SFH8	Phosphatidylinositol/ phosphatidylcholine transfer protein
						Dof002870	—	—
GW10	4	37 280 970	C > T	2.37E-08	Leaf length	Dof007070	DHNAT1	1,4-dihydroxy-2-naphthoyl–CoA thioesterase
						Dof007071	—	—
GW11	5	25 665 666	C > G	5.20E-08	Leaf length	Dof008541	At2g38690	Gem-associated protein
GW12	14	15 261 071	C > A	3.34E-08	Leaf length	Dof019718	At2g38610	KH domain-containing protein
GW13	11	17 486 498	C > A	2.12E-08	Internode length	Dof016172	VAR3	Zinc finger protein
						Dof016171	—	—

2.4.3　分析

高质量的基因组序列不仅有利于功能基因组学研究，而且有助于分子育种分析。在我们组装的铁皮石斛基因组的基础上，GWAS可以快速全面地鉴定出与经济作物(如棉花、水稻、茶等)产量和质量相关的候选基因。先前的研究表明，虽然铁皮石斛与其他5种植物(铁皮石斛、始兴石斛、曲茎石斛、滇桂石斛和钩状石斛)为近缘种，但它们在形态上差异很大。比如，就株高这一性状来说，始兴石斛和钩状石斛就显著高于铁皮石斛。因此，对来自铁皮石斛和5个近缘种的38个个体的重测序数据进行了关联分析，共鉴定出12个基因，包括*MWL1*这一关键基因。*MWL1*与次生细胞壁的形成和木质素的合成有关，如果敲除*MWL1*及其相关性较高的基因*MWL2*，植株的株高性状会出现显著降低的现象。这些结果表明，*MWL1*基因可能促进了铁皮石斛的植株生长(茎产量)。

2.4.4　结论

药用植物的成分和产量一直以来是研究者们所关注的重点，全基因组关联分析(GWAS)能够在全基因组范围内进行快速鉴定，从而筛选出一批与性状或产量显著相关的基因。由此，在高质量的铁皮石斛基因组序列基础上，我们选取了铁皮石斛及其近缘种一共38个个体进行重测序，并与其各项形态指标进行了全基因组关联分析；一共鉴定出12个基因，其中包括1个与次生细胞壁和木质素合成有关的重要基因*MWL1*。这些结果将有利于未来铁皮石斛的种质选育工作。

参考文献

[1] Zhang GQ, Liu KW, Li Z, et al. The *Apostasia* genome and the evolution of orchids[J]. *Nature*. 2017, 549(7672): 379−383.

[2] Zhang JX, He CM, Wu KL, et al. Transcriptome analysis of *Dendrobium officinale* and its application to the identification of genes associated with polysaccharide synthesis[J]. *Frontiers in Plant Science*. 2016, 7: 5.

[3] Yan L, Wang X, Liu H, et al. The Genome of *Dendrobium officinale* Illuminates the Biology of the Important Traditional Chinese Orchid Herb[J]. *Molecular Plant*. 2015, 8(6): 922−934.

[4] Yuan Y, Jin X, Liu J, et al. The *Gastrodia elata* genome provides insights into plant adaptation to heterotrophy[J]. *Nature Communications*. 2018, 9(1): 1615.

[5] Chao YT, Chen WC, Chen CY, et al. Chromosome-level assembly, genetic and physical mapping of *Phalaenopsis aphrodite* genome provides new *insights* into species adaptation and resources for orchid breeding[J]. *Plant Biotechnology Journal*. 2018, 16(12): 2027−2041.

[6] Cai J, Liu X, Vanneste K, et al. The genome sequence of the orchid *Phalaenopsis equestris*[J]. *Nature Genetics*. 2015, 47(3): 65−72.

[7] Hasing T, Tang H, Brym M, et al. A phased *Vanilla planifolia* genome enables genetic improvement of flavour and production[J]. *Nature Food*. 2020, 1(12): 811−819.

[8] Shen Q, Zhang L, Liao Z, et al. The genome of *Artemisia annua* provides insight into the evolution of Asteraceae family and artemisinin biosynthesis[J]. *Molecular Plant*. 2018, 11(6): 776−788.

[9] Tu L, Su P, Zhang Z, et al. Genome of *Tripterygium wilfordii* and identification of cytochrome P450 involved in triptolide biosynthesis[J]. *Nature Communications*. 2020, 11(1): 971.

[10] Cameron KM, Chase MW, Whitten WM, et al. A phylogenetic analysis of the Orchidaceae: evidence from *rbcL* nucleotide sequences[J]. *American Journal of Botany*. 1999, 86(2): 208−224.

[11] Givnish TJ, Spalink D, Ames M, et al. Orchid phylogenomics and multiple drivers of their extraordinary diversification. Proceedings[J]. *Biological Sciences*. 2015, 282(1814): 1−10.

[12] Wang ZH, Wang XF, Lu T, et al. Reshuffling of the ancestral core-eudicot genome shaped chromatin topology and epigenetic modification in *Panax*. *Nature Communication*. 2022 (13): 1902.

[13] Oliver KR, McComb JA, Greene WK. Transposable elements: powerful contributors to angiosperm evolution and diversity[J]. *Genome Biology and Evolution*. 2013, 5(10): 1886−1901.

[14] Warren IA, Naville M, Chalopin D, et al. Evolutionary impact of transposable elements on genomic diversity and lineage-specific innovation in vertebrates[J]. *Chromosome Research.* 2015, 23(3): 505−531.

[15] Hou BW, Tian M, Luo J, et al. Genetic diversity assessment and ex situ conservation strategy of the endangered *Dendrobium officinale* (Orchidaceae) using new trinucleotide microsatellite markers[J]. *Plant Systematics and Evolution.* 2012, 298(8): 1483−1491.

[16] Yang X, Hu R, Yin H, et al. The *Kalanchoë* genome provides insights into convergent evolution and building blocks of crassulacean acid metabolism[J]. *Nature Communications.* 2017, 8(1): 311−312.

[17] Kang M, Wu H, Yang Q, et al. A chromosome-scale genome assembly of *Isatis indigotica*, an important medicinal plant used in traditional Chinese medicine: An *Isatis* genome[J]. *Horticulture Research.* 2020, 7(1): 18.

[18] Lv Q, Qiu J, Liu J, et al. The *Chimonanthus salicifolius* genome provides insight into magnoliid evolution and flavonoid biosynthesis[J]. *Plant Journal.* 2020, 103(5): 1910−1923.

[19] Jiang J F, Fan X C, Zhang Y, et al. Construction of a high-density genetic map and mapping of firmness in grapes (*vitis vinifera* L.) based on whole-genome resequencing[J]. *International Journal of Molecular Sciences.* 2020, 21(3): 797.

[20] Guo X, Li Y, Li C, et al. Analysis of the *Dendrobium officinale* transcriptome reveals putative alkaloid biosynthetic genes and genetic markers[J]. *Gene.* 2013, 527(1): 131−138.

[21] Bao XS, Shun QS, Chen LZ, et al. The medicinal plants of *Dendrobium* (Shi-hu) in China[M]. Shanghai: *Shanghai Medicinal University Press and Fudan University Press.* 2001.

[22] Ng TB, Liu J, Wong JH, et al. Review of research on *Dendrobium*, a prized folk medicine[J]. *Applied Microbiology and Biotechnology.* 2012, 93(5): 1795−1803.

[23] Wang X, Feng H, Chang Y, et al. Population sequencing enhances understanding of tea plant evolution[J]. *Nature Communications.* 2020, 11(1): 4447.

[24] Yang N, Liu J, Gao Q, et al. Genome assembly of a tropical maize inbred line provides insights into structural variation and crop improvement[J]. *Nature Genetics.* 2019, 51(6): 1052−1059.

[25] Hou BW, Luo J, Zhang YS, et al. Iteration expansion and regional evolution: phylogeography of *Dendrobium officinale* and four related taxa in southern China[J]. *Scientific Reports.* 2017, 7: 43525.

3

铁皮石斛
细胞器基因组学研究

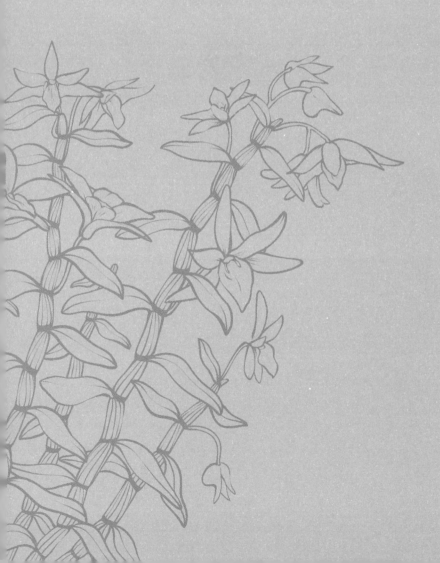

叶绿体(Chloroplast)和线粒体(Mitochondria)是植物体内的两大重要细胞器, 其中叶绿体为植物所特有, 是进行光合作用的重要场所。叶绿体和线粒体有自己独特的转录和翻译系统——细胞器基因组。关于叶绿体与线粒体的起源曾有"膜内陷"和"内共生"两种学说被提出, 而目前"内共生"学说被学界普遍接受。该学说认为叶绿体与线粒体是具有光合作用功能的古细菌蓝藻[1]及可以进行三羧酸循环和电子传递的细菌被原始真核细胞吞噬后, 经过长期的共生逐渐演化而来。此外, 由于叶绿体在一些生物体内具有多层膜结构的特点, 因而认为叶绿体在形成过程中可能发生了两次甚至多次内共生(图3-1)。

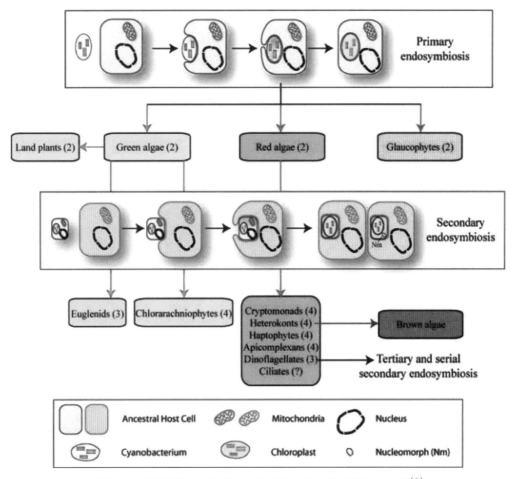

图3-1　关于绿藻、红藻起源的初次及二次内共生事件示意图[2]

Figure 3-1　Schematic representation of primary and secondary endosymbiotic events giving rise to different green and red-algal lineages

3.1 植物叶绿体基因组与线粒体基因组

3.1.1 植物叶绿体基因组研究概述

1. 叶绿体基因组的结构组成

大多数高等植物叶绿体基因组高度保守，大小为120～160 kb，AT-rich，为典型的闭合环状结构，包括2段单拷贝区[LSC(large single copy region，LSC)和SSC(small single copy region，SSC)]以及2段反向重复区(inverted region，IR)，约有110个基因，包含RNA基因(包括rRNA基因和tRNA基因)、与光合作用有关的基因(包括光系统Ⅰ、光系统Ⅱ、*ndh*、细胞色素b6f)以及其他基因。其中，非自养植物的基因组由于大量基因的缺失或衰退，基因组大小明显小于自养植物。杂交种的叶绿体基因组大小也有很大变化。天竺葵(*Pelargonium hortorum*)的叶绿体基因组大小高达217 942 bp，远远高于其他物种，这归因于其IR内部高度重组，导致IR变长。此外，部分低等藻类的叶绿体基因组为线性。

由于基因的复制、小的重复片段、基因间隔区的变化，基因组的大小变化大于成分的变化，(A+T)含量高于(G+C)含量。裸子植物中可能存在IR丢失的现象。叶绿体基因组结构的变化主要为IR-LSC/SSC结点侧翼基因的变化、部分片段的重组以及基因的丢失或部分基因变成假基因。

2. IR-LSC/SSC结点位置结构的变化

IR-LSC/SSC结点位置基因的变化一直是叶绿体基因组研究的热点。该位置基因的变化包括IR-LSC结点、IR-SSC结点区域基因以及非编码区的变化，导致IR和SSC长度的变化。该结点位置在藻类以及松科有显著的变化，在单子叶植物中也有所变化。

(1) IR与LSC结点位置在单子叶中的变化，导致IR的扩张。Wang对123种被子植物的IR-LSC结点侧翼基因研究表明，单子叶植物中IR区域由于包含了*trn*H-*rps*19，比非单子叶植物扩张得大。Yang讨论了该位置在单子叶中的变化情况。与无油樟属(*Amboralla*)和烟草属(*Nicotiana*)相比，*Lemna*在结点处IR收缩，不符合关于IR扩张的推论，在其他几种单子叶植物中IR扩张。

(2) IR/SSC结点部位结构的变化。单子叶植物早期进化阶段IR/SSC结点存在两种类型：一种与*Amborella*和*Nicotiana*相似，没有显著扩张；另一种是该区域经历了显著扩张。

3. 叶绿体基因组片段重组

大多叶绿体基因是多顺反子的一部分，大多数cpDNA中经常会发生部分大片段的倒位，这些倒位往往以操纵子(operons)为单位。蕨类植物中IR部位存在重叠(overlap)的倒位(inversion)，并推断该倒位可能成对发生并对质体进化机制有意义；Wu以雪松(*Cedrus*)为参照，对松科6个种进行Dot-Plot分析，结果表明存在多个片段的重组现象，并阐述了松科存在4种叶绿体基因组结构。另外，基因组内部小的倒位也经常出现。例如，与其他陆生植物相比，桫椤(*Alsophila spinulosa*)中存在*trn*D(GUC)的一小段倒位。

4. 基因的丢失或衰退

基因的丢失以及内含子丢失事件，多次独立发生，可以为系统发生学推断提供有用特征。如果基因对细胞器功能不重要或者基因拷贝转移到细胞核内，基因就会发生丢失事件。在被子植物和裸子植物中广泛存在基因缺失事件。与苏铁相比，3种买麻藤门(Gnetophyta)植物普遍丢失15种编码蛋白基因(*acc*D，*rps*16，*rpl* 23及*ndh*A–K)。在单子叶植物中，菖蒲属(*Acorus*)丢失*acc*D，天南星科(Araceae)和菝葜属(*Smilax*)共同丢失*inf*A，薯蓣属(*Dioscorea*)丢失*rps*16，柊叶竺属(*Anomochloa*)丢失*clp*P，*ycf*-1，*ycf*-2和*acc*D，PACMAD clade和BEP clade丢失*rpo*C1，兰科植物普遍丢失*ndh*基因。在禾本科高羊茅(*Lolium arundinaceum*)以及裸子植物也有*ndh*基因的丢失现象，*rpl*-22在山毛榉科(Fagaceae)和西番莲科(Passifloraceae)中丢失，部分*ndh*基因转移至蝴蝶兰的核DNA中已经为实验所证实。

内含子的丢失在叶绿体基因组中也有报道。例如，禾本科的*rpo*C-1，*rpo*C-2内含子有丢失现象；买麻藤门发生多种内含子长度减小现象。

5. 叶绿体基因组的应用

基因组数据被应用于系统发生研究，称为种系基因组学。系统发生树节点位置的支持度与核苷酸比对数据集的长度呈明显正相关。研究表明，种系基因组学分析不仅可以解决有争议的系统发生问题，而且有助于解决系统发生树上含混不清的问题。

叶绿体基因组最早被应用于低分类阶元分类系统发生分析[3, 4, 5, 6, 7]。无油樟目(Amborella)和睡莲目(Nymphaeales)是禾本植物，哪种最先从被子植物中分化出来一直是争议的问题。种系基因组学为解决这一问题提供了可能。Goremykin等认为，被子植物发生史的基部位于单-双子叶基底的分支，禾本植物(禾本科)是被子植物发生史最深的一支；Chang等[8, 9, 10]对20种维管植物的系统发生分析，支持了无油樟目为被子植物的基底；Hansen对35种植物的叶绿体基因组分析，Amborella为被子植物的基底，其次是睡莲目，再次是八角目(Illicium)。

叶绿体基因组被应用于确定科以下的种属间的关系[11, 12, 13]。Zhang[12]对禾本科的24种cpDNA分析，发现在BEP内部竹亚科(Bambusoideae)和早熟禾亚科(Pooideae)是姐妹枝，并阐述了基于叶绿体基因组可以解决亚科内部的系统发生问题。Wu，Ge[14]利用禾本科22个种的76个蛋白编码基因，确定了BEP分支的系统发生问题。

近年来，质体基因组测序还可以解决低分类阶元的系统分类以及为条形码(DNA barcoding)提供参考，为居群遗传分析提供依据。Wu等[15]依据文心兰的叶绿体基因组，筛选出2条PCR产物(trnH-psbA和trnF-ndhJ)足以对文心兰亚族中15个变种中的13种进行定位。通过对广西木兰以及鹅掌楸的cpDNA的对比，检测出木兰科(Magnoliaceae)16个潜在的条形码以及较低阶元的系统发生分析适用的分子标记。而利用36个松属的叶绿体基因组重建松属的系统关系，结果表明质体基因组可以解决低分类阶元，尤其是快速进化的分支的关系。近年来，学术界逐步开展了不同生境的同一物种的叶绿体基因组的研究。高地以及低地的两种不同生态型的柳枝稷的叶绿体基因组和澳大利亚以及亚洲野生稻的叶绿体基因组都已经测出，比较它们与种植稻叶绿体基因组的差异，对亚种间展开研究，为居群遗传学以及谱系地理学的研究提供依据。

3.1.2　植物线粒体基因组研究概述

1. 线粒体基因组简介

线粒体(mitochondria)作为真核细胞的重要细胞器之一，普遍存在于动植物以及部分原核生物中，是细胞呼吸作用的重要场所，为生物的生长、发育提供能量。作为半自主遗传的细胞器，线粒体自身具有遗传物质，被称为线粒体基因组(mitochondrial genome)。

动物线粒体基因组因其结构简单、大小适中、易于拼接等优势被广泛应用于系统发育、杂交检测、谱系地理等研究领域。但目前关于植物线粒体基因组的研究还较少，在开花植物中仅有不到200个线粒体基因组被发表。与动物线粒体基因组不同的是，植物线粒体基因组更大，结构也更加复杂。线粒体基因组的大小在208 kb ～ 11.3 Mb，其大小在不同科属乃至近缘种之间都有可能产生巨大的差异。有研究表明，线粒体基因组的扩张可能与重复序列有关(图3-2)。频繁的重组活动导致植物

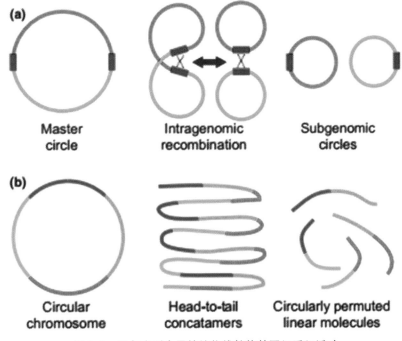

图3-2　重复序列介导的植物线粒体基因组重组活动

Figure 3-2　Repeat-mediated recombination events of plant mitogenome

线粒体基因组结构复杂多变，并常有亚结构的产生，这极大地增加了线粒体基因组正确组装的难度。而足够的线粒体基因组序列的获取是研究线粒体基因组的重要前提，相关数据不足导致我们对植物线粒体基因组的了解尚不全面。

2. 植物线粒体基因组的研究进展

植物细胞拥有3套相对独立的基因组，分别是核基因组、叶绿体基因组和线粒体基因组，后两者又可统称为胞质细胞器基因组。在开花植物中，叶绿体和线粒体基本为单亲遗传且多为母系遗传。相比于核基因，胞质DNA更容易在杂交过程中发生交换，且进化速率较慢，因此胞质DNA可能更能反映比较古老的杂交事件和基因渐渗的方向。植物叶绿体基因组因其结构稳定、大小适中、进化速率适中等优点被广泛应用于系统发育、物种鉴定等领域。相比于叶绿体基因组，植物线粒体基因组进化速率更慢，且不易于拼装，在研究中的应用较少。但线粒体基因组作为植物3个相对独立的基因组之一，其包含的大量遗传信息对物种形成、系统进化等领域的研究非常重要。随着人们对植物线粒体基因组认识的不断深入，一些线粒体DNA片段也逐渐被应用于细胞器捕获、种间渐渗、系统发育等领域，并取得了较好的效果。例如，利用4个线粒体基因，重建的被子植物的系统发育关系，与叶绿体片段和核片段构建的系统发育树的拓扑结构基本一致，说明线粒体片段也适用于系统发育的研究(图3-3)。再如，研究人员利用线粒体、叶绿体和核序列重建了矾根属(*Heuchera*)的系统发生关系，并发现核树和细胞质树之间存在强烈不一致，证实了该属确实存在广泛的杂交事件。另外，线粒体基因组还是基因水平转移、分子间和分子内同源重组、基因组结构变异等研究的良好模型。线粒体基因组在体内存在高频重组，导致结构的变异以及基因水平转移。目前，已经有研究发现植物线粒体基因组存在频繁的基因水平转移(horizontal gene transfer，HGT)现象。

在线粒体结构变异方面，也有新的发现。植物线粒体基因组并不是一个简单的圆环状DNA，而是多个亚结构的集合体。如利用高通量测序的方法，发现线粒体基因组的不同亚结构，揭示了线粒体基因组结构的复杂性。因此，植物线粒体基因组在理论研究以及应用方面，包括物种形成、系统发生等领域均有巨大的潜在研究价值。

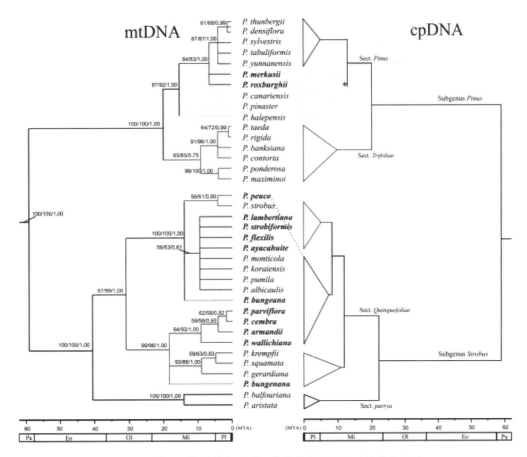

图3-3　基于线粒体片段和叶绿体片段的松属的系统发育关系

Figure 3-3　ML trees of the *Pinus* genus based on mitochondrial and chloroplast sequences

3.2　铁皮石斛叶绿体基因组分析

作为兰科第二大属，石斛属包含了1 400～1 500种，广泛分布于从印度东部到日本，途经马来群岛以及新几内亚南部至澳大利亚、新西兰和太平洋岛屿。在中国，石斛属约有100余种，依据《中国药典》，其中约50种可以被用于药用。铁皮石斛是中国分布的特有种，完成铁皮石斛叶绿体基因组测序及分析可以为石斛属植物系统发育、种质鉴定与谱系地理学等研究奠定基础。

3.2.1　材料和方法

1. 铁皮石斛叶绿体DNA提取与测序

利用梯度离心方法提取纯化铁皮石斛叶绿体，利用CTAB法提取铁皮石斛叶绿体DNA，基于Nanodrop spectrophotometry ND−1000(NanoDrop Technologies/Thermo Scientific)对提取的DNA样本进行检测，浓度、A260/280、A260/230等均合格的样本用于高通量测序。测序时，首先将cpDNA打断，选取长度为500 bp的小片段构建文库，并用Illumina Hiseq 2000测序仪进行双末端测序。

2. 铁皮石斛叶绿体基因组的组装

对Solexa-Pipeline数据做过滤：去除reads中碱基为N的碱基数达到一定比例的reads或者是polyA结构(默认10%)；去除低质量碱基数目达到一定程度的reads(默认40个碱基)；去除有接头(adapter)污染的reads[与adapter序列至少10 bp比对上，且错配(mismatch)数不多于3个]；去除read 1和read 2有overlap的reads(read 1和read 2 overlap至少10 bp，且mismatch低于10%。对测通的reads不进行此操作)；去除重复(duplication)的reads(read 1和read 2完全一样才算是duplicate)；截掉头部或者末端质量比较差的read。

使用SOAPdenovo version 1.05完成组装，参数设置为默认。

(1)构建contig：将所有小片段打成k−mer构建de Bruijn图，然后根据给定的参数对de Bruijn图做一些化简，最后连接k−mer的路径即可得到contig序列。

(2)构建scaffold：将reads map到contig序列上去，利用reads之间的PE关系去判断contig之间的连接关系，得到scaffold序列。

(3)补洞：首先屏蔽(mask)掉覆盖度比较高的序列，利用一端比对上contig序列而另外一端比对上缺口(gap)的序列，利用落在同一个洞里的reads做局部组装。

利用参考序列，将得到的contigs与已知叶绿体基因组序列比对，确定比对上的contigs的最终顺序。利用已知的基因组序列，对可疑位置设计引物，PCR测序验证，得到最终的叶绿体基因组序列。

3. 铁皮石斛叶绿体基因组的注释

用Vector NTI 13.0进行叶绿体基因组分析，对大于50个氨基酸无重复的ORF进行预测，用BlastN及BlastP进行比对；对于相似度低的基因，手工确定起始子、终止子、内含子和外显子的界限；rRNA基因使用DOGMA标注后，BlastN进行比对；tRNA基因的预测使用tRNAScan和ARAGORN v1.2。完整的基因图的绘制使用GenomeVx。

3.2.2　结果

1. 铁皮石斛测序结果

铁皮石斛的Illumina测序数据集产生350 Mb，读长为100 bp。N50 scaffold大小为84 551 bp，scaffold数目为13条，96.6%的scaffolds的长度超过scaffolds平均长度2 Kb；k-mer值为79；Contigs长度小于200 bp的被舍弃；最终覆盖率为1 400 X。与相同测序方法，使用总DNA测序的方法相比，覆盖率高10倍以上。其主要原因是纯化的叶绿体DNA，可以减少核以及线粒体DNA污染。

2. 铁皮石斛叶绿体基因组的基本结构

铁皮石斛叶绿体基因组(accession number: KC771275)大小为152 221 bp，(G+C)%为37.5%。LSC区域85 109 bp，2段IR区域，分别为26 298 bp，SSC区域14 507 bp(图3-4)。

铁皮石斛cpDNA中共有129基因，包括了91个单拷贝基因位于单拷贝区(single copy regions，SCR)，19个重复基因位于重复区(inverted regions，IRs)。所有110个不重复基因中包含76个编码蛋白基因、30个tRNA基因、4个rRNA基因(表3-1)。与蝴蝶兰和文心兰相似，cpDNA中的14个基因中有1个内含子，3个基因中有2个内含子。在*rpl2*转录起始位点，本文研究证实铁皮石斛中存在C到U的转换，这在其他被子植物以及蝴蝶兰属(*Phalaenopsis*)和地下兰属(*Rhizanthella*)中均得到证实[16]。

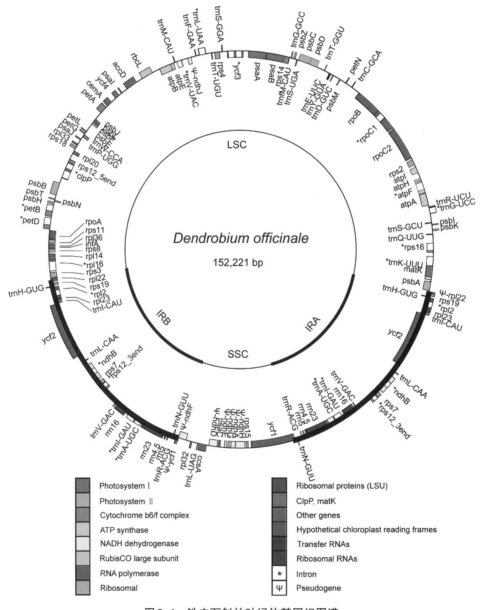

图3-4　铁皮石斛的叶绿体基因组图谱

Figure 3-4　Map of the chloroplast genome of *Dendrobiun officinale*

表 3-1 铁皮石斛叶绿体基因组中编码基因总表

Table 3-1 List of genes encoded by *Dendrobuim* officinale chloroplast genome

RNA genes	
Ribosomal RNA genes	*rrn*4.5，*rrn*5，*rrn*16，*rrn*23
Transfer RNA genes	*trn*A(UGC)†，*trn*C(GCA)，*trn*D(GUC)，*trn*E(UUC)，*trn*F(GAA)，*trn*fM(CAU)，*trn*S(CGA)†，*trn*G-UCC，*trn*H(GUG)，*trn*I(CAU)，*trn*I(GAU)†，*trn*K(UUU)†，*trn*L(CAA)，*trn*L(UAA)†，*trn*L(UAG)，*trn*M(CAU)，*trn*N(GUU)，*trn*P(UGG)，*trn*Q(UUG)，*trn*R(ACG)，*trn*R(UCU)，*trn*S(GCU)，*trn*S(GGA)，*trn*S(UGA)，*trn*T(GGU)，*trn*T(UGU)，*trn*V(GAC)，*trn*V(UAC)†，*trn*W(CCA)，*trn*Y(GUA)
Polypeptide gene	
Ribosomal protein genes	
Larger subunit smaller subunit	*rpl*2†，*rpl*14，*rpl*16†，*rpl*20，*rpl*22，*rpl*23，*rpl*32，*rpl*33，*rpl*36rps2，rps3，rps4，rps7，rps8，rps11，rps12‡，rps14，rps15，rps16†，rps18，rps19
Transcription/translation apparatus genes	
RNA polymerase	*rpo*A，*rpo*B，*rpo*C1†，*rpo*C2
Translation factor	*inf*A
Photosynthesis	
Photosystem Ⅰ	*psa*A，*psa*B，*psa*C，*psa*I，*psa*J，ycf3‡，ycf4
Photosystem Ⅱ	*psb*A，*psb*B，*psb*C，*psb*D，*psb*E，*psb*F，*psb*H，*psb*I，*psb*J，*psb*K，*psb*L，*psb*M，*psb*N，*psb*T，*psb*Z
Cytochrome b/f	*pet*A，*pet*B†，*pet*D†，*pet*G，*pet*L，*pet*N
ATP synthase	*atp*A，*atp*B，*atp*E，*atp*F†，*atp*H，*atp*I
NADH dehydrogenase	*ndh*A*，*ndh*B†，*ndh*D*，*ndh*E*，*ndh*F*，*ndh*G*，*ndh*H*，*ndh*J*
Rubisco	*rbc*L
Miscellaneous protein	
Acetyl-CoA carboxylase	*acc*D

（续表）

RNA genes	
ATP-dependent protease	*cl*pP‡
Cytochrome biogenesis	*cc*sA
MaturaseMembrane protein	*mat*K［as intron in *trn*K(UUU)］
Membrane protein	*cem*A
Conserved reading frames	*ycf*1*, *ycf*1，*ycf*2

注：†. 一个内合子； ‡. 两个内合子； *. 不完整的基因。
Note:†. one intron;　　‡. two intron;　　*. truncated gene.

3.3　铁皮石斛叶绿体基因组的应用研究

3.3.1　铁皮石斛叶绿体基因组在结构变异研究中的应用

高等植物叶绿体基因组的结构，基本为2个单拷贝区以及两段反向重复序列。在单子叶植物中，不同科间基因丢失或变成假基因的现象比较明显。随着高通量测序技术的发展，越来越多的叶绿体基因组序列被测定。叶绿体比较基因组被广泛应用于系统发生以及居群遗传学研究。尽管高等植物叶绿体基因结构和组成保守，但是基因组的大小多变，很大程度上依赖基因复制、小的重复以及基因间隔区的大小。序列插入/删减、转换/颠换以及核苷酸重复有助于阐明进化上的关系。作为被子植物中最大的科之一，兰科包括：拟兰亚科(Apostasioideae)、杓兰亚科(Cypripedioideae)、树兰亚科(Epidendroideae)、兰亚科(Orchidoideae)以及香荚兰亚科(Vanilloideae)5个亚科。自2006年，第一种兰科植物蝴蝶兰叶绿体基因组首次被测定以来，迄今为止，仅有少量兰科植物叶绿体基因组被测定。细茎石斛是石斛属的代表种，因此通过对铁皮石斛、细茎石斛的叶绿体基因组比较可以① 明确石斛属植物叶绿体基因组之间的差异；② 挖掘兰科植物叶绿体基因组的特征及进化规律。

3.3.1.1　材料与方法

1. 铁皮石斛与细茎石斛叶绿体基因组的比对

为了比较两种同属叶绿体基因组之间的差异，应用mVISTA(http://genome.lbl.gov/vista/mvista/about.shtml)[17]，以铁皮石斛为参照，与细茎石斛进行比对。

2. 基于基因组的系统发生分析

从10个种获得完整的叶绿体基因组序列，包含10种光合兰科植物以及3个外群(*Calamus caryotoides*，*Phoenix dactylifera*和*Typha latifolia*)。基因序列号见表3-2。60个蛋白编码基因(*atp*A，*atp*B，*atp*E，*atp*F，*atp*H，*atp*I，*cem*A，*clp*P，*pet*A，*pet*B，*pet*D，*pet*G，*pet*L，*pet*N，*psa*A，*psa*B，*psa*C，*psa*I，*psa*J，*psb*A，*psb*B，*psb*D，*psb*E，*psb*F，*psb*I，*psb*J，*psb*K，*psb*L，*psb*M，*psb*N，*psb*T，*psb*Z，*rbc*L，*rpl*14，*rpl*16，*rpl*2，*rpl*20，*rpl*22，*rpl*33，*rpl*36，*rpo*A，*rpo*B，*rpo*C1，*rpo*C2， *rps*11，*rps*14，*rps*15，*rps*2，*rps*3，*rps*4，*rps*7，*rps*8，*rps*18及*rps*19)，*acc*D，*inf*A，*rps*16，*rps*19，*ycf*1和*ndh*没有考虑入数据集。由于这些基因在一些物种中变成假基因，序列比对使用MEGA 5.03中的MUSCLE program，排除起始子、终止子以及空缺，比对好的序列串联在一起用于构建系统发生树。

表3-2　应用于基因组系统分析和兰科基因组比较的物种序列号

Table 3-2　Accession numbers for taxa used in phylogenomic analysis and genome comparison

Taxon	Family	Accession number
Calamus caryotoides A. Cunn ex Mart.	Arecaceae	JX088663
Phoenix dactylifera L.	Arecaceae	GU811709
Typha latifolia L.	Typhaceae	GU195652
Cypripedium macranthos Sw.	Orchidaceae	KF925434
Rhizanthella gardneri R. S. Rogers	Orchidaceae	GQ413967
Corallorhiza striata var. *vreelandii*	Orchidaceae	JX087681
Cymbidium mannii H. G. Reichenbach	Orchidaceae	KC876126
Dendrobium officinale Kimura et Migo	Orchidaceae	KC771275
Erycina pusilla(L.)N.H.Williams & M.W.Chase	Orchidaceae	JF746994
Neottia nidus-avis (L.)L. C. Rich.	Orchidaceae	JF325876
Oncidium Grower Ramsey	Orchidaceae	GQ324949
Phalaenopsis aphrodite Reichb. f.	Orchidaceae	AY916449
Phalaenopsis equestris(Schauer)Rchb.	Orchidaceae	JF719062

本文研究构建两种系统发生树：最大似然树(Maximum likehood，ML)用RAxMLGUI构建，rapid bootstrap为1 000，模型为CAT模型。Bayesian inference(BI)树的构建使用Phylobayes 3.2，模型为GAT+G，4条独立的MCMC链计算重复2次，去除前面25%作为burn-in，3条链的集合依据操作指南中的maxdiff < 0.3检测。

3.3.1.2　结果

1. 铁皮石斛和细茎石斛叶绿体基因组的比较

两种植物cpDNA的基因组成差异主要在于*ndh*基因的差异。利用mVISTA，以铁皮石斛为参照，对细茎石斛进行比对(图3-5)，结果发现，两种植物的cpDNA中基因的顺序具有同线性，编码区相对保守，大多数差异大的位点位于非编码区，至少有22个区域低于75%相似度。这些区域主要分布在LSC和SSC的非编码区、SSC/IR结点处和*ndh*基因，可以作为hotspot用于以后的低分类阶元的系统发生研究中。

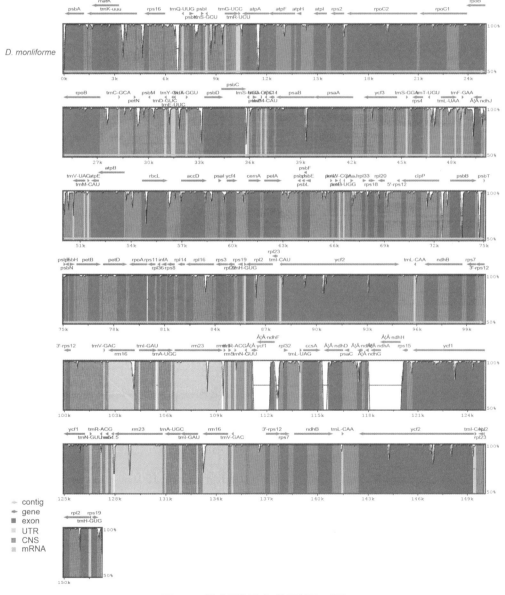

图3-5 铁皮石斛和细茎石斛比对图

Figure 3-5 Visualization of alignment of two *Dendrobium* species chloroplast genome sequences

2. 基于基因组的系统发生关系

我们的数据集包含了63个编码蛋白基因，以3种单子叶植物作为外群。比对好的数据集在去除gaps、可疑位点以及起始子、终止子后有47 736 bp。BI分析和ML分析显示，两棵树具有相似的拓扑结构(图3-6)，大多数枝具有很高支持率[(PP，by Beyesian)≥95，(BP，by ML)≥95)]。

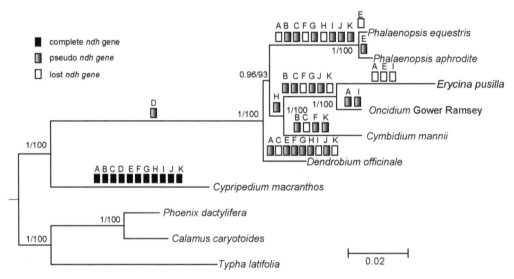

图3-6　基于63个编码基因的系统发生关系

Figure 3-6　Phylogenomic tree based on 63 protein-coding genes

树兰亚科几个种间的关系可以很明确地确定。*Dendrobium*与其他种形成姐妹，*Cymbidium*与*Oncidium-Erycina*和*Phalaenopsis*形成姐妹枝；前两个种位于Maxillarieae，后两个属分别位于Vandeae以及Dendrobiinae。杓兰亚科的*Cypripedium*与树兰亚科Epidendroideae，形成独立的一支(BP 100，PP 100)。

3. 7种兰科植物基因组结构的比较

6种树兰亚科光合植物Cymbidiinae(*Cymbidium mannii*)，Aeridinae(*Phalaenopsis aphrodite*和*Phalaenopsis equestris*)，Oncidiinae(*Oncidium* Gower Ramsey and *Erycina pusilla*)以及Dendrobiinae(*D. officinale*)，以杓兰亚科的大花杓兰(*Cypripedium macranthos*)参照进行了基因成分、顺序的比较，序列大小从146 484～157 050 bp (average length=150 307 ± 4 889 bp)(表3-3),基因成分存在差异。与大花杓兰相比,其他物种的IR长度缩短。树兰亚科叶绿体基因组与杓兰的结构呈线性关系,除了 *Ψycf*-1-*ndh*F, *ndh*C-*ndh*J 和 *ndh*D-*ndh*H。*Ψycf*-1-*ndh*F 的变化来源于定位于IR$_B$/SSC结点的 *Ψycf*-1, *ndh*F 及 *Ψycf*-1-*ndh*F 非编码区的减少, *ndh*C-*ndh*J 和 *ndh*D-*ndh*H 的变化由于 *ndh* 基因变成假基因或者基因丢失。

4. 兰科IR侧翼基因的序列分析

一般叶绿体基因组中IR/SC结点侧翼序列存在变化。我们比较了7种cpDNA的结点以及邻近基因(图3-7)。在LSC/IR接点,所有兰科植物有相似的结构,*trn*H-*rps*19基因复制进入IR,IR$_B$/LSC junction(J$_{LB}$)定位在 *rpl* 22 内部, *rpl* 22 位于 IR$_A$ 内部。

在IR/SSC区,7种植物有不同的结构。在 *P. aphrodite*,IR$_A$/SSC结点 (J$_{SA}$) 位于 *ycf* 1 上游,而其他种J$_{SA}$ 位于 *ycf* 1 内部。基于IR$_B$/SSC结点侧翼基因的结构,结点可以分为 Ⅰ ～ Ⅳ 4 种类型。*Cypripedium* 和 *D. officinale* 有相同的结构(type Ⅰ),J$_{SB}$ 位于 *ndh*F-*rpl* 32 的上游;*Cymbidium* 中结点结构为 type Ⅱ,*Ψycf*1 及 *ndh*F 间有一段 overlap,导致 J$_{SB}$ 定位于这两个基因之间;Type Ⅲ 指 J$_{SB}$ 定位于 *Ψycf* 1-*rpl* 32 内部,*ndh*F 基因丢失,这种类型的结构发生在 *Oncidium*, *Erycina* 及 *P. equestris*;Type-Ⅳ 型结构存在于 *P. aphrodite* 中,*ycf*-1 完全进入SSC,J$_{SB}$ 定位于 *trn*N-*rpl* 32 内部。

5. *ndh* 基因在树兰亚科的变化

在陆生植物叶绿体基因组中有11个 *ndh* 基因,位于转录单元,编码类囊体 *ndh* 复合体。该类型基因已经发现在非光合寄生植物、买麻藤植物门以及部分禾本科植物中存在。在兰科该基因的丢失或有indel是一种普遍现象。我们比较了 *C. macranthos*(Cypripediodeae subfamily)以及树兰亚科6种 *ndh* 基因的状况。在 *C. macranthos* 中,所有 *ndh* 基因都是完整的,但在所有树兰亚科的叶绿体基因组中,很多 *ndh* 基因发生删减或indels,导致移码变成假基因。*ndh*D 在所有树兰亚科中都有indels或者终止子。在不同属间,*ndh* 基因的变化特征不同。在细茎石斛和铁皮石斛中,*ndh*B 是完整的;铁皮石斛 *ndh*C,*ndh*I 及 *ndh*K 丢失;*ndh*F 中有删减以及两

表 3-3　7 种兰科植物 cpDNA 主要特征的比较

Table 3-3　Comparisons of major features of seven orchid chloroplast genomes

Species	D. officinale	C. mannii	E. pusilla	Onc. Gower Ramsey	P. aphrodite	P. equestris	C. macranthos
Subfamily	Epidendroideae						Cypripedioideae
Accession Number	KC771275	KC876129	JF746994	GQ324949	AY916449	JF719062	KF925434
Size/bp	152 221	155 308	143 164	146 484	148 964	148 959	157 050
LSC length/bp	85 109	85 212	84 189	82 324	85 957	85 967	85 292
SSC length/bp	14 516	17 471	12 097	12 650	11 543	11 300	18 285
IR length/bp	26 298	26 304	23 439	25 755	25 732	25 846	26 777
Total number of different genes	110	113	108	111	110	109	113
Duplicated genes in IR	19	19	19	19	19	19	19
AT content %	—	—	—	—	—	—	—
Overall	62.53	63.06	63.35	62.68	64.4	63.35	62.17
Protein-coding gene	61.48	63.05	61.38	61.34	61.97	61.45	61.57
Ribosomal RNA genes	45.34	45.37	45.52	45.43	45.51	45.53	45.21
Untranslated regions	67.00	67.53	68.51	67.40	68.18	68.41	66.10
Gene with introns	18	18	17	18	17	17	18

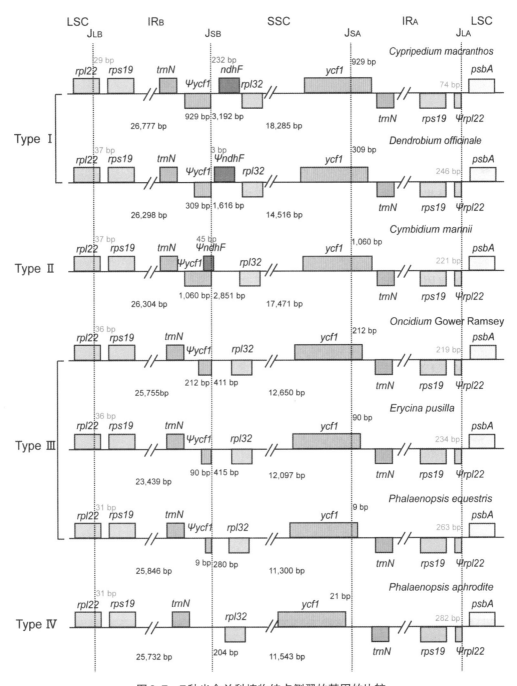

图3-7　7种光合兰科植物结点侧翼的基因的比较

Figure 3-7　Comparison of the regions flanking the junctions (J_{LB}, J_{LA}, J_{SB}, and J_{SA}) among seven orchid chloroplast genomes

端插入，造成移码。细茎石斛的*ndh*D，*ndh*E，*ndh*F，*ndh*G，*ndh*J变成了假基因外，丢失了*ndh*A，*ndh*C，*ndh*I及*ndh*K。在*Phalaenopsis*两个种中，*ndh*A和*ndh*F基因丢失，7种*ndh*基因残基变成假基因。*ndh*E基因在*P. equestris*中丢失，在*P. aphrodite*中不完整。Oncidiinae的两个物种(*Erycina* and *Oncidium*)共享相似的*ndh*多样性模式，除了*ndh*A，*ndh*E和*ndh*I[17, 18]。在*Cymbidium*中，大多*ndh*基因保持完整的开放阅读框。

3.3.1.3　分析

1. IR的扩张以及收缩

IR/SC结点位置的基因变化会导致IR的扩张和收缩[19]。一般在非兰科单子叶植物中每个IR在IR/LSC结点有*trn*H–*rps*19基因簇，导致IR在单子叶中扩张超过非单子叶植物[2]，如在Poaceae，*Acorus*，*Dioscorea*，*Typha*，*Phoenix*以及兰科植物。但是*Lemna*与*Amborella*相比，只有3′*rpl* 2进入IR，导致LSC/IR侧翼的收缩。在所有已知光合兰科植物中，*trn*H–*rps*19和*Ψrpl* 22被包含入IR。这种结点是典型的Ⅲ型结构，IR在IR/LSC结点处经历最大扩张。

在IR/SSC结点，types Ⅱ～Ⅳ在兰科植物与其他单子叶植物的结构不同，type I(在*Cypripedium*和*Dendrobium* cp基因组中)与*Acorus*类似，*ycf*-1跨越J$_{SA}$，J$_{SB}$位于*ndh*F–*rpl* 32 cluster上游(图3-7)。尽管有学者提出单子叶IR的进化路线[19]，但是兰科的IR/SSC结点的进化机制还没有人提出。我们推断IR从类似*Arocus*的祖先在IR/SSC侧翼扩张或收缩的两条路径。在第一条路径中，*ycf*-1部分进一步扩张到IR$_A$，导致*Ψycf*-1在IR$_B$中有一个小的扩张。在这个阶段，产生了*ndh*F和*Ψycf*-1的overlap。这一IR扩张的过程可能发生在从type I到type Ⅱ进化的过程中。在第二条路径中，*ycf* 1逐步向SSC移动，在J$_{SB}$侧翼，*Ψycf*-1进一步缩短，随后*ycf*-1完全移动入SSC。这一收缩过程可能发生在从type I经由type Ⅲ到type Ⅳ的进化的过程中。此外，IR的扩张或收缩可能与系统发生关系不一致，需要更多的分子证据来增进我们对IR/SSC侧翼序列变化的理解。

兰科植物IR与SSC的边界的变动与*ycf*-1基因有关。与蛋白编码基因的AT值相比，所有已知*ycf*-1基因存在AT含量高的密码子的使用偏好(表3-4)。AT碱基对由两对氢键相连，而 GC 碱基对由三对氢键相连，因此 AT 含量高的 DNA 比 AT 含量低的 DNA 不稳定。在 IR/LSC 区域 poly(A) 序列可能与 IR/LSC 结点的机制以及 IR 的扩张有关。相似地，位于 IR/SSC 结点处的 *ycf*-1 基因的 AT 含量高可能也与该结点的重组有关。

表 3-4　*ycf*1 基因的 AT 含量

Table 3-4　AT content of *ycf*1 genes in monocots

Taxon	Family	Total length/bp	AT content/%
Corallorhiza striata	Orchidaceae[*]	5 253	72.24
Neottia nidus-avis	Orchidaceae[*]	5 151	73.62
Rhizanthella gardneri	Orchidaceae	5 007	73.42
Cypripedium macranthon	Orchidaceae	5 373	68.4
Cymbidium mannii	Orchidaceae[*]	6 421	71.09
Dendrobium officinale	Orchidaceae[*]	5 517	70.13
Erycina pusilla	Orchidaceae[*]	5 316	71.67
Phalaenopsis aphrodite	Orchidaceae[*]	5 447	71.27
Phalaenopsis equestris	Orchidaceae[*]	5 486	71.38
Oncidium Grower Ramsey	Orchidaceae[*]	5 304	70.93
Acorus calamus	Acoraceae	5 739	66.82
Acorus americanus	Acoraceae	4 096	66.46
Colocasia	Araceae	5 712	69.17
Smilax china	Smilacaceae	5 519	68.42
Typha latifolia	Typhaceae	5 505	69.34
Lemna minor	Araceae	4 027	67.84
Phoenix actylifera	Arecaceae	1 347	64.96
Dioscorea elephantipes	Dioscoreaceae	4 096	69.38

（续表）

Taxon	Family	Total length/bp	AT content/%
Spirodela polyrhiza	Araceae	5 655	68.88
Wolffia australiana	Araceae	5 655	68.77
Wolffiell lingulata	Araceae	5 655	68.75

2. *ndh*基因的功能的丢失

*ndh*基因在单子叶中基因丢失以及假基因的情况已经被阐述。叶绿体编码基因的衰退在光合兰科植物中主要体现在*ndh*基因结构的变化。在陆生植物的叶绿体基因组中有11种*ndh*基因，位于转录单元，编码内囊体NDH复合体。没有功能的叶绿体编码的*ndh*基因已经在CAM以及C3植物中被发现[4]，包括裸子植物和禾本科植物[5]。*Ndh*基因假基因或者丢失与树兰亚科的谱系的分化模式不相关。两种石斛属植物共同丢失了*ndh*C，*ndh*I及*ndh*K，而*ndh*B基因都是完整的。与蝴蝶兰属（*Phalaenopsis*）基因变成假基因或者丢失的情况，有高相似或indel模式[6]。*Erycina*以及邻近的*Oncidium*中*ndh*F和*ndh*K基因的丢失以及6个假基因*ndh*B，*ndh*C，*ndh*D，*ndh*G。相似的结果在*Oncidium*以及Oncidiinae亚族的变种中也观察到。因此，我们推断，*ndh*基因在近缘种中组成相似。

基因功能的丢失可能并不影响植物的生长周期。在进化过程中，基因从叶绿体转移到细胞核中频频发生。此外，内生真菌可能对*ndh*基因也有作用。因此，叶绿体编码*ndh*基因功能的丢失可能有其他来源的同源基因执行，需要更多的证据证实。

3. 基于叶绿体基因组的系统发生关系

叶绿体序列已经被用于深层次的系统发生分析，基于基因组的系统发生会减少由于置换噪音导致的采样错误[7]。当前基于叶绿体基因组已经解决了一些被子植物中的系统发生问题。依据基因组，我们支持*Phalaenopsis*(Aeridinae)，*Cymbidium*(Cymbidiinae)，*Dendrobium*(Dendrobiinae)，*Oncidium*和*Eryci*na(Oncidiinae)之间的关系，这与以往基于形态[20]和基于*mat*K及*rbc*L分子数据的结果一致[21, 22]，与基于ITS和4条cp序列以及Xdh基因的结果不一致。此外，完整基因组序列用于比较少的样本会导致长支效应，构建的进化树不正确，还需要增加基因组以及样本来解决该亚科的问题。

4. 叶绿体基因组在谱系地理中的应用

有学者测定了Cymbidium的5个种中8个叶绿体基因组[23]，认为可以用于物种的鉴定。有研究测定了位于高地和低地明显有异的柳枝稷的叶绿体基因组，发现在单拷贝区有SNP[24]。随着第三代测序技术的应用，越来越多的叶绿体基因组被测定，为解决系统发生关系中难以解决的问题以及区分近缘种提供了可能。因此，同一物种的基因组可以应用于谱系地理学序列的筛选，降低序列筛选的盲目性。我们依据铁皮石斛和细茎石斛叶绿体基因组，设计了非编码区引物，用于石斛属谱系地理学研究。

3.3.1.4　结论

本文研究中基于7种光合作用兰科植物叶绿体基因组的比较，显示了在结构上的相似性，差异主要在IR/SSC结点以及ndh基因。树兰亚科的ycf-1中AT使用率与IR/SSC的结点的位置有关，需增加更多数据对IR/SSC结点位置基因的变化以及ndh基因假基因化进行研究。

3.3.2　铁皮石斛叶绿体基因组在系统进化研究中的应用

作为兰科中最大的亚科——树兰亚科，包括20 000种，大部分种是热带附生或岩生。该亚科很多种具有经济、药用和保健价值。但是目前对该亚科的研究还不是很深入，增加分子水平的信息对种植、物种鉴定以及系统发生分析极为重要。关于树兰亚科系统分类长期被讨论，以往对于兰科的系统分类主要基于形态学证据和解剖学特征，尤其是花粉形态，而这种分类方法受到生命周期以及环境的制约。近年来，分子标记被应用于分类学中，争议依然存在，主要为有的族和亚族是单系还是并系或多系，哪个族或亚族位于基底，以及Agrostophyllinae，Collabiinae和Dendrobiinae 3个亚族的定位。有限的采样以及可变位点阻碍了系统发生关系的判断。核基因、mtDNA、cpDNA，如18S，5.8S，26S，Xdh，ACO，nad1，atpA， *mat*K，*rbc*L，*psa*B 和 *ycf* 1 已经被广泛应用于系统发生研究中。但是由于这些标记的使用比较盲目，序列的可变位点数量较少，需要查找合适的分子标记。叶绿体基因组可以为系统发生提供大量的数据，为物种系统关系提供合适的分子标记。但是迄今为止，仅有少量兰科植物叶绿体基因组被测序。对于树兰亚科这样大的亚科而言，测定大量完整的叶绿体基因组来解决系统发生学问题，在目前来说是不太现实的。

因此，可以通过对铁皮石斛叶绿体基因组与其他已知树兰亚科光合植物的叶绿体基因组进行比较，筛选出合适的分子标记，应用于树兰亚科的系统发生，确定该亚科中一些在以往研究中分类位置不确定的族或亚族的位置。

3.3.2.1　材料与方法

1. 编码蛋白的基因的序列分化

为了获得合适的分子标记用于树兰亚科的系统发生分析，6种叶绿体基因组 (*C. macranthos*，*C. mannii*，*D. moniliforme*，*E. pusilla*，*O.* Gower Ramsey 和 *P. aphrodite*) 分析。68个基因的平均核苷酸和蛋白置换的两两距离在MEGA 5.03中分别用 Kimura's two-parameter model 和 p-distance 计算。

2. 基于 cp DNA 标记的树兰亚科的系统发生分析

为了调查树兰亚科的系统发生，56个种的4段基因编码区 (*ycf1*，*ccs*A，*mat*K，*acc*D) 作为示例用于系统发生树的构建。数据集包括树兰亚科中的11个亚族和1个族，以 *C. caryotoides*，*P. dactylifera* 和 *T. latifolia* 作为外群，2个其他亚族的6个种作为内参。10个种的序列来自完整的叶绿体基因组，其他46个种通过PCR获得并测序，引物 *acc*D 和 *ccs*A 应用 Primer Premier version 6 基于同源序列设计，引物序列和来源见表3-5，部分序列从 GenBank 上获得；所有获得的序列上传到 NCBI，序列号 KF361524 ～ KF361707。

这些序列分别用 MEGA 5.03 比对，gaps 标记为 "－"，序列信息估计应用 MEGA 5.03 和 DnaSP version 5.0。联合数据集被用于系统发生分析。Modeltest 3.7 用于基于 Akaike Information Criterion(AIC) 计算最佳核苷酸置换模型。"GTR+I+G" 为本数据集的最适模型。ML 和 BI 分析采用与 3.3.1.1 中相同方法。

表 3-5　用于兰科系统发生分析的引物

Table 3-5　Primers used in phylogentic analysis of orchids

Primer no	Primer name	Sequence	Sources
*ycf*1_3720F	*ycf*1	TACGTATGTAATGAACGAATGG	(Neubig *et al.* 2009)[31]
*ycf*1_5500R		GCTGTTATTGGCATCAAACCAATAGCG	
*ycf*2_F	*ycf*2	TTTCTATTGATTCCTACGGGTTGG	This study
*ycf*2_R		GGATTTCCTGCGATTCTTTCTAGT	
*acc*D_F	*acc*D	TGGATAGTCTTGATGCTCTTG	This study
*acc*D_R		GTTGTAGGAGATGTAAGGATTG	

3.3.2.2　结果

1. 兰科植物叶绿体基因组中编码区高突变位点

我们以大花杓兰(*C. macranthos*)为参照，计算了 6 种兰科植物的 68 个蛋白编码基因的蛋白置换(表 3-6)。依照平均核苷酸置换的两两距离，位于 IR 区域的 3 个基因(*rps*7，*rpl*2 及 *rpl*23)有相对低的序列分化，分布于 LSC 和 SSC 区域的 *rpl* and *rps* 有较高的进化速率。15 个高分化区域被鉴定出来，分别是 *rps*16，*ycf*1，*mat*K，*rps*15，*rpl* 22，*ccs*A，*psa*I，*rpl*32，*rpl*16，*rpl*20，*atp*F，*psb*K，*psb*T，*acc*D 及 *rps*8，位于 LSC，SSC 或 SSC/IR 结点区域。相似的分化也在这些基因的蛋白水平中观察到，除了 *psb*T。序列分化以及基因长度 > 600 bp 产生足够的位点变化，因此 *acc*D，*ccs*A，*mat*K 和 *ycf*-1 被用于系统发生分析。

表 3-6　6 种兰科植物的核苷酸以及蛋白置换的两两距离

Table 3-6　Pairwise distance of nucleotide and protein substitutions among six orchid species

Order	Gene	Region	DNA (d)	DNA (S.E.)	Protein (d)	Protein (S.E.)	Miss data	Range of length/bp
1	*rps* 7	IR	0.008 3	0.002 4	0.006 5	0.003 6		468
2	*rpl* 23	IR	0.008 5	0.003 4	0.010 5	0.007 8		270 ～ 282

（续表）

Order	Gene	Region	DNA (d)	DNA (S. E.)	Protein (d)	Protein (S.E.)	Miss data	Range of length/bp
3	rpl 2	IR	0.014 0	0.002 5	0.016 2	0.005 2		819～837
4	petG	LSC	0.015 0	0.006 9	0.009 0	0.008 6		114
5	rps12	IR/LSC	0.015 7	0.003 6	0.010 8	0.005 1		372～387
6	psbL	LSC	0.019 2	0.007 8	0.000 0	0.000 0		117
7	psbZ	LSC	0.023 4	0.007 9	0.028 0	0.014 0		189
8	ycf 2	IR	0.024 3	0.001 3	0.050 7	0.002 9		6 666～6 876
9	petL	LSC	0.025 5	0.009 9	0.032 3	0.017 9		96
10	psbF	LSC	0.025 5	0.009 0	0.000 0	0.000 0		120
11	psbD	LSC	0.026 4	0.003 0	0.009 6	0.003 3		1 062
12	atpH	LSC	0.026 9	0.006 9	0.000 0	0.000 0		246
13	atpI	LSC	0.026 9	0.003 9	0.018 1	0.005 0		744
14	psaC	SSC	0.028 1	0.006 7	0.000 0	0.000 0		246
15	psbE	LSC	0.029 1	0.006 6	0.028 0	0.011 4		246～252
16	psbN	LSC	0.029 8	0.009 2	0.023 3	0.014 1		132
17	petN	LSC	0.031 6	0.013 6	0.023 0	0.015 8		90—96
18	psaA	LSC	0.031 9	0.002 5	0.010 4	0.002 4		2 223
19	ycf3	LSC	0.033 9	0.005 1	0.021 4	0.006 8		507
20	psbC	LSC	0.033 9	0.003 4	0.003 8	0.001 9		1 224～1 461
21	rps19	IR	0.034 0	0.006 8	0.031 3	0.013 5	*Cypripedium*	264～279
22	psaB	LSC	0.034 3	0.002 6	0.013 5	0.002 8		2 205
23	psbA	LSC	0.035 7	0.003 4	0.006 4	0.002 9		1 062
24	petA	LSC	0.036 0	0.003 8	0.030 7	0.005 8		963
25	clpP	LSC	0.038 0	0.004 9	0.032 5	0.007 0		594～615
26	petD	LSC	0.038 3	0.005 6	0.023 1	0.008 4		531～564
27	petB	LSC	0.039 0	0.004 6	0.014 9	0.004 5		648～654
28	rpoC2	LSC	0.039 6	0.002 1	0.079 8	0.004 7		4 137～4 167

（续表）

Order	Gene	Region	DNA (d)	DNA (S. E.)	Protein (d)	Protein (S.E.)	Miss data	Range of length/bp
29	*rbc*L	LSC	0.039 8	0.003 8	0.024 3	0.004 9		1 443 ～ 1 473
30	*atp*A	LSC	0.041 6	0.003 1	0.033 3	0.004 8		1 524 ～ 1 530
31	*atp*B	LSC	0.041 9	0.003 6	0.031 1	0.004 9		1 488 ～ 1 497
32	*inf*A	LSC	0.042 4	0.008 1	0.005 2	0.004 9	*Cypripedium*	
33	*rps* 4	LSC	0.042 6	0.004 7	0.054 4	0.010 2		606
34	*ycf* 4	LSC	0.043 2	0.005 6	0.050 0	0.010 2		555
35	*psb*B	LSC	0.045 1	0.003 7	0.014 3	0.003 4		1 527
36	*psb*I	LSC	0.046 6	0.012 5	0.000 0	0.000 0		111
37	*rpl* 14	LSC	0.046 7	0.007 3	0.039 9	0.010 7		369
38	*rpo*B	LSC	0.047 4	0.004 1	0.047 4	0.004 1		3 213
39	*rps*18	LSC	0.047 9	0.007 9	0.042 9	0.011 2		306 ～ 315
40	*rps*14	LSC	0.048 7	0.008 1	0.062 0	0.015 7		303
41	*rpo*C1	LSC	0.049 3	0.003 2	0.055 9	0.005 3		2 034 ～ 2 061
42	*rpl* 36	LSC	0.052 1	0.014 3	0.027 0	0.015 0		114
43	*psb*J	LSC	0.055 6	0.014 6	0.035 0	0.019 2		123
44	*atp*E	LSC	0.056 9	0.007 9	0.068 7	0.014 1		402 ～ 405
45	*cem*A	LSC	0.057 3	0.006 3	0.074 9	0.010 4		687 ～ 690
46	*rps* 2	LSC	0.057 3	0.005 7	0.059 9	0.009 2		711
47	*psa*J	LSC	0.057 3	0.012 7	0.028 6	0.016 4		129 ～ 135
48	*psb*M	LSC	0.057 8	0.016 5	0.019 6	0.013 5		105 ～ 114
49	*rpo*A	LSC	0.060 9	0.004 9	0.095 6	0.009 5		1 014 ～ 1 020
50	*rps*11	LSC	0.061 6	0.007 6	0.059 9	0.012 4		415
51	*rpl* 33	LSC	0.062 3	0.011 8	0.103 0	0.019 3		201
52	*psb*H	LSC	0.065 2	0.011 3	0.083 1	0.021 8		222
53	*rps*3	LSC	0.065 6	0.006 6	0.079 9	0.010 9		648 ～ 663
54	*rps*8	LSC	0.067 4	0.008 2	0.082 4	0.015 5		396 ～ 399

（续表）

Order	Gene	Region	DNA (d)	DNA (S.E.)	Protein (d)	Protein (S.E.)	Miss data	Range of length/bp
55	*acc*D	LSC	0.068 1	0.004 4	0.118 7	0.008 8		1 449～1 491
56	*psb*T	LSC	0.068 1	0.018 5	0.010 1	0.009 7		102～111
57	*psb*K	LSC	0.068 8	0.013 2	0.091 8	0.024 1		186
58	*atp*F	LSC	0.070 1	0.007 0	0.089 4	0.011 9		549～555
59	*rpl* 20	LSC	0.079 4	0.010 0	0.096 3	0.017 0		354～375
60	*rpl*16	LSC	0.079 6	0.008 3	0.066 2	0.012 2		396～411
61	*rpl* 32	SSC	0.080 8	0.015 0	0.107 9	0.027 6		171～177
62	*psa*I	LSC	0.088 6	0.019 2	0.079 6	0.028 0		111～189
63	*ccs*A	SSC	0.091 6	0.006 5	0.123 5	0.011 6		966～996
64	*rpl* 22	IR/LSC	0.096 9	0.010 4	0.117 4	0.018 4		360～405
65	*rps*15	SSC	0.101 5	0.013 2	0.140 8	0.021 5		270～276
66	*mat*K	LSC	0.103 3	0.006 3	0.161 3	0.009 8		1 404～1 566
67	*ycf* 1	IR/SSC	0.147 7	0.003 9	0.244 8	0.007 6	*Phalaenopsis*, *Oncidium*	5 307～5 571
68	*rps*16	LSC	0.300 1	0.029 5	0.292 8	0.029 1	*Cymbidium*	279～308

注："d"和"S.E."分别代表总体平均距离和标准误，核苷酸和氨基酸距离分别使用Kimura's 2-parameter距离模型和p-distance距离模型计算。

Note: 'd' and 'S.E.' indicate overall mean distances and standard errors, respectively. Nucleotide and amino acid distances were calculated using Kimura's 2-parameter model distances and a p-distance model, respectively.

2. 基于4个cpDNA序列重新构建系统发生关系

本文研究中*ycf*1，*acc*D，*ccs*A，*mat*K这4个基因被用于重建系统发生树，验证这些基因构建系统发生的可行性。所有序列在所有样品中都被成功扩增。比对好的数据集包含了4 593碱基，其中可变位点数2 839，简约位点数1 447；最高可变位点数为*ycf*1，其次是*acc*D(表3-7)。

ML树和BI树有相同的结构(图3-8)，树兰亚科大多族和亚族之间的节点有高的支持率。该结构揭示了树兰亚科34个属、杓兰亚科2个属以及兰亚科的3个属间的关系，支持以下关系(Cypripedioidea (Epidendroideae，Orchidoideae))。在树兰亚科中，

表 3-7　用于树兰亚科的系统发生分析中的序列信息

Table 3-7　Sequence information for genes used in the phylogenetic analysis of the Epidendroideae

Genes	Aligned length(bp)	Total number of sites	Number of polymorphic sites (s)	Parsimony information sites	Average number of nucleotide differences (k)	Nucleotide diversity (Pi)
ycf 1	2 076	966	649	704	96.932	0.116
accD	1 274	592	332	278	37.860	0.070
ccsA	718	509	221	193	29.599	0.058
matK	885	772	373	272	49.415	0.070
Combined cpDNAs	4 593	2 839	1 575	1 447	213.806	0.084

Coelogyninae 是其他亚族 / 族的姐妹 (ML BP 100%，BI PP 1.00)。*Bulbophyllum*(石豆兰属) 与 *Epigeneium*，*Dendrobium-Flickingeria* 形成 Dendrobiinae 单系，与 Malaxideae (*Laparis* 和 *Oberonia*) 有较近的关系。Dendrobiinae-Malaxideae clade 与该亚科其他亚族形成姐妹。Podochilinae 和 Eriinae 不是单系，这两个亚族属于 Podochileae，和 Collabiinae 形成姐妹枝。

3.3.2.3　分析

1. 基因分化

以往已有依照核苷酸多样性计算编码叶绿体蛋白基因的变化的研究。考虑到核苷酸和蛋白水平的序列分化，在 IR 区域 *rps*-7，*rpl*-23，*rpl*-2 及 *ycf*-2 有较低的进化距离，比较保守，而 *rps*19 有中度的分化。这一结果与以往报道一致，IR 区域有比较低的分化[25]。尽管在 16 种微管植物中，*ycf*-2 基因是最快进化基因，在兰科有低的核苷酸分化以及中度分化。

本文通过核苷酸置换的两两距离得到高分化基因。除了 *ycf*-1 位于 IR/SSC 结点外，其他 14 个基因位于 LSC 和 SSC 区域，其中 *ycf*-1，*acc*D，*ccs*A 和 *mat*K 4 种用于构建系统树。这 4 个基因中，*mat*-K 和 *ycf*-1 在以前的树兰亚科的研究中已经被应用[26]，而 *acc*D 和 *ccs*A 是首次应用。这些基因在亚科水平可以作为好的标记，主要

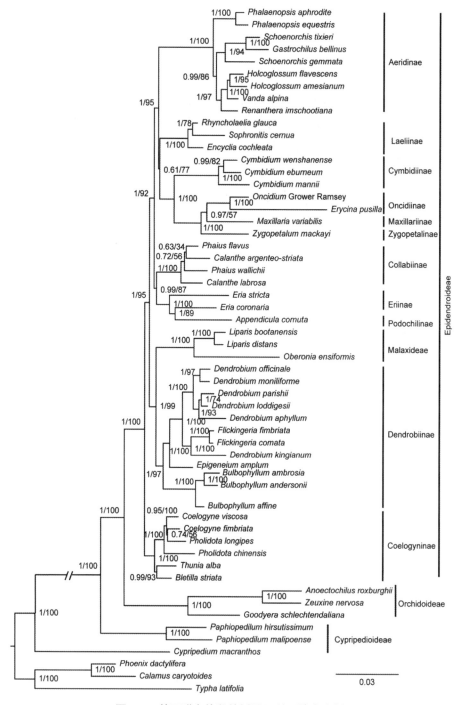

图3-8　基于联合片段的树兰亚科系统发生树

Figure 3-8　Phylogenetic tree of the Epidendroideae reconstructed based on combined genes

是基于以下原因：① 这些区域可变，说明其不寻常的进化特性。依据蛋白置换的两两距离，ycf-1 和 mat-K 有高分化，accD，ccsA 与 rbcL 相比，有中度置换率，rbcL 在以往研究中被用于树兰亚科的系统发生研究[18, 21, 22]。② 这些区域比较长(> 600 bp)，可以产生足够的位点用于研究。③ 这些序列容易被 PCR 扩增，容易比对。

2. 树兰亚科的系统发生

树兰亚科的系统发生长期被讨论。在此，树兰亚科中常见的 11 个亚族和 1 个族的物种被用于研究该亚科的系统发生关系。这些族或亚族在以前的分子研究中关系见图 3-9，除了在系统发生分析中并系以及复系关系外，主要的争议在于 Dendrobiinae，Malaxideae，Collabiinae 的定位以及相对基底的族或亚族。基于联合数据集，我们解决了以前有问题的一些关系，基因树中的大多数节点在亚族或族的水平有高的支持。

依据形态和分子证据，Coelogyninae(Arethuseae 族)位置发生变化。Dressler 依据

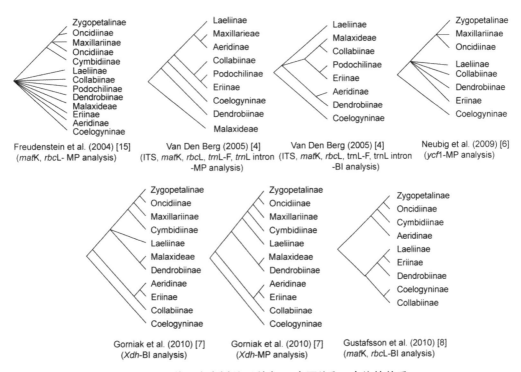

图 3-9　以前研究中树兰亚科中 11 个亚族和 1 个族的关系

Figure 3-9　Phylogenetic relationships among 11 subtribes and one tribe within the subfamily Epidendroideae resulting from previous studies

该族有球茎以及芦苇状茎干[27]，认为其位于"reed-stem"phylad的基部类群，把树兰亚科分为4个主要分支[28](Gastrodieae，Nerviieae，Cymbidioid phylad和Epidendroid phylad)，把Epidendroid phylad支中的Arethuseae以及Dendrobioid亚支放在Epidendroid phylad中，把Maxillarieae，Cymbidieae，Malaxideae放在Cymbidioid phylad中。Van den Berg基于不同模型以及不同叶绿体片段，Coelogyninae的位置不同。本文强烈支持Coelogyninae是最基部的亚族，这与Gorniak等人的分析一致[29]。

Collabiinae和Dendrobiinae这两个以前有疑问的亚族，恢复了其位置。基于*mat*K和*rbc*L，Collabiinae是多系[9]。Van den Berg依据MP和BI分析结果认为Collabiinae位置不确定，Gorniak[29]基于*Xdh*，以高的支持率把Collabiinae作为Aeridinae和Eriinae的姐妹。我们以中度支持率，支持Collabiinae与Podochilinae-Eriinae(Podochileae族)形成姐妹枝，与MP结果一致，仅有低的支持率。Dendrobiinae和Malaxideae的位置也得以确认。依据芦苇秆、上部侧生花序，把Malaxideae和Dendrobieae放在两个分开的类群Cymbidioid phylad和Epidendroid phylad。Chase把Dendrobieae作为一个亚族Dendrobiinae。通过ITS和叶绿体序列，Van den Berg认为Dendrobiinae和Malaxideae关系比较近。Dendrobiinae和Malaxideae都有裸露的花粉块，形态特点相似，故我们的分析和其他基于*Xdh*和*rbc*L的分析都认为Dendrobiinae和Malaxideae是姐妹枝；但争议点在于对*Xdh*的分析中，Dendrobiinae-Malaxideae处于上升的位置，而在*rbc*L的分析中，Podochileae与Dendrobiinae-Malaxideae在一起(bootstrap support<50%)。此外，本研究中该枝与Coelogyninae较近。在以后的研究中，应采用更多的样品以及来自线粒体和核的序列来提高可信度。

3.3.2.4　结论

完整的叶绿体基因组可以为解决进化的问题提供大量的信息。基因组成以及基因组的结构和基因组序列已经作为重要的标记被用于系统发生研究。在本文研究中，高分化基因被用于系统发生分析，亚族以及族间关系以中度支持得以解决。结果表明，为了解决含混不清的系统发生关系，我们的这种方法是可行的。此外，获得叶绿体基因组是解决系统发生的一种有效方法，需要进行更多的叶绿体基因组测序来阐明基因组的多样性，提升我们对该科系统发生关系的理解。

3.4　铁皮石斛线粒体基因组分析

目前，有大约150个被子植物的线粒体基因被发表，相对于20余万种被子植物来说仍然稀少，关于植物线粒体基因组的研究有待开展。石斛属有超过1 500个物种分布于世界各地，但还未有完整的线粒体基因组发表，关于线粒体基因组的研究还处于空白阶段。在人工繁育的过程中，铁皮石斛具有不同的生长阶段，是研究线粒体基因组结构变化的良好材料。

3.4.1　材料与方法

1. 线粒体的纯化和线粒体DNA的提取

在铁皮石斛暗处理24 h之后，取新鲜根尖组织5 g，加入适量缓冲液A在冰上研磨；研磨产物用4层纱布过滤之后，进行3 000 g离心15 min；收集上层清液5 000 g离心15 min；取上层清液18 000 g离心20 min；取沉淀，用适量缓冲液B吹打混匀，继续18 000 g离心20 min，得到线粒体粗沉淀。在线粒体悬浮液中加入DNase I 至终浓度为35 μg·mL^{-1}，冰浴1 h，加入Na$_2$EDTA至终浓度为20 mmol·L^{-1}终止酶反应。将酶处理之后的线粒体悬浮液平铺于不同浓度梯度(由上至下分别是20%-40%-55%-65%，由缓冲液A配制)的蔗糖溶液之上，100 000 g超速离心1 h。吸取40% ～ 55%蔗糖溶液界面的线粒体聚集带，并18 000 g离心20 min。得到的线粒体沉淀用缓冲液B重悬浮之后再次18 000 g离心20 min，最终得到纯化的线粒体沉淀。用CATB法提取线粒体DNA，并把符合标准的线粒体DNA样本(浓度 > 50 ng·μL^{-1}，总量 > 10 μg，主条带 > 20 kb)用于测序分析。

2. 线粒体基因组的测序、组装及注释

采用Illumina HiSeq 4000平台对线粒体DNA进行pair-end测序(双端测序)，reads读长为150 bp，共得到约2.8 G的raw data。利用PacBio Sequel测序仪进行单分子实时测序，产生约60 995条long reads(main length > 5 kb)。首先利用Illumina数据对PacBio数据进行纠错，用到的软件是BlasR；然后通过SPAdes v3.10.1对Illumina

和PacBio数据进行混合组装；最后把Illumina数据比对到组装得到的序列，再次进行的纠错。线粒体的蛋白编码基因(protein-coding genes)通过同源注释和从头预测两种注释方法，用到的软件分别是GeneWise和AUGUSTUS。转运RNA(tRNA)和核糖体RNA(rRNA)利用tRNAscan-SE和rRNAmmer进行注释。

3.4.2 结果

铁皮石斛线粒体基因组的基本特征

铁皮石斛线粒体基因组总长度为618 838 bp，由22个相对独立的isoforms组成(图3-10)。每个isoform的大小不一，最大的isoform为44.5 kb，而最小的isoform只有18.1 kb(表3-8)。线粒体基因组的总GC含量为43.43%，不同的isoforms GC%含量有较大的差别，在39.99% ~ 46.09%。总共注释到有75个基因，包括34个蛋白质编码，38个转运RNA以及3个核糖体RNA基因。在蛋白质编码基因中，*atp6*和*rpl*16有两个差异很大的拷贝，分别是*atp6_b*和*rpl*16_b，其中*atp6*比*atp6_b*长465 bp，*rpl*16比*rpl*16_b长141 bp。我们还发现有9个来自祖先被子植物线粒体基因组的蛋白质编码基因从铁皮石斛线粒体中丢失了。

本文还计算了34个蛋白质编码基因的密码子偏好性及RNA编辑水平。密码子偏好性分析结果表明密码子第三位是A或者U的概率要大于是G或者C的概率，这可能是线粒体基因组GC含量较低的原因之一。RNA编辑水平预测的结果显示蛋白质编码基因共有519个RNA编辑位点，其中*ccmFn*具有最多的RNA编辑位点(40个位点)。

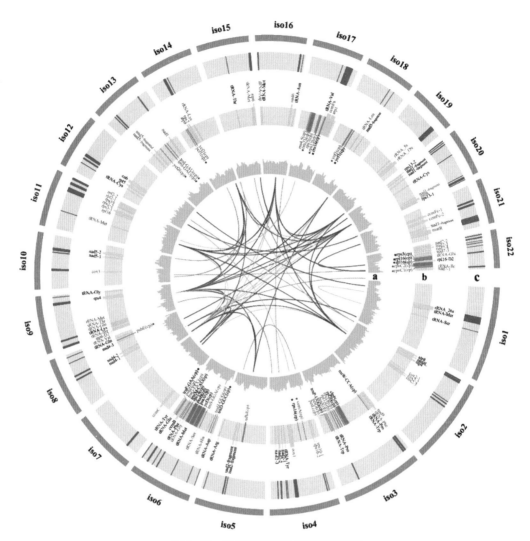

图 3-10　铁皮石斛线粒体基因组图谱

Figure 3-10　Mitochondrial genome map of *D. officinale*

表 3-8　铁皮石斛线粒体基因组不同亚圈的特征

Table 3–8　Isoform features of *D. officinale* mitochondrial genome

Isoform	Form	Length /bp	GC/% content	Genes contained	Gene cluster
isoform 1	circle	44 494	44.22	*rrn26*, *trnM–CAT*, *trnS–GCT*	*rrn26–trnM–CAT*
isoform 2	circle	40 176	44.46	*atp4*, *atp8*, *cox2*, *nad4L*	*atp8–nad4L–atp4*
isoform 3	circle	38 991	40.68	*nad9*, *trnP–TGG*（×2）, *trnW–CCA*（×2）, *trnF–GAA*	*nad9– trnF–GAA*；*trnP–TGG–trnW–CCA*
isoform 4	circle	33 623	44.15	*cox1*, *nad2*, *rps10*, *trnY–GTA*	*nad2–trnY–GTA*
isoform 5	circle	33 225	41.42	*nad2–fragement1*, *nad2–fragement2*, *trnR–TCT*,	None
isoform 6	circle	30 231	40.04	*ccmB*, *trnD–GTC*, *trnM–CAT*, *trnF–GAA*, *trnE–TTC*, *trnY–GTA*, *trnG–GCC*, *trnS–GGA*, *trnH–GTG*	*trnE–TTC– trnY–GTA*；*trnM–CAT–trnG–GCC*
isoform 7	circle	30 192	44.18	*ccmC*	None
isoform 8	circle	27 988	45.99	*nad4*, *trnQ–TTG*	None
isoform 9	circle	27 207	39.99	*trnK–TTT*, *trnG–TCC*, *trnM–CAT*, *trnT–TGT*, *trnQ–TTG*, *trnS–GCT*, *trnV–TAC*, *atp6_b*, *rps4*	*atp6_b– trnV–TAC*；*trnM–CAT–trnT–TGT – trnQ–TTG – trnK–TTT– trnS–GCT*
isoform10	circle	26 895	43.37	*cox3*, *nad5*	None

（续表）

Isoform	Form	Length/bp	GC/% content	Genes contained	Gene cluster
isoform11	circle	26 776	46.02	*rpl16*，*rpl2*，*rps19*，*rps3*，*trnM−CAT*	*rps3−rpl16*；*rpl2−rps19*
isoform12	circle	25 835	44.66	*cob*，*rpl5*，*trnC−GCA*	*cob−rpl5−trnC−GCA*
isoform13	circle	25 335	42.74	*nad1*，*nad5−fragement1*，*nad5−fragement2*	None
isoform14	circle	25 298	41.78	*atp9*，*rps7*，*trnK−TTT*	*atp9−rps7*
isoform15	circle	25 236	43.97	*atp6*，*trnT−TGT*，*trnM−CAT*	*atp6−trnM−CAT*
isoform16	circle	24 685	44.45	*nad6*，*trnM−CAT*，*trnN−GTT*，*trnD−GTC*	*trnD−GTC−trnM−CAT*
isoform17	circle	24 369	44.57	*atp1*，*ccmFn*，*trnV−GAC*	*atp1−ccmFn*
isoform18	circle	24 135	41.83	*nad5−fraement3*，*trnL−TAG*	None
isoform19	circle	22 384	43.39	*rrn5*，*rrn18*	*rrn5−rrn18*
isoform20	circle	22 374	45.19	*mttB*，*nad1−fragement1*，*nad1−fragement2*，*nad1−fragement3*，*rps13*，*trnC−GCA*	None
isoform21	circle	21 325	46.09	*ccmFc*，*matR*，*nad1−fragement4*	None
isoform22	circle	18 100	44.06	*nad7*，*trnI−TAT*，*trnE−TTC*，*rpl16_b*	*nad7−trnI−TAT−rpl16_b−trnE−TTC*

3.5 铁皮石斛线粒体基因组应用研究

3.5.1 铁皮石斛线粒体基因组及其结构的动态变化

线粒体作为半自主细胞器，具有其独立的线粒体DNA来控制RNA转录和蛋白质合成。线粒体基因组富含重复序列，占整个基因组大小的2.7% ~ 62%；植物线粒体基因组的大小是叶绿体基因组的4 ~ 10倍，且会在体内发生频繁的重组，导致多个亚结构的产生[30, 31, 25]。但在过去的几十年里，植物线粒体基因组几乎都以单环DNA分子的形式发表。人们认为植物线粒体基因组和动物线粒体基因组一样，都是简单的单环结构，如水稻、玉米、红麻等植物的线粒体基因组均以单环的形式发表，并未讨论其结构上的变化和复杂性[32, 33]。随着测序技术的发展，特别是三代测序技术的应用，人们在拼接植物线粒体基因组的过程中逐渐发现其复杂性，即线粒体基因组很可能是多种亚结构的集合而并非简单的圆环状结构[34, 35, 36]。例如，Kozik利用二代和三代测序技术，成功组装了莴苣(*Lactua sativa* Linn.)的线粒体基因组，结果显示莴苣的线粒体基因组由不同的亚结构组成，且在不同近缘种中具有不同的结构[37]。在蝇子草、天麻[38]、黄瓜[39]等植物中也发现了线粒体基因组的多亚结构现象，而且在植物生长过程中，线粒体基因组的结构会发生动态变化。在甜瓜中有通过精确定量不同线粒体基因的拷贝数发现线粒体基因组结构在甜瓜叶片生长过程中是动态变化的。

因此本文通过分析完整的铁皮石斛线粒体基因组，并精确定量了铁皮石斛不同生长阶段中线粒体基因的拷贝数以及单个线粒体的DNA含量。本文研究的目的：一是阐明铁皮石斛线粒体基因组的特点，包括其基因数目、基因组大小及结构；二是探究线粒体基因组结构在铁皮石斛生长过程中的动态变化。

3.5.1.1 材料与方法

1. 材料

铁皮石斛种荚采集于雁荡山(中国浙江)，经丁小余教授鉴定之后，将种子置于MS培养基上进行萌发，并收集铁皮石斛不同生长阶段的组织材料，包括原球茎时期、壮苗时期以及生根时期(表3-9)。

表 3-9　铁皮石斛不同生长阶段材料收集

Table 3-9　Tissues from different growth stages of *D. officinale*

Number	Sample	Organ	Growth stage	Leaf number
1	pt30	protocorm	protocorm	/
2	pt55	protocorm	protocorm	/
3	pt95	protocorm	protocorm	/
4	sd30	leave	seedling	1～2
5	sd60	leave	seedling	2～3
6	sd90	leave	seedling	3～4
7	mpyl	leave	mature plant	10～14
8	mpml	leave	mature plant	10～14
9	mprt	root tip	mature plant	10～14

2. 总 DNA 和 RNA 的提取

取 2 g 植物的组织，用于总 DNA 和 RNA 的提取。本文研究使用 Qiagen DNeasy plant mini Kit (Qiagen，Germany) 以及 FastPure Plant Total RNA lsolation Kit 分别提取总 DNA 和 RNA，具体步骤参照说明书。总 DNA 和 RNA 的质量由琼脂糖凝胶电泳的方法检测。其浓度检测仪器为：NanoDrop 8000 Spectrophotometer (Thermo Scientific，Wilmington，DE)，所有 DNA 和 RNA 样品均被稀释成同样的浓度。HiScript$^{®}$ Ⅱ Q Seleet RT SuperMix for qPCR kit 被用于 RNA 的反转录，具体步骤参照说明进行。

3. 铁皮石斛线粒体基因组分析

利用 BLASTN 对线粒体基因组的重复序列进行分析，将相似度为 100% 的序列定义为重复序列。W 1.4.4 和 PREP-mt 被用于线粒体蛋白质编码基因的密码子偏好性的计算及 RNA 编辑水平的预测。运用 BLASTN，将铁皮石斛线粒体基因组与其叶绿体基因组 (*NC_024019*) 相比较，得到与叶绿体基因组高度相似的序列 (similarity > 97%)，定义为叶绿体起源的片段。这些叶绿体起源片段在 Vector NTI 中进行注释，得到叶绿体起源的相关基因。

4. 细胞内复制分析

Otto 裂解液被用来制备铁皮石斛不同组织样本的细胞核悬浮液。每个样本的细胞核悬浮液在碘化丙啶(propidium iodide，PI)染色之后，通过流式细胞仪对其细胞核中的 DNA 含量进行测定。每个样本抽取 10 000 个细胞核进行检测。平均 C 值水平(mean C level)通过加权平均数的方法计算，具体公式如下：$[(2*n_{2C})+(4*n_{4C})+(8*n_{8C})\cdots]/[n_{2C}+n_{4C}+n_{8C}\cdots]$，其中 n 代表有相应 C 值的细胞核的数量。

5. 流式细胞仪检测单个线粒体的 DNA 含量

对铁皮石斛不同生长时期组织的线粒体进行提纯，得到线粒体悬浮液。用 DAPI(4′,6-二脒基-2-苯基吲哚)对线粒体悬浮液染色 2～3 min，并利用流式细胞仪检测单个线粒体中所含 DNA 的量。每个样本检测 50 000 个线粒体。

6. 线粒体基因拷贝数精准定量分析

本文研究选取了 5 个线粒体基因($atp6$-b，$nad6$，$cox1$，$rps4$，cob)作为代表，采用荧光定量 PCR 对线粒体基因在不同铁皮石斛组织中的拷贝数进行精确定量。这 5 个线粒体基因分别位于不同的 isoforms 上，其中 $atp6$-b 和 $rps4$ 位于 isoform 9，$cox1$，cob 和 $nad6$ 分别位于 isoform 4，isoform 12，isoform 16。单拷贝核基因 gpi 被选为内参基因。线粒体基因和单拷贝核基因的特异引物通过 Primer Premier 设计。荧光定量 PCR 的反应程序为：95℃预变性 10 min；95℃变性 15 s，60℃退火延伸 60 s，循环 40 次；熔解曲线：95℃ 15 s，60℃ 1 min，95℃ 15 s；最后 4℃保存。荧光定量 PCR 的反应体系详见表 3-10。对待检测的 DNA 样本进行梯度稀释(5 倍稀释)，并制作每个基因的标准曲线用于扩增效率的计算。基因扩增效率在 90%～110% 的基因被用于后续的拷贝数检测。以 gpi 为内参基因标准化 5 个线粒体基因的 Ct 值，相对拷贝数的计算公式是 $2^{-\Delta Ct}$。

7. 线粒体基因表达量的精准定量分析

采用荧光定量 PCR 对 5 个线粒体基因($atp6$-b，$nad6$，$cox1$，$rps4$，cob)在不同组织样品中的表达量进行精确定量。以 $GAPDH$ 为内参基因标准化线粒体基因表达量的 Ct 值，相对表达量的计算公式为 $2^{-\Delta Ct}$。

表 3-10　荧光定量 PCR 反应体系

Table 3-10　Reaction system of qPCR

组　　　分	体积 /μL
2 × ChamQ SYBR qPCR Master Mix(Without ROX)	10
Primer 1(10 μm)	0.2
Primer 2(10 μm)	0.2
DNA 模板	2
ddH$_2$O	To 20

3.5.1.2　结果

1. 线粒体中叶绿体起源的片段统计

在铁皮石斛线粒体基因组中大约有 33 453 bp 的叶绿体基因组相关片段(相似度 > 97%)，占整个线粒体基因组的 5.4%。这些叶绿体相关片段包含有 25 个完整的基因和 13 个基因片段，其中完整基因包括 16 个蛋白质编码、8 个转运 RNA 以及 1 个核糖体 RNA 基因。结果表明在铁皮石斛中，线粒体基因组与叶绿体基因组确实存在较为频繁的片段交换。

2. 线粒体基因组的多亚圈结构

在过去的研究中，多数被子植物的线粒体基因组都以单一圆环的形式发表，而本文研究发现铁皮石斛线粒体基因组呈现一种不常见的多亚圈的结构。每一个 isoform 都包含有不同的线粒体基因，其中 isoform 6 和 isoform 9 拥有最多的基因(9 个)。我们还发现有一部分 isoforms 包含部分基因的片段，如 isoform 5 有 2 个 *nad* 2 的片段而完整的 *nad* 2 位于 isoform 4。这些基因片段可能是重组或者基因水平转移(HGT)产生的，共有 17 个基因簇存在于 22 个 isoform 中，与 4 个在植物线粒体中较为保守的基因簇(*rps*3-*rpl*16，*rrn*5-*rrn*18，*nad*3-*rps*12，*nad*1-*mat*R) 相比较后，我们发现在铁皮石斛线粒体中只存在其中的 2 个保守基因簇(*rps*3-*rpl*16，*rrn*5-*rrn*18)。其余 2 个基因簇中 *nad*3-*rps*12 丢失，*mat*R 只与 *nad*1 的 1 个片段组成 1 个基因簇，而完整的 *nad*1 位于另一个 isoform。结果表明每个 isoform 由于所含的基因不同从而具有不同功能。铁皮石斛线粒体基因组存在重组事件，导致基因的顺序发生了改变。

重复序列包括长重复序列和短重复序列，被认为与线粒体基因组重组密切相关。铁皮石斛线粒体基因组共有140对重复片段，总长度为26 240 bp，占线粒体基因组总长度的4.24%，且所有的重复序列均为短重复，长度为28～400 bp。其中，长度为31～50 bp的重复序列最为常见，约有52对重复序列；其次是20～30 bp的重复序列，约有24个重复序列对。部分重复序列有多个拷贝(3～10拷贝)存在于不同的isoform中。例如，R26(182 bp)在不同isoforms中有10个拷贝(isoform 2，isoform 5，isoform 8，isoform 9，isoform 11，isoform 14，isoform 16，isoform 19，isoform 18，isoform 20)。我们还发现大多数重复序列对主要分布在isoform之间而极少出现在单个isoform内部，如只在isoform x中找到了一个长度大于100 bp的重复对。这些结果暗示铁皮石斛线粒体基因组的主要重组模式是分子间的重组，以及短重复序列在线粒体基因组的快速结构变异中承担了重要角色。

3. 单个细胞中线粒体基因的拷贝数

兰科植物在生长过程中，由于内复制现象(endoreduplication)，体细胞细胞核中的DNA含量会发生很大的变化。为了精确定量单个细胞中线粒体基因的拷贝数，本文研究测定了铁皮石斛不同时期组织的平均C值水平。我们发现与原球茎和幼叶相比，成熟的叶子和根尖具有相对较高的平均C值，分别为(4.38 ± 0.175)和(3.53 ± 0.26)。因此，铁皮石斛作为兰科植物的一员，也存在内复制现象，特别是在成熟的组织中。

我们基于线粒体基因的相对拷贝数和平均C值，计算了线粒体基因在单个细胞中的拷贝数，发现线粒体基因的拷贝数在铁皮石斛不同器官和生长阶段均有明显的差异(图3-11)。在原球茎阶段，线粒体基因拷贝数随着原球茎的生长呈下降趋势；在叶片的生长过程中也发现了类似的趋势。在不同器官中，最高的拷贝数出现在根尖样品中，其 nad 6 的拷贝数为374，拷贝数最低的是幼叶，其 rps 4 拷贝数为46。此外，基因之间也存在显著的拷贝数差异。例如，在根尖中，nad 6 的拷贝数约是 rps 4 的8倍；然而，位于同一个isoform的 atp 6-b 和 rps 4 具有相似的拷贝数。这些结果表明，在体内，除 atp 6-b 和 rps4 外，nad 6、cox 1 和 cob 确实位于不同的亚

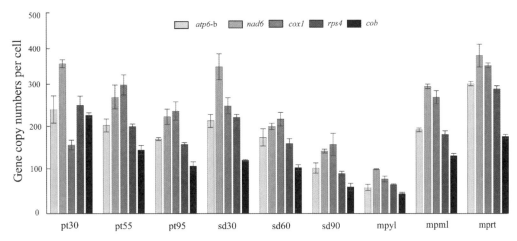

图3-11　铁皮石斛不同生长阶段和器官中线粒体基因在单个细胞中的拷贝数
（ pt，sd，mpy1，mpm1，mprt，数字为培养天数 ）

Figure 3-11　Copy numbers of five mitochondrial genes per cell at different organs
and growth stages of *D. officinale*

圈上。此外，用个别线粒体基因的拷贝数反映整个线粒体基因组的拷贝数是不准确的，单个线粒体基因的拷贝数或许只能反映其所在亚圈的拷贝数。

4. 线粒体基因表达量在铁皮石斛不同生长时期中的变化

本文研究选取了5个线粒体基因(*atp*-6-b，*nad*-6，*cox*-1，*rps*-4，*cob*) 为代表，检测了其在铁皮石斛不同生长时期的表达水平。在所有检测的样本中，这5个线粒体基因的表达水平呈现出了显著的差异(图3-12)。线粒体基因的表达水平在原球茎和叶片生长过程中呈现先下降后增加的变化趋势。在不同的器官中，表达水平在0.18 ～ 0.59，并在90 d的叶片中表达量达到最高值(以*cob*基因的表达量为例)。线粒体基因表达量的变化暗示了在铁皮石斛生长过程中存在一些机制来调节不同生长时期线粒体基因的转录，但是并没有直接的证据显示线粒体基因的表达量变化与拷贝数的变化存在联系。

5. 单个线粒体的DNA含量

通过流式细胞仪，检测了从铁皮石斛不同的组织样品中纯化得到的线粒体的DNA含量(图3-13)。单个线粒体的DNA含量在铁皮石斛不同器官和生长时期呈现较大的变化。在不同器官中，根尖中的线粒体DNA含量要比原球茎和叶片高出很多。例如，线粒体DNA在根尖中的含量约是30 d原球茎的8.6倍。在叶片的不同生

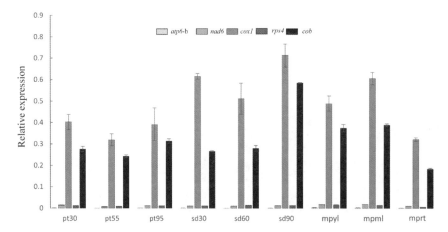

图3-12　铁皮石斛不同生长阶段和器官中线粒体基因表达量的变化

Figure 3-12　Relative expressions of five mitochondrial genes at different organs and growth stages of *D. officinale*

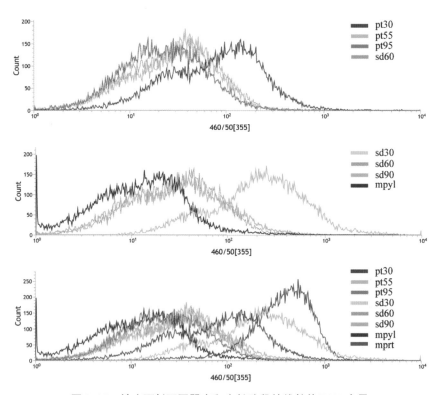

图3-13　铁皮石斛不同器官和生长阶段的线粒体DNA含量

Figure 3-13　The amount of DNA per mitochondrion from different organs and growth stages of *D. officinale*

长时期，初期(30 ～ 60 d)线粒体DNA含量呈现迅速下降的趋势，然后逐渐保持稳定。在原球茎生长时期，除了30 d原球茎的线粒体DNA含量远高于其他时期的原球茎，线粒体DNA含量在不同时期的原球茎中无明显变化。这些结果显示，相比于成熟组织，线粒体DNA的复制活动在分生组织中更为频繁，如根尖，而且单个线粒体的DNA含量在植物生长过程中是呈动态变化的。

3.5.1.3　分析

1. 铁皮石斛线粒体的多亚圈结构

植物线粒体基因组一直被误解成有一个类似于细菌质粒的主环结构。前人研究表明，长重复序列的存在会干扰植物线粒体基因组的正确拼接，会将小的亚结构错误拼接在一起，形成一个更大的DNA分子。因此被子植物的线粒体基因经常被组装成一个圆环状的分子。而且，目前能够得到的植物线粒体基因组的数据很少(在被子植物类群中已经发表的线粒体基因组不到200个)，导致人们对于线粒体基因组结构的复杂性知之甚少。最近，Alverson等人首次在黄瓜中发现多亚结构的线粒体基因组，由3个独立的亚圈组成，这一发现打破了对植物线粒体结构的传统认知。随后，多亚结构的线粒体基因组相继在不同的植物支系中被发现，如蝇子草(*Silene noctiflora*)，天麻(*Gastrodia elata*)和 *Lactuca sativa*。而且利用电子显微以及脉冲场凝胶电泳等手段，人们观察到线粒体DNA几乎不存在基因组大小的圆环状结构，而是由不同大小形态的DNA分子(环状、分支状、线形)组合而成的混合体。这些证据进一步证明了植物线粒体基因组是不同亚结构的混合体而不是一个单一的环状结构。

在本文研究中，我们同样发现铁皮石斛线粒体基因组也存在多个亚结构而不是单一的圆环。我们认为"主环模型"并不能准确描述铁皮石斛线粒体基因组的真实结构，有力的证据如下：

(1)铁皮石斛线粒体基因组并不存在明显的主环。铁皮石斛线粒体的各个亚环之间的大小差异较小，在18.10 kb到44.494 kb之间。

(2)铁皮石斛线粒体基因组的各个亚圈之间相对独立；各个亚圈的序列是完全不同的除共享的一些短重复片段以外，且每个亚圈所有的基因各不相同，拥有不用的功能。

(3)亚圈之间的重组活动也再次佐证了铁皮石斛线粒体基因组的多亚圈结构。我们推断铁皮石斛线粒体基因组的亚结构是祖先线粒体基因组通过重复序列介导的重组而产生的，但这些亚结构是如何复制、遗传以及保持的目前还不得而知。

被子植物中存在广泛的线粒体基因组与叶绿体基因组之间的片段转移，这一现象被称为细胞内基因转移(intracellular gene transfer，IGT)。植物线粒体基因组频繁的同源重组活动使其更容易获得或者丢失DNA片段，然而叶绿体基因组在基因组内容和结构上更加保守，因此IGT更偏向于叶绿体片段向线粒体基因组转移的情况。在铁皮石斛线粒体基因组中，我们也找到了约5.4%的叶绿体起源片段，暗示着IGT也存在于石斛属植物中。这些叶绿体起源的片段包含了一些具有重要功能的基因，但其转移到线粒体基因组后是否还具有相应的功能尚未可知。前人研究表明，外来的基因在线粒体基因组中主要有两种"命运"：① 当原先在线粒体基因组中的基因拷贝依然存在，且功能正常，外来的基因在多数情况下会丧失功能。② 如果原先的拷贝丢失，外来的基因可能会发挥一定的功能来维持细胞正常运行。弄清片段转移，包括IGT和HGT，对于植物线粒体基因重组以及结构变异事件的追溯具有重要意义。

2. 线粒体基因组在铁皮石斛生长过程中的动态变化

植物线粒体基因组的结构重组会导致基因位置的变化，这些基因可能会转移到不同的亚结构导致线粒体基因拷贝数的变化。例如，在菜豆属(*Phaseolus*)植物中，检测了线粒体基因的拷贝数，发现拷贝数存在明显差异，从而证明了线粒体基因组不同结构的存在。相似的情况在拟南芥中也有发现。在本文研究中，我们也发现了铁皮石斛线粒体基因存在明显的拷贝数差异。我们精确定量了5个线粒体基因的拷贝数，并发现其中3个基因的拷贝数差异很大而位于同一个亚结构的2个基因拥有相似的拷贝数。这一结果证实，在活体内，*nad*6，*cox*1，*cob*基因确实位于不同的亚结构，而*atp*6-b，*rps*4位于同一个亚结构。这一发现进一步证明了铁皮石斛线粒体基因组确实存在多个亚结构，而非一个简单的圆环结构。

我们检测了铁皮石斛各个生长阶段的单个线粒体DNA含量，发现DNA含量呈现动态变化，说明这些亚结构在铁皮石斛生长过程中呈现一种动态变化；DNA

含量并不是以倍数变化的，暗示线粒体DNA存在不均等分裂。前人利用特异性的荧光染色，发现线粒体在体内会频繁的分裂和融合，并伴随着线粒体DNA的不均等分配。在烟草中亦发现线粒体DNA分布不均的现象，有些线粒体甚至不存在DNA，暗示线粒体基因组不是单一的圆环结构。因此，我们推测线粒体DNA不均等分裂与铁皮石斛线粒体基因组的多亚圈结构有关。线粒体基因组的不同亚结构会在线粒体分裂的时候随机分配到子代线粒体中，从而导致线粒体DNA的动态变化。

我们还发现这些亚结构的丰度在铁皮石斛生长的不同阶段有相似的变化趋势。例如，亚结构4和亚结构16在所有检测样品中均在较高水平，而亚结构12一直处于较低的水平。也就是说，这些亚结构的丰度差异是较为稳定的。这一发现暗示铁皮石斛体内可能存在某种调控机制来保持这些亚结构之间的平衡，以达到维持线粒体正常功能的目的。

3.5.2　线粒体基因反映石斛属内的古老杂交事件

相比较于线粒体基因组高度变化的结构，其基因序列非常保守，碱基替换速率低，约是核基因碱基替换速率的1/16。较低的碱基替换速率使得线粒体基因更适合于反映更稳定和深入的系统发育关系。例如，在兰科中，38个线粒体基因被用于兰科植物系统发育关系的研究，并成功解决了*Epipogiina*，*Nerviliinae*和*Gastrodieae*等系统发生关系。而且线粒体基因还在杂交和基因渐渗领域得到了很好的应用，有助于解密植物物种形成和演化的历史。例如，松属中的杂交事件及网状进化就是基于线粒体基因树成功发现的。

兰科是被子植物第二大科，其物种的快速形成和分化一直是科学家们关注的热点问题。杂交作为生物多样性及物种演化的重要动力之一，在同域物种形成中扮演着重要角色。有研究表明由于兰科植物种间生殖隔离较弱且有很多同域分布种，从而导致其普遍存在种间杂交现象，如树兰属(*Epidendrum*)。石斛属也曾有杂交事件报道，说明这一类群也存在杂交。例如，Hou等研究认为在铁皮石斛及其近缘种之间的种间杂交迹象。但目前关于石斛属杂交现象的研究还比较局限，只涉及了几个近缘种。本文为了进一步探究杂交在石斛属同域物种形成中的作用，采集了97个个体共39个同域分布物种，分别构建了核单拷贝基因树以及线粒体基因树。本文研究的目的：① 基于核单拷贝基因和线粒体基因建立石斛属内杂交事件的检测方法；② 探究线粒体基因在检测杂交事件中的潜力；③ 为石斛属物种的物种形成、种质鉴定等研究提供理论基础。

3.5.2.1　材料方法

1. 材料

本文研究共采集了97个个体，共计39个具有同域分布的石斛物种。其中，66%是从野外采集的，其余材料从南京师范大学生命科学学院丁小余课题组人工气候室中保存的野生材料中选取。所有用到的植物材料均保存于人工气候室中。竹枝石斛和澳洲石斛作为外类群被采集。

2. DNA提取

总共提取97个石斛个体的总DNA，提取方法为CTAB法。

3. 单拷贝核基因和线粒体基因序列的获得

本研究选取了15个线粒体基因和4个单拷贝核基因，并利用Primer Premier软件设计了19个基因的引物。用PCR扩增和Sanger测序得到了97个石斛个体的基因片段用于系统发育树的构建。

4. 系统发育树的构建

将测序得到的15个线粒体基因和4个单拷贝核基因的序列分别串联。利用MAFFTv7软件分别比对核基因串联序列和线粒体基因串联序列，得到2个库(datasets)。利用RAxML v.8.0.2分别对核基因和线粒体基因dataset构建ML树，选择GTRGAMMA模型，运算1 000次计算Bootstrap(BS)值。利用MrBayes 3.2分别构建上述两个datasets的BI树，独立运算两条马尔科夫链，每条链分别计算5 000 000代，每1 000代选取一棵树。

3.5.2.2　结果

1. 核基因和线粒体基因序列

本文研究一共获得97个石斛个体的4个单拷贝核基因和15个线粒体基因序列。其中4个单拷贝核基因的长度分别为2 054 bp，2 291 bp，1 265 bp和1 736 bp。线粒体基因的长度为467 ～ 1 794 bp。

2. 系统发育分析

除少数节点，核基因树和线粒体基因树都得到了很高的支持度，得到的ML和BI树的拓扑结构基本一致。比较线粒体基因树和核基因树的拓扑结构，我们发现了明显的差异(图3-14)，结果如下：

(1)在核基因构建的系统发育树中，铁皮石斛和细茎石斛类群中的所有物种均聚成单系。而在线粒体基因构建的系统发育树中，这两个类群中有些物种相互嵌套，并不能聚成单系，如始兴石斛和滇桂石斛。

(2)一些物种的系统发生位置也在核基因树和线粒体基因树之间存在显著差异。例如，在核基因树中，*D. lituiflorum* 是 *D. gratiosissimum* 的姐妹群；而在线粒体基因树中，*D. lituiflorum* 的姐妹群是 *D. crystallinum*，而与 *D. gratiosissimum* 有较远的亲缘关系。这些结果表明在石斛植物演化和物种形成的过程中，石斛物种间可能存在一定的基因流和种间渐渗的现象。

3.5.2.3　分析

频繁的杂交事件会引起物种"网状进化"进而导致物种界定和分类上的混乱。前人研究表明石斛属内存在很多形态分类学上的复合种，如铁皮石斛复合种和细茎石斛复合种。最近，基于分子数据的系统进化研究也同样支持这一结论，利用叶绿体片段和核片段重建了石斛属的系统发生关系，结果表明铁皮石斛及其近缘种被归为一个复合种，同样的细茎石斛及其近缘种也被认为是一个复合种。这些结果暗示着石斛属内存在网状进化，而这种网状进化很有可能是种间杂交导致的。

在本文研究中，我们构建了39个石斛物种的线粒体基因树和核基因树，这些石斛物种代表了在中国的同域分布种。我们发现基于线粒体基因构建的树与核基因构建的树之间存在明显的不一致。这种核质不一致现象在兰科系统发育研究中也普遍存在，如绶草属(*Spiranthes*)。目前对于核质不一致的解释主要有不完全谱系筛选和杂交渐渗两种。在本文研究中，我们更倾向于是杂交渐渗导致的核质不一致现象，原因如下：① 石斛属内种间生殖屏障弱，使得它们易于发生杂交事件。目前有很多

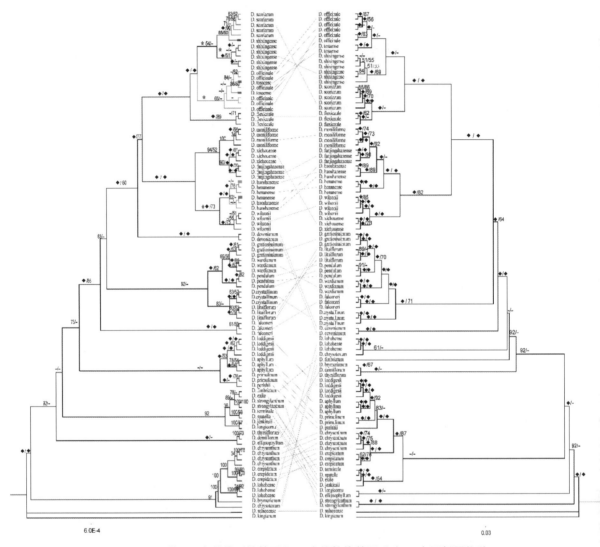

图3-14　基于4个单拷贝核基因和15个线粒体基因重建39个石斛属物种，
共计97个个体的系统发育树

Figure 3-14　Phylogenies of 97 accessions from 39 *Dendrobium* species inferred from 4 single-
copy genes and 15 mitochondrial genes

人工培育的石斛杂交种以供观赏。② 同域分布为石斛属植物的种间杂交提供了良好的基础。在本研究中出现核质不一致的物种多分布于邻近区域，如霍山石斛和河南石斛均来自安徽省大别山地区。

　　我们假设在杂交之后，留在核基因组中的杂交信号随着频繁的回交以及快速进化而逐渐被稀释，而由于线粒体基因组是母系遗传且进化速率较慢会保留更多的杂交信号。在我们的研究中，根据线粒体基因树显示，有些石斛物种的个别个体与另一个物种的亲缘关系更近。如一些始兴石斛的个体保留了和钩状石斛一样的线粒体基因序列，这一结果表明钩状石斛和始兴石斛可能拥有同一个母系祖先。我们的发现证实了线粒体基因在反映石斛属同域物种形成过程中的古老杂交事件和进化史上具有很大的潜力，但是要进一步说明石斛属物种形成以及杂交在其中所起到的关键作用还需要后续更加全面的分析和取材。

参考文献

[1] Howe CJ, Barbrook AC, Koumandou VL, et al. Evolution of the chloroplast genome[J]. *Philosophical Transactions Biological Sciences*. 2003, 358(1429): 99−106.

[2] Jansen RK, Cai Z, Raubeson LA, et al. Analysis of 81 genes from 64 plastid genomes resolves relationships in angiosperms and identifies genome-scale evolutionary patterns[J]. *Proceedings of the National Academy of Sciences of the United States of America*. 2007, 104(49): 19369−19374.

[3] Ravi D, Khurana JP, Tyayi AK, et al. An update on Chloroplast genomes[J]. *Plant Systematics and Evolution*. 2008, 271:101−122.

[4] Givnish TJ, Spalink D, Ames M, et al. Orchid phylogenomics and multiple drivers of their extraordinary diversification[J]. *Proceedings of the Royal Society B Biological Sciences*. 2005, 282(1814): 20151553.

[5] Ye WQ, Yap ZY, Li P, et al. Plastome organization, genome-based phylogeny and evolution of plastid genes in Podophylloideae (Berberidaceae)[J]. *Molecular Phylogenetics and Evolution*. 2018, 127: 978−987.

[6] Parks M, Cronn R, Liston A. Increasing phylogenetic resolution at low taxonomic levels using massively parallel sequencing of chloroplast genomes[J]. *BMC Biology*. 2009, 7: 84.

[7] Nikiforova SV, Cavalieri D, Velasco R, et al. Phylogenetic analysis of 47 chloroplast genomes clarifies the contribution of wild species to the domesticated apple maternal line[J]. *Molecular Biology & Evolution*. 2013, 30(8): 1751−1760.

[8] Yang M, Zhang X, Liu G, et al. The complete chloroplast genome sequence of date palm (*Phoenix dactylifera* L.)[J]. *PLoS One*. 2010, 5(9): e12762.

[9] Wang RJ, Cheng CL, Chang CC, et al. Dynamics and evolution of the inverted repeat-large single copy junctions in the chloroplast genomes of monocots[J]. *BMC Evolutionary Biology*. 2008, 8: 36.

[10] Wu CS, Lai YT, Lin CP, et al. Evolution of reduced and compact chloroplast genomes (cpDNAs) in gnetophytes: selection toward a lower-cost strategy[J]. *Molecular Phylogenetics and Evolution*. 2009, 52(1): 115−124.

[11] Hu H, Hu QJ, Al-Shehbaz IA, et al. Species delimitation and interspecific relationships of the genus *Orychophragmus* (Brassicaceae) inferred from whole chloroplast genomes[J]. *Frontiers in Plant Science*. 2016, 7: 1826.

[12] Zhang SD, Jin JJ, Chen SY, et al. Diversification of Rosaceae since the Late Cretaceous based on plastid phylogenomics[J]. *New Phytologist*. 2017, 214(3): 1355−1367.

[13] Krawczyk K, Nobis M, Myszczyński K, et al. Plastid super-barcodes as a tool for species discrimination in feather grasses (Poaceae: *Stipa*)[J]. *Scientific Reports*. 2018, 8(1): 1924.

[14] Wu ZQ, Ge S. The phylogeny of the BEP clade in grasses revisited: evidence from the whole-genome sequences of chloroplasts[J]. *Molecular Phylogenetics and Evolution*. 2012, 62(1): 573−578.

[15] Pan IC, Liao DC, Wu FH, et al. Complete chloroplast genome sequence of an orchid model plant candidate: *Erycina pusilla* apply in tropical *Oncidium* breeding[J]. *PLoS One*. 2012, 7(4): e34738.

[16] Jheng CF, Chen TC, Lin JY, et al. The comparative chloroplast genomic analysis of photosynthetic orchids and developing DNA markers to distinguish *Phalaenopsis* orchids[J]. *Plant Science*. 2012, 190: 62−73.

[17] Van den Berg C, Goldman DH, Freudenstein JV, et al. An overview of the phylogenetic relationships within Epidendroideae inferred from multiple DNA regions and recircumscription of Epidendreae and Arethuseae (Orchidaceae)[J]. *American Journal of Botany*. 2005, 92(4): 613−624.

[18] Gustafsson AL, Verola CF, Antonelli A. Reassessing the temporal evolution of orchids with new fossils and a Bayesian relaxed clock, with implications for the diversification of the rare South American genus *Hoffmannseggella* (Orchidaceae: Epidendroideae)[J]. *BMC Evolutionary Biology*. 2010, 10: 177.

[19] Kim KJ, Lee HL. Complete chloroplast genome sequences from Korean ginseng (*Panax schinseng* Nees) and comparative analysis of sequence evolution among 17 vascular plants[J]. *DNA Research*. 2004, 11(4): 247−261.

[20] Freudenstein JV, Rasmussen FN. What does morphology tell us about orchid relationships?-a cladistic analysis[J]. *American Journal of Botany*. 1999, 86(2): 225−248.

[21] Barrett CF, Freudenstein JV. Molecular evolution of *rbc*L in the mycoheterotrophic coralroot orchids (*Corallorhiza Gagnebin*, Orchidaceae)[J]. *Molecular Phylogenetics and Evolution*. 2008, 49(2): 665−679.

[22] Cameron KM, Chase MW, Whitten WM, et al. A phylogenetic analysis of the Orchidaceae: evidence from *rbc*L nucleotide[J]. *American Journal of Botany*. 1999, 86(2): 208−224.

[23] Yang JB, Tang M, Li HT, et al. Complete chloroplast genome of the genus *Cymbidium*: lights into the species identification, phylogenetic implications and population genetic analyses[J]. *BMC Evolutionary Biology*. 2013, 13: 84.

[24] Young HA, Lanzatella CL, Sarath G, et al. Chloroplast genome variation in upland and lowland switchgrass[J]. *PLoS One*. 2011, 6(8): e23980.

[25] Sloan DB. One ring to rule them all? Genome sequencing provides new insights into the 'master circle' model of plant mitochondrial DNA structure[J]. *New Phytologist*. 2013,

200(4): 978−985.

[26] Neubig KM, Whitten WM, Carlsward BS, et al. Phylogenetic utility of *ycf*1 in orchids: a plastid gene more variable than *mat*K[J]. *Plant Systematics and Evolution*. 2009, 227: 75−84.

[27] Dressler RL. Recent advances in orchid phylogeny[J]. *Lindleyana*. 1986, 1: 5−20.

[28] Dressler RL. The major clades of the Orchidaceae − Epidendroideae[J]. *Lindleyana*. 1990, 5: 117−125.

[29] Gorniak M, Paun O, Chase MW. Phylogenetic relationships within Orchidaceae based on a low-copy nuclear coding gene, *Xdh*: congruence with organellar and nuclear ribosomal DNA Researchults[J]. *Molecular Phylogenetics and Evolution*. 2010, 56(2): 784−795.

[30] Koch RE, Josefson CC, Hill GE. Mitochondrial function, ornamentation, and immunocompetence[J]. *Biological Reviews of the Cambridge Philosophical Society*. 2017, 92(3): 1459−1474.

[31] Aushev M, Herbert M. Mitochondrial genome editing gets precise[J]. *Nature*. 2020, 583(7817): 521−522.

[32] Sloan DB, Alverson AJ, Chuckalovcak JP, et al. Rapid evolution of enormous, multichromosomal genomes in flowering plant mitochondria with exceptionally high mutation rates[J]. *PLoS Biological*. 2012, 10(1): e1001241.

[33] Li YX, Li ZH, Schuiteman A, et al. Phylogenomics of Orchidaceae based on plastid and mitochondrial genomes[J]. *Molecular Phylogenetics and Evolution*. 2019, 139: 106540.

[34] Qiu YL, Li L, Wang B, et al. Angiosperm phylogeny inferred from sequences of four mitochondrial genes[J]. *Journal of Systematics and Evolution*. 2010, 48(6): 391−425.

[35] Folk RA, Mandel JR, Freudenstein JV. Ancestral gene flow and parallel organellar genome capture result in extreme phylogenomic discord in a lineage of Angiosperms[J]. *Syst Biol*. 2009, 66(3): 320−337.

[36] Sanchez-Puerta MV, Edera A, Gandini CL, et al. Genome-scale transfer of mitochondrial DNA from legume hosts to the holoparasite *Lophophytum mirabile* (Balanophoraceae)[J]. *Molecular Phylogenetics and Evolution*. 2019, 132: 243−250.

[37] Kozik A, Rowan BA, Lavelle D, et al. The alternative reality of plant mitochondrial DNA: One ring does not rule them all[J]. *PLoS Genetics*. 2019, 5(8): e1008373.

[38] Yuan Y, Jin X, Liu J, et al. The *Gastrodia elata* genome provides insights into plant adaptation to heterotrophy[J]. *Nature Communication*. 2018, 9(1): 1615.

[39] Alverson AJ, Rice DW, Dickinson S, et al. Origins and recombination of the bacterial-sized multichromosomal mitochondrial genome of cucumber[J]. *Plant Cell*. 2011, 23(7): 2499−2513.

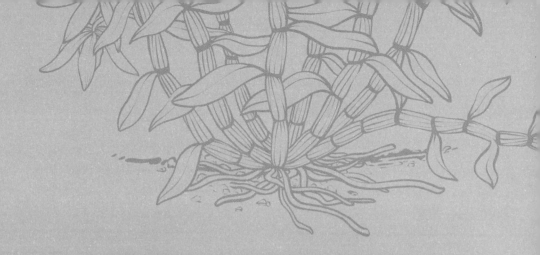

4 铁皮石斛
谱系地理学研究

4.1 植物谱系地理学研究进展

谱系地理学(Phylogeography)，又称亲缘地理学或分子谱系地理学，是John C. Avise与其同事在1987年首次提出的一门新兴学科[1]。该学科主要研究物种谱系的地理分布、成因及其过程，既可阐明群体的遗传多样性格局，又可推测近缘种间的亲缘关系及其物种可能存在的形成及演化历史。谱系地理学研究是群体遗传学(Population Genetics)和物种形成(Speciation)研究之间的桥梁。

4.1.1 谱系地理学研究的现状

由于全球气候变迁，特别是第四纪的气候波动，引发的反复强烈的环境变化深刻地影响了很多动植物现今的分布和遗传结构，尤其对位于北半球温带地区的类群[2]。在冰期收缩以及冰期后扩张的过程中，大多数物种均经历了分化或接触。在冰期，某个特定的物种可能发生了大灭绝，由于重复的瓶颈效应，在"避难所"的长期隔离毫无疑问会导致一个物种的再次分化，或可能增加近缘种的分化。相反，在冰期或冰期后扩张阶段，环境的变化可能将分布区不重叠物种或种内谱系汇集在单一残遗种保护区。这些分化的物种或种内谱系将可能再次接触、混合，导致杂交、基因渐渗及产生新的杂交谱系。

面对物种错综复杂的历史进程，以往学者只能依靠化石证据、形态特征、发育及生理生化反应等信息来重建物种亲缘关系、演化历史。而如今分子证据不但提供了大量来自共同祖先(common descent)的进化特征，而且更能正确反映物种的演化历史及亲缘关系。在细胞核、叶绿体及线粒体序列中，非编码区(noncoding spacer)、内含子(intron)及基因之间的区段(intergenic spacer)为没有功能性的序列，不受自然选择及其他因素的影响，仅受突变的影响，为较中性的分子标记，能正确显现物种的演化历史。在解决谱系地理学问题中，不同的分子标记各具特点，结合不同的分子标记开展谱系地理学研究，有助于更好地揭示物种的形成及演化历史。

谱系地理学研究的主要内容包括：依据分子数据评估基因谱系及各居群的遗传变异形式，结合地理分布，配合地质历史事件(地质事件，如地壳变动、火山运动、地理隔离、冰河时期等；历史事件，如种子与花粉传播方式、物种迁徙或传播路径的影响等)，推测居群扩张(population expansion)、瓶颈效应(bottlenecks)、地理隔离分化(vicariance)和迁移(migration)等历史事件，以及进化事件，如杂交、基因渐渗和分支事件等[3]。谱系地理学研究的主要目的是通过评估物种及居群水平的遗传多样性，推断冰期"避难所"，估算近缘物种分支事件，并确定进化显著单元(evolutionary significant units，ESU)。

4.1.2　中国植物谱系地理学研究进展

欧洲和北美的谱系地理学研究相对比较成熟，谱系地理格局相对清晰。在冰期，欧洲和北美大陆大面积被冰川覆盖，动植物向南迁移并幸存在相应有限的"避难所"内；在冰后期及间冰期，随着温度回升，动植物则陆续从"避难所"向北迁移。与欧洲和北美相比，中国所处的东亚地区则不尽相同，这主要是由于中国所处的植物地理区域复杂。根据植物地理学的研究，中国大部分地区属于"东亚植物界"，按照环境方面的差异又分为3个亚界：① 青藏高原；② 中国的喜马拉雅山脉的森林区，从东喜马拉雅山的北部穿过邻近的山脉向东延伸至中国的西南部；③ 中日森林区，包括中国北部和亚热带、朝鲜半岛、日本列岛，但不包括中国南方的热带和台湾地区。中国的喜马拉雅山脉的森林区和中日森林区即为温带的"中日植物区(Sino-Japanese floristic region，SJFR)"[4]。

与欧洲的比利牛斯山、阿尔卑斯山，北美的阿巴拉契山等地形相比，我国的西南高山与盆地相间，华中和华东地区既有东西走向的山脉，如南岭、幕阜山，也有南北走向的山脉，如武陵山、罗霄山。这些山川将影响物种的迁移扩散途径，同多个避难所结合起来，可能会导致现代植物区系地理分布及种内遗传组成的复杂化。此外，与欧洲及北美北部受第四纪大陆冰川覆盖和强烈的影响不同，东南亚受到的第四纪冰川破坏相对较轻。对现在物种分布影响最大的末次冰期盛期(last glacial maximum，LGM)发生于23 000~18 000年前，此时欧洲与北美地区大部分已被冰盖，而我国只在青藏高原等地区发育形成了局域冰川。目前对于我国东部山地第四纪冰川实际分布范围还存在很大的争议。针对中国植物分布的谱系地理学分析表明，由于中国地形复杂，植物冰期"避难所"也较为分散，并且主要位于中国东部武夷山地区、南岭及以南地区、四川盆地、横断山区、青藏高原东南部以及东北地区。

　　我国学者近几年对不同区域的重要物种成功地进行了谱系地理学研究，取得了一系列激动人心的研究成果，主要概述如下：对禾本科稻族和稻属的起源、分化、生物地理格局、栽培稻的谱系发生等问题进行了深入研究，认为稻族的2个亚族是单系遗传的，稻属是在150万年前分化出来的，亚洲栽培稻的2个亚种(粳稻和籼稻)独立起源于40万年前的不同野生群体，还探讨了稻属近缘种间的谱系关系及物种分化形成规律。长花马先蒿(*Pedicularis longiflora*)的谱系地理学研究表明：青藏高原东部和东南部靠近平台边缘的区域为长花马先蒿物种的"避难所"，而东南部山脉是基因交流的天然屏障，极大地促进了种群的遗传分化，进而加速了物种形成。双子叶植物滇榄仁(*Terminalia franchetii*)谱系地理学的研究表明：东部青藏高原的隆起重新排列了中国西南的主要河流排水系统，滇榄仁的谱系地理模型与古地理结构一致。对裸子植物云杉属(*Picea*)、柏木属(*Cupressus*)等青藏高原及邻近地区分布的近缘种研究表明：在某种程度上，这两个属各自近缘种的进化历史反映了中新世中期青藏高原及邻近地区海拔和气候的变迁，导致了避难区域的隔离，促进了物种的隔离分化及杂交种的形成等。对孤立分布于我国亚热带山地的裸子植物银杉(*Cathaya argyrophylla*)的谱系地理学进行了研究，认为现存的居群来源于4个冰期"避难所"且没有经历近期的扩张；亚热带分布的云南红豆杉(*Taxus wallichiana*)的研究表明：云南红豆杉的居群来源于数个隔离"避难所"，陡峭的山脉和峡谷是自然扩张的屏障，促进了种内的变异，形成中国和越南北部分布的格局。分布于中国北部的裸子植物油松(*Pinus tabulaeformis*)的谱系地理学研究表明：现代分布的油松居群都是来源于相互隔离的"避难所"样本的扩张，在冰河时期物种向南撤退形成"避难所"。另外，我国学者利用双子叶植物黄山梅(*Kirengeshoma palmata*)和蛛网萼(*Platycrater arguta*)及单子叶植物黄精叶钩吻属(*Croomia*)植物等对中国、日本、韩国(China-Japan-Korea，CJK)区域植物跨海间断分布格局成因的谱系地理学问题进行了研究。该研究认为：这3个物种的区域隔离导致了在不同地区的演化，海平面的上升与下降为CJK地区的边缘居群分裂及物种形成提供了机会。上述我国科学家的卓越系列研究成果，无疑为全球植物谱系地理学的研究与发展作出了重要贡献。

4.1.3　谱系地理学发展趋势

谱系地理是目前进化研究的焦点，在大尺度上中国谱系地理模式没有显示预期的"扩张—收缩"模式，在第四纪反映的地理记录显示没有统一的冰期；相反，在第四纪气候震荡中物种内的区域扩张及种内分化很普遍。不同的种内的世系或等位基因(单倍型)被发现存在多个"避难所"，杂交和渐渗在种内谱系以及不同种间频繁发生。尽管近年来取得大的进展，中国植物有关时间、空间尺度和物种形成机制仍有待阐述。谱系地理是连接系统发生(宏观进化)和物种形成和适应(微观进化)的"钥匙"，因此中国植物谱系地理学研究趋势为(图4-1)：① 中国植物谱系地理学研

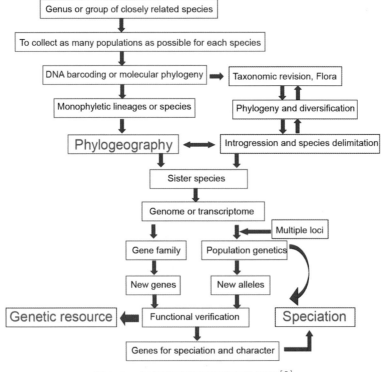

图4-1　未来谱系地理学研究的思路[5]

Figure 4-1　The suggested pipeline for phylogeographic studies in the future

究适合选用近缘种或单系组(如一个属或组)作为研究对象；② 以前多数谱系地理学研究都完全基于细胞质DNA，未来应在此类研究中采用尽可能多的核基因数据，尤其是单拷贝核基因数据；③ 假设检验和参数评估应被纳入谱系地理学研究。这些方法的综合利用不仅可以解决大多数谱系地理学问题，还将为研究近缘种间的物种形成和在其适应性分化期间利用有用的遗传资源奠定基础。

4.1.4　物种形成研究进展

1. 物种形成的内涵

对于有性生殖生物而言，研究认为生物学物种(The biological species concept，BSC)是一个具有共同基因库，与其他类群之间存在生殖隔离的类群；这个定义将是否存在生殖隔离、有无基因交流作为划分物种的标准。这个概念特别强调生殖隔离作为物种划分的标准，但对物种空间分离的种群不适用，对仅有部分生殖隔离的物种也不适用。在随后的研究中，Mayr认为物种形成的过程其实就是一个物种的种群体系在各种进化力量作用下发生分化从而形成两个或多个不同物种的过程[6]。另外，有研究利用果蝇(*Drosophila melanogaster*)作为模式生物，认为物种的形成过程是以一个个基因的分化和变异为基础的。决定物种形成的基因被称为"成种基因(Speciation gene)"。这类基因分化速度较快，基因流难以再次融合，并且基因座位及其性状上的分化对于物种分化及生殖隔离起着决定性的作用。现今研究表明，杂交成种、渐渗杂交等在物种形成中尤为重要。因此，研究近缘物种之间的渐渗杂交，特别是形态上独立的分类单元是否在遗传上也是一个独立的遗传单元，他们与近缘物种之间有无基因渗入现象，是物种形成研究的一个重要方向。

2. 兰科物种形成的挑战

达尔文认为兰科植物为阐明进化过程提供了极好的例子，并把这一卷写入《*Various Contrivances by Which Orchids Are Fertilized by Insects*》著作中[7]。鉴于兰科植物的起源和它们独特的多样性，人们预期兰花将会成为进化生物学考察的重要研究对象。兰科以其物种数量大、多样性丰富，以及特殊的传粉系统而著称。兰花的一个显著的特征是高频的食源性欺骗传粉，即在没有提供花蜜、花粉或其他食物刺激的条件下实现动物传粉。欺骗性传粉是兰花花卉和物种多样性的关键因素之一，但是对兰花中用于合子前隔离的传粉特异性的重要性尚需重新评估。例如，地质板块漂移和自然选择中连续而快速的相互作用，以及兰花典型的低结实率(尤其是欺骗性传粉的物种)也许能够解释物种多样性；并且考虑促进物种形成的因素时，不能忽视兰花和菌根真菌之间特有的相互作用的重要性。有证据表明，不是传粉的特殊性(基于天然传粉的数据)，而是附生关系促进了兰花物种丰富度的发展。兰花物种形成的机制还有待进一步研究，但在所了解的兰科的物种进化中，通过对生态学和遗传学新老技术的创造性的应用和整合，研究人员所面临的挑战和阻碍可以被克服。

兰科的多样性主要是由较强的遗传漂变和自然选择共同作用的结果。基于许多兰科物种最小有效居群大小的生态学证据及可能的低基因流，有学者提出了"漂变—选择"模型，认为物种形成的发生主要来源于：① 有效居群大小较低，居群间的基因流受限制；② 通过快速的基因漂变导致的基因型重组；③ 这些新单倍型的选择促进了物种形成。"漂变—选择"模型只是理论基础，但缺乏很强的实际数据支持。基于遗传漂变的物种形成理论其实存在以下争论：① 造成生殖隔离的性状可能归功于自然选择；② 由漂变引起的生殖隔离需要长期的进化；③ 由生殖隔离引起的最佳适应概率是很低的。尽管如此，奠基者效应涉及的少量个体一样能够产生新的等位基因变异，这将伴随着不间断的遗传漂变，在一定的环境下导致物种形成。兰科许多属的居群相对小而隔离，兰科种子具有罕见的长距离传播潜力，兰科的物种形成主要机制可能就是奠基者效应及自然选择的结果。

4.2　铁皮石斛谱系地理学研究

铁皮石斛谱系地理学的研究有助于认识铁皮石斛谱系的地理分布、成因及其过程，既能阐明群体的遗传多样性格局，又可推测近缘种间的亲缘关系及其物种可能存在的形成及演化历史。铁皮石斛、黄石斛、曲茎石斛、滇桂石斛及始兴石斛在系统发育树上相互嵌套，并具有共享的核基因型，说明这几个物种尚未达到完全的生殖隔离。另外，始兴石斛是新报道的一个物种，表型和滇桂石斛很相似。因此急需了解这5个物种的物种形成，为物种的保护提供理论依据。

本文以铁皮石斛(*D. officinale*)及其4个近缘种(黄石斛、曲茎石斛、滇桂石斛及始兴石斛)为研究对象，选用铁皮石斛3个叶绿体基因间隔区序列*accD–psaI*、*trnC–petN*和*rps15–ycf–1*及核基因nrDNA ITS序列开展谱系地理学研究。主要研究目的包括：理清铁皮石斛及其近缘种之间的亲缘关系，解决5个物种的物种形成模式；研究铁皮石斛的物种形成模式，推断其是否受冰期影响；探究铁皮石斛的谱系结构，为铁皮石斛的保护提供策略。

4.2.1　材料与方法

1. 材料

我国铁皮石斛主要分布于广东、广西、云南、贵州、浙江、安徽、江西及福建等省的原始森林及自然保护区，而其近缘种分布地相对局限。本文研究2009年至2013年在中国南部10个大陆省份及台湾收集了5个物种34个野生居群的材料，合计499份样本(表4-1，图4-8)。其中，铁皮石斛一共25个居群343份样本。

铁皮石斛的25个居群按山脉或地区可分为6个组，分别为雁荡山脉(Yandang Mts.)、武夷山脉(Wuyishan Mts.)、大别山脉(Dabieshan Mts.)、南岭山脉(Nanling Mts.)、云贵高原东部(East Yungui Plateau)及云贵高原(Yungui Plateau)。滇桂石斛、始兴石斛及黄石斛的一个居群和铁皮石斛是同域分布的，黄石斛另外有一个居群分布在台湾地区。曲茎石斛2个居群和其他4种石斛均为非同域分布，一个居群分布在伏牛山脉(Funiushan Mts.)的河南南召，另一个居群分布在大巴山脉(Daba Mts.)的湖北神农架。来自铁皮石斛25个居群的样本及4个近缘种9个居群的样本用于谱系地理学分析(表4-1)。

表 4-1　铁皮石斛及其近缘种种群和采集地点

Table 4-1　Dendrobium officinale and its related species and collection sites

POP	Population code	Locality	Population size	Latitude (°N)	Longitude (°E)
D. officinale					
Yandang Mts.					
pop01	ZJ–YD	Yandang，Zhejiang Province	16	28.36	121.06
pop02	ZJ–YJ	Yongjia，Zhejiang Province	15	28.17	120.71
pop03	ZJ–TZ	Taizhou，Zhejiang Province	12	28.72	120.97
pop04	ZJ–JH	Jinhua，Zhejiang Province	14	28.85	119.52
Wuyishan Mts.					
pop05	FJ–WY	Wuyi，Fujian province	14	27.87	117.78
pop06	FJ–SC	Shunchang，Fujian Province	14	26.67	117.77
pop07	FJ–LC	Liancheng，Fujian Province	14	25.71	116.81
pop08	JX–NF	Nanfeng，Jiangxi Province	12	27.21	116.38
pop09	JX–YT	Yingtan，Jiangxi Province	6	27.96	117.08
Dabieshan Mts.					
pop10	HB–YS	Yingshan，Hubei Province	10	30.71	115.76
pop11	AH–HS	Huoshan，Anhui Province	12	31.71	116.03
Nanling Mts.					
pop12	JX–JG	Jinggangshan，Jiangxi Province	10	26.73	114.21
pop13	GX–GL	Guilin，Guangxi Province	18	25.71	110.80
pop14	HN–CZ	Chenzhou，Hunan Province	14	25.72	113.22
pop15	GD–SG	Shaoguan，Guangdong Province	18	24.86	113.84

（续表）

POP	Population code	Locality	Population size	Latitude (°N)	Longitude (°E)
pop16	GD–PY	Pingyuan，Guangdong Province	12	24.63	115.74
East Yungui Plateau					
pop17	GZ–SD	Sandu，Guizhou Province	18	25.99	107.95
pop18	GZ–LB	Libo，Guizhou Province	16	25.32	107.92
pop19	GX–HC	Hechi，Guangxi Province	12	24.65	107.84
pop20	GX–TE	Tian'e，Guangxi Province	16	25.03	107.15
South Yungui Plateau					
Pop21	GX–XY	Xingyi，Guizhou Province	16	25.04	104.83
pop22	GX–XL	Xilin，Guangxi Province	14	24.54	105.05
Pop23	YN–GN	Guangnan，Yunnan Province	14	24.11	105.03
Pop24	YN–SP	Shiping，Yunnan Province	11	23.83	102.54
Pop25	YN–WS	Wenshan，Yunnan Province	15	23.32	104.12
D. tosaense					
Nanling Mts.					
DT–1	DT–LN	Longnan，Jiangxi Province	20	24.93	114.65
Taiwan					
DT–2	DT–TW	Taiwan	8	23.43	120.81
D. flexicaule					
Funiushan Mts.					
DF–1	DF–NZ	Nanzhao，Henan Province	16	33.67	112.39
Daba Mts.					
DF–2	DF–SN	Shennongjia，Hubei Province	20	31.83	110.71
Wuling Mts.					

（续表）

POP	Population code	Locality	Population size	Latitude (°N)	Longitude (°E)
DF–3	DF–ES	Enshi，Hubei Province	20	30.51	109.32
East Hengduan Mts.					
DF–4	DF–GL	Ganluo，Sichuan Province	8	28.87	102.82
D. scoriarum					
South Yungui Plateau					
DG–1	DG–XY	Xingyi，Guizhou Province	24	24.98	104.81
DG–2	DG–WS	Wenshan，Yunnan Province	20	23.45	104.62
D. shixingense					
Nanling Mts.					
DS	DS–SX	Shixing，Guangdong Province	20	24.84	114.02

2. DNA提取

499份样本叶片均用硅胶干燥并置于 – 80℃冰箱保存。采用改良的CTAB法提取基因组DNA，在提取DNA时加入2% PVP–40。将提取后的基因组DNA稀释至 10 ng · μL⁻¹作为PCR模板。

3. 叶绿体片段及核基因的筛选

对比已有的石斛属（铁皮石斛及细茎石斛）叶绿体基因组，筛选差异大的10个叶绿体基因间隔区设计引物。选取地理距离较远的居群样本进行PCR和序列筛选，得到适合的有多态性的引物*accD–psaI*，*trnC–petN*和*rps15–ycf–1*。核基因选用nrDNA ITS基因，根据相关参考得出石斛的nrDNA ITS引物。

选用铁皮石斛3个叶绿体基因间隔区序列及nrDNA ITS序列开展谱系地理学研究，对34个居群的499个样本进行扩增、切胶纯化和测序。

4. 序列分析及单倍型/核基因型的定义

利用MEGA 5.0软件的MUSCLE算法对所有序列进行比对，并进行手工调整。利用DnaSp 4.0软件定义cpDNA的单倍型及核nrDNA ITS的核基因型，并计算单倍型/核基因型多样性（H_d），核苷酸多态性（p）等。

表 4-2　不同地区铁皮石斛种群内平均基因多样性（H_S）、总基因多样性（H_T）、群体间分化（G_{ST}）、单倍型和核基因型替代类型（N_{ST}）数量的估计

Table 4-2.　Estimates of average gene diversity within populations (H_S) of *D. officinale*, total gene diversity (H_T), interpopulation differentiation (G_{ST}), and the number of substitution types (N_{ST}) for chlorotypes and ribotypes across regions

Region	Pop No	Plant No	cpDNA						ITS					
			n	H_S	H_T	G_{ST}	N_{ST}		n	H_S	H_T	G_{ST}	N_{ST}
Yandang Mts.	4	57	7	0.667	0.696	0.042	0.059		3	0.473	0.49	0.036	0.081
Wuyishan Mts.	5	60	8	0.642	0.824	0.22	0.275		8	0.29	0.613	0.526	0.355
Dabieshan Mts.	2	22	4	0.488	0.6	0.186	0.147		5	0.507	1	0.493	0.281
Nanling Mts.	5	72	12	0.676	0.88	0.232	0.261		5	0.644	0.769	0.162	0.131
East Yungui Plateau	4	62	8	0.712	0.845	0.158	0.175		7	0.271	0.277	0.022	0.035
South Yungui Plateau	5	70	11	0.62	0.804	0.229	0.368		5	0.215	0.232	0.075	0.082
Total	25	343	25	0.647	0.879	0.263	0.379		20	0.389	0.615	0.367	0.212

ITS, internal transcribed spacer.; Pop No, the number of populations; Plant No, the number of plants; n, the number of chlorotypes/ribotypes.

5. 单倍型的系统发育重建及分支时间估计

利用最大似然法(ML)和贝叶斯方法对所得cpDNA单倍型及nrDNA ITS核基因型进行系统发育关系分析。利用RaxmlGUI version 1.3软件构建ML树，选用Rapid bootstrap value模型计算1 000次。利用Mrbayes3.1.2软件构建Bayesian树，以金钗石斛和细茎石斛做外类群。

利用NETWORK 4.5.0.2软件通过Median-Joining模型构建所有cpDNA单倍型的种内网状支系图(Haplotype network)，之后对该谱系分支图进行手工调整。

利用MEGA 5.0软件对cpDNA单倍型进行相对速率检验，并应用Kimura two-parameter model计算cpDNA的单倍型的两两差异，分别计算铁皮石斛与近缘种之间的cpDNA序列的分化(dA)。分化时间的计算公式为$T=dA/2\mu$，其中μ为核苷酸置换率。我们推测cpDNA的进化速率为$\mu=1.52\pm10^{-9}$置换/位点/年(s/s/y)。

6. 居群遗传结构分析

为了检测居群的遗传结构，利用Arlequin 3.1软件中的AMOVA分析组内及组间，居群间及居群内的遗传差异，并根据居群间和居群内的单倍型/核基因型分布做遗传分化G_{ST}评价（表4-2）。

7. 居群历史动态分析

为了检验铁皮石斛野生居群在第四纪是否经历过种群扩张，本实验使用Arlequin 3.1软件和DnaSP 4.0软件对物种的地理区域水平进行了失配分布分析(mismatch distribution analysis)。失配分布分析主要利用不同单倍型之间碱基差异的分布，来评估区域范围内居群近期是否经历居群扩张。居群扩张的假设通过观察分布和期望分布之间的偏差总方差(SSD)来检验，并利用RAG检验失配分布曲线的平滑度。

同时利用Arlequin 3.1软件从物种水平、居群水平及地理区域水平对cpDNA片段进行Tajima's D和Fu's Fs检验，以判断是否符合中性进化模式。

如果居群符合居群扩张模型，则利用公式$\tau=2ut$来计算居群扩张的近似世代数t。其中u是每条序列每代的突变率，通过$u=2\times\mu\times k\times g$计算得到$u$；其中$\mu$是每个碱基的突变率，$k$是被分析序列的平均碱基数，$g$代表物种每个世代所需时间。

4.2.2 结果

1.叶绿体单倍型变异与网状分析

利用MEGA 5.0等软件对3条叶绿体间隔区片段*accD–psaI*，*trnC–petN* 和*rps15–ycf1*序列进行比对，连接后全长为2 225 bp，在*accD–psaI*区有52个位点发生了核苷酸替换，其中一个位点出现了7 bp的倒位。插入缺失突变仅发生在2个物种中，其中一个(9 bp)发生在曲茎石斛中，2个发生在滇桂石斛中。

利用DnaSP 4.0软件共定义了34个单倍型(图4-2)，其中铁皮石斛有25个单倍型，滇桂石斛有3个单倍型，始兴石斛有2个单倍型，曲茎石斛有3个单倍型，黄石斛有2个单倍型，但有一个单倍型和铁皮石斛是共享单倍型。

选用Network软件进行了网状支系分析，结合外类群分析，单倍型H1为古老单倍型，但单倍型H4的样本所占比例最高。图4-3中显示黄石斛与铁皮石斛共享了古老单倍型H1，滇桂石斛、始兴石斛的单倍型来源于古老单倍型H1，而曲茎石斛单倍型来源于单倍型H2。

2.叶绿体单倍型的居群分布

通过Modeltest 3.7检验，选择"GTR+I+G"模型作为两个系统发育分析中每个数据分区最适合的模型。从最大似然(ML)和贝叶斯推断(BI)分析推断的系统发育树几乎相同，支持值高，包括两个外类群。所有34个cpDNA单倍型被聚类为4个分支：分支Ⅰ包含曲茎石斛的3个单倍型，分支Ⅱ包含滇桂石斛的3个单倍型，分支Ⅲ和分支Ⅳ包含其余28个单倍型，始兴石斛和黄石斛的单倍型包含在分支Ⅲ中，分支Ⅳ中仅为铁皮石斛单倍型(图4-2)。

Median-joining分析显示了一个与基因树一致的多物种单倍型网络(图4-3)。在铁皮石斛中，第三分支的H1单倍型是祖先的单倍型，一步突变产生单倍型H2。H1单倍型与3个相关类群相互作用，经过7步突变，将H2单倍型与H28单倍型分离。这2个单倍型在第三分支中有较高的频率，而第四分支有H4、H5、H11和H19 4个高频单倍型。在两个分支中，除H19外，所有高频单倍型均为广泛分布性单倍型，几乎所有调查区域都有(图4-4)，而H19仅存在于南岭山脉和云贵高原南部。支系

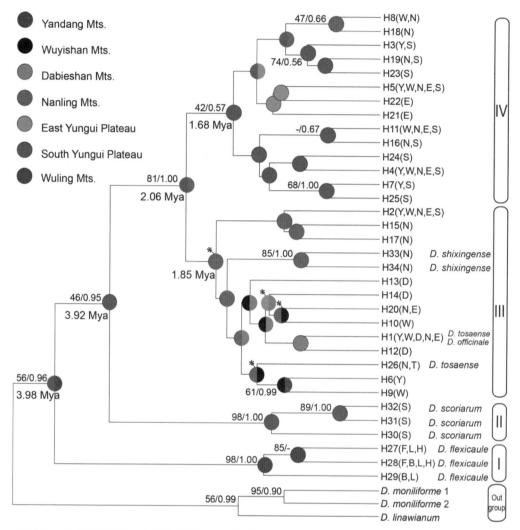

图4-2　铁皮石斛及其4个相关类群34个叶绿体DNA单倍型的贝叶斯推断树，以及基于cpDNA Bayes DIVA分析的祖先区的统计重建

Figure 4-2　Bayesian inference tree of 34 chloroplast DNA haplotypes from *Dendrobium officinale* and four related taxa, and statistical reconstructions of ancestral areas based on the Bayes-DIVA analyses of cpDNA

Ⅲ的单倍型主要出现在东部3个地区居群中，而支系Ⅳ的单倍型主要出现在西部3个地区居群中。与其他单倍型相比，H3和H7具有明显的地理分布，不仅出现在中国东南部的雁荡山，也出现在中国西南部云贵高原南部。

3. 铁皮石斛居群的遗传结构

通过比较25个居群中343个个体cpDNA的3个基因间隔区，确定了25个单倍

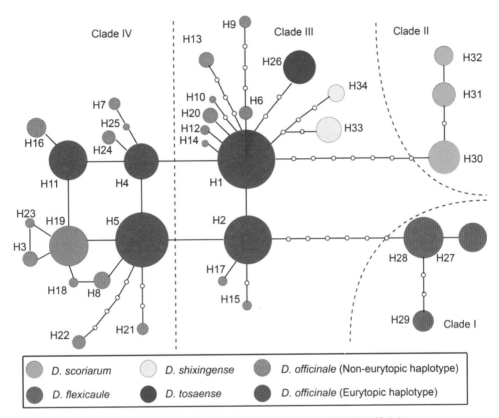

图4-3　基于叶绿体单倍型的铁皮石斛及其近缘种的网状分析

Figure 4-3　Network analysis of genealogical relationships between the 34 haplotypes

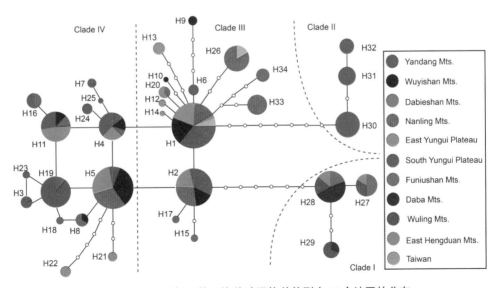

图4-4　铁皮石斛及其近缘种叶绿体单倍型在11个地区的分布

Figure 4-4　Summary of cpDNA haplotype in *D. officinale* and relative taxt population

型。cpDNA数据显示较高的单倍型多样性(H_T=0.875)和核苷酸多样性(P_i=0.000 93)，但居群内的多样性并未表明明确的地理格局。对于cpDNA数据集，估计大部分群体的N_{ST}值明显大于G_{ST}值，这表明铁皮石斛的遗传变异在其分布区域具有地理结构(表4-2)。6个不同山区有着类似的遗传多样性水平，单倍型和核基因型数量也相似，而大别山区的单倍型数量和遗传多样性最低(图4-4)。

非等级AMOVAs显示，在cpDNA和ITS序列的区域间差异水平较低。在cpDNA数据中，34.02%的遗传变异存在于居群间，16.94%的遗传变异存在于地区之间；而ITS数据中，只有29.76%的变异存在于居群间(表4-3)。铁皮石斛种内不存在分化，变异主要来自居群内，而不是组间。

4. 铁皮石斛及其近缘种nrDNA ITS核基因型分析

nrDNA ITS序列共界定了25个核基因型，其中铁皮石斛有20个核基因型。黄石斛只有1个核基因型(R1)，但其与滇桂石斛(R2)都和铁皮石斛为共享核基因型；滇桂石斛有4个核基因型(R2，R23，R24和R25)；始兴石斛只有1个核基因型(R24)，其与滇桂石斛共享；曲茎石斛有2个核基因型(R21和R22)，见图4-5和图4-6。在578 bp长的ITS区域内，25个核型共检测到29个碱基替换。25个nrDNA ITS核基因型构建的ML树，见图4-7。

对cpDNA数据的Bayes扩散变异分析(Bayes-DIVA分析)表明，云贵高原南部是药用石斛及其相关类群的"祖先区"(图4-2和图4-8)。云贵高原南部是这些物种最有可能的起源中心，从云贵高原到南岭，再到大别山、武夷山、雁荡山和台湾地区，可能发生了多次扩散。从云贵高原南部到武陵山脉和横断山脉东部，再到大巴山和伏牛山山脉，出现了第二条向北分布的通道。对ITS数据的Bayes DIVA分析导致了类似的重建(图4-5)，尽管它们没有显示明显的地理隔离信号。

铁皮石斛的20个nrDNA ITS核基因型在大陆6个地区中均有分布。在rDNA中检测到低遗传变异和共享核型。两次系统发育分析生成了拓扑结构相似的树(图4-5)，所有25个核型聚为两个支(A和B)；3个相关物种的核型都嵌套在铁皮石斛的不同位置；曲茎石斛的2个核型(R21和R22)与滇桂石斛在A支中的3

表 4-3　铁皮石斛群体叶绿体单倍型及其核糖体的分子方差分析

Table 4-3　Analysis of molecular variance (AMOVA) of chloroplast haplotypes and ITS ribotypes in *D. officinale* populations

Partitioning	Source of variation	df	cpDNA			ITS		
			SS	VC	PV/%	SS	VC	PV/%
All regions	Among population	24	132.158	0.352 15 Va	34.02	49.05	0.127 28 Va	29.76
	within population	318	217.227	0.683 10 Vb	65.98	95.533	0.300 42 Vb	70.24
	Total	342	349.385	1.035 26	—	144.583	0.427 7	—
Six regions	Among regions	5	67.67	0.179 83 Va	16.94	26.406	0.072 57 Va	16.56
	Among populations	19	64.488	0.198 42 Vb	18.7	22.644	0.065 24 Vb	14.89
	within population	318	217.227	0.683 10 Vc	64.36	95.533	0.300 42 Vc	68.55
	Total	342	349.385	1.061 36	—	144.583	0.438 23	—

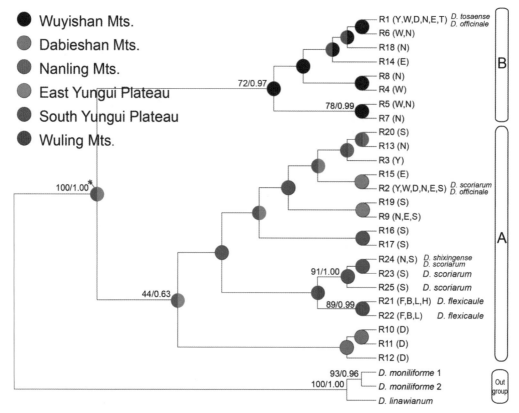

图4-5　从铁皮石斛和4个相关类群中提取25个核型的贝叶斯推断树，以及基于Bayes-DIVA分
析其数据的祖先区的统计重构（饼图）

Figure 4-5.　Bayesian inference tree of 25 ITS ribotypes from *Dendrobium officinale*
and four related taxa, and statistical reconstructions (Pie charts) of ancestral areas
based on the Bayes-DIVA analyses of ITS data

个核型互相姐妹枝；而铁皮石斛的R1和R2是高频核型，在地理分布上具有连续
性（图4-8）。A支的单倍型主要出现在西部两个地区和大别山地区，B支的单倍
型主要出现在武夷山地区，nrDNA ITS的结果相对cpDNA更加没有体现出谱系
结构。

5. 单倍型分支年代及铁皮石斛居群历史动态分析

　　与3个外类群相比，5个物种的cpDNA单倍型间的相对速率检验未发现明显
的异质性（均P > 0.05）。*D. flexicaule*与其他类群的cpDNA序列差异为0.005 94，
*D. scoriarum*与*D. officinale*的相对应估计值为0.006，而*D. officinale*的种内差异
显著低于0.002 98。根据成对分析所用的长度，组合序列的替换率(μ)一致地估计

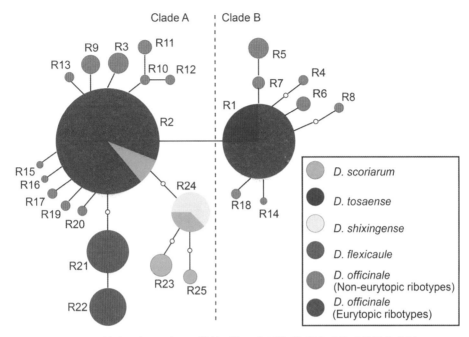

图4-6 铁皮石斛25个ITS核糖型与4个近缘类群谱系关系的网络分析

Figure 4-6. Network analysis of genealogical relationships among the 25 ITS ribotypes of *D. officinale* and four related taxa

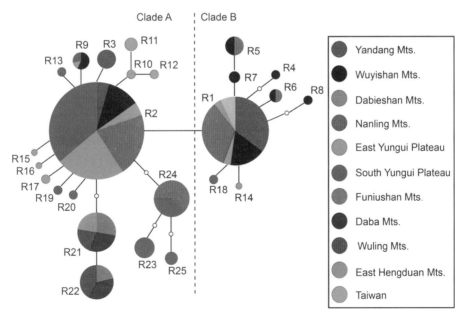

图4-7 铁皮石斛11个分布区及其4个相关类群的ITS

Figure 4-7. Summary of ITS ribotypes in 11 distributional regions of *D. officinale* and four relative taxa

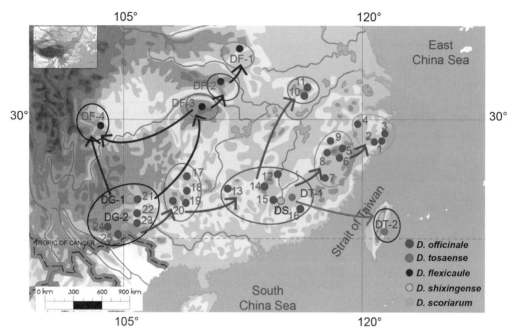

图4-8　中国大陆和台湾岛11个不同地区的34个铁皮石斛种群和4个相关类群的采样点和
迁移路线图

Figure 4-8　Map of sampling localities and migration routes for 34 populations of *D. officinale*
and four related taxa in 11 different regions in China and the island of Taiwan

为每个位点每年 1.54×10^{-9} 次替换(s/s/y)。根据替换率,其种内分化可追溯到约
2.06 Mya。然而,*D. flexicaule* 和 *D. scoriarum* 的种间单倍体分支时间可分别追溯
到 c. 3.98 Mya 和 c. 3.92 Mya(图4-2),表明它们与上新世事件相兼容。

　　如表4-4所示,25个 *D. officinale* 单倍型的拓扑结构与所有单倍型中分支Ⅲ和
分支Ⅳ的拓扑结构相同。对 *D. officinale* 单倍型的两个谱系进行了错配分布分析
(pairwise differences analysis,MDAs)。*D. officinale* 及其分支Ⅲ和分支Ⅳ的不匹配分
布为单峰分布,表明种群经历了最近的扩张。SSD和HRag值均不显著,表明空间
和物种的扩张;然而,不显著的Tajima's D和Fu's FS值不支持扩张。

4.2.3　分析

1. 铁皮石斛近缘种的物种形成

物种形成首先是局部环境选择作用造成的表型分化,这个过程最终导致了遗

表 4-4　铁皮石斛叶绿体单倍型 2 个倍型（Ⅲ类和Ⅳ类）的错配分布参数和中性试验总结

Table 4-4　Summary of mismatch distribution parameters and neutrality tests for the two lineages (Clades Ⅲ and Ⅳ) of *D. officinale* chloroplast haplotypes

Model	Group	Parameter (τ)	SSD	P	HRag	P	Fu's F_s	P	Tajima's D	P
Spatial expansion	Clade Ⅲ	—	—	—	—	—	0.745	N.A.	0.685	0.903
	Clade Ⅳ	1.510	0.044	0.193	0.262	0.327	0.789	N.A.	0.857	0.872
	All	2.173	0.063	0.292	0.242	0.349	0.860	0.803	0.709	0.567
Demographic expansion	Clade Ⅲ	—	—	—	—	—	0.745	N.A.	0.685	0.902
	Clade Ⅳ	1.678	0.056	0.259	0.262	0.262	0.789	N.A.	0.857	0.877
	All	1.822	0.042	0.234	0.242	0.381	0.860	0.803	0.709	0.564

传分化及彻底的物种形成。曲茎石斛cpDNA单倍型(H27)来源于铁皮石斛单倍型(H2)，可能是遗传漂变造成的。曲茎石斛分布在四川、湖北、湖南及河南等地，相对铁皮石斛而言，纬度较高，耐寒。铁皮石斛(H2)单倍型虽分布广泛，但在大别山脉没有分布，因此可推测曲茎石斛的起源与云贵高原的铁皮石斛有关，但还是不能否定与大别山地区铁皮石斛的关系。曲茎石斛的物种形成是因其特异的生态环境引起的后期自然选择。本文研究所涉及的曲茎石斛分布地与目前的铁皮石斛及其他近缘种均为非同域分布，地理距离相对较远，很难存在基因交流。基于叶绿体及核基因数据，曲茎石斛与铁皮石斛已经完全生殖隔离。

物种进化可以由局部环境选择上的表型差异引发，最终导致遗传分化[8]。可对于表型的变异，表观遗传因素的作用也值得进一步研究，因为它会评估甲基化模式和表型之间的相关性，甚至物种居群表型的变异也并不一定能真正反映其遗传分化。Triponez研究了地方性的几个兰科物种表明，物种在表型和生态因子上差异明显但遗传分化上含混不清。目前物种的多样化主要由于活跃的迁移及混合事件造成了明显的谱系地理聚类。黄石斛不管cpDNA单倍型还是nrDNA ITS核基因型，均与铁皮石斛具有共享的等位基因，故黄石斛表型与铁皮石斛细微的差异可能是快速扩张的结果[9]。在新版《中国植物志》中将黄石斛和铁皮石斛归为一个物种，本文研究结果不否定这个归类。更新世中期日本列岛和台湾岛屿才与亚洲大陆分离，东亚的植被在末次冰期时呈连续分布[10, 11]。因此黄石斛在大陆形成，进而由大陆架扩散到台湾，这与动植物由中国大陆通过大陆桥向台湾及日本、韩国等迁移的方向是一致的。但黄石斛未能扩张到日本、韩国，可能与其气候环境有关。

兰科植物的高多态性被猜测主要是由于欺骗性传粉造成的。授粉策略的改变及交配体系周期性变化(异花授粉到自花授粉)能够促进物种快速的多样化。有学者分析了沼泽兰(*Dactylorhiza majalis* subsp. *Sphagnicola*)及其近缘种，发现物种之间存在二次杂交及基因渐渗现象。在本文研究中，滇桂石斛、始兴石斛和铁皮石斛为同域分布物种。滇桂石斛的nrDNA ITS核基因型与铁皮石斛共享，而cpDNA单倍型相对独立；始兴石斛的cpDNA单倍型来源于铁皮石斛，但却与滇桂石斛共享nrDNA ITS

核基因型，解释这种核和细胞质不相配的现象，可能是因为异花授粉物种存在远缘杂交，但也不能排除基因渐渗、不完全谱系分选的原因。物种间杂交在植物和动物的进化中均起着重要的作用，可能是通过多倍体或同倍体形成新的物种或发生基因渐渗。

2. 铁皮石斛的居群扩张事件

根据花粉模拟的末次冰期中国植被分布的情况来看，中国西南和东部部分地区在末次冰期时，仍为森林所覆盖。先前的研究也发现中国西南及东部地区有多个"避难所"。有学者研究中国热带植物 *Eurycorymbus cavaleriei* 认为中国东部"避难所"呈现"避难所中的避难所(refugia within refugia)"。本文研究中，铁皮石斛高频率的cpDNA单倍型和nrDNA ITS核基因型在所有的地区均有分布，单倍型频率在地理分布上比较均匀一致，则可推测铁皮石斛为多中心起源或种群扩张事件发生得久远。单倍型呈现星状分布说明存在着扩张，而失配分析表明不存在近期扩张，同样说明铁皮石斛的种群扩张事件发生得久远。铁皮石斛cpDNA单倍型中古老单倍型(H1)并非频率高的单倍型，3个广泛分布的单倍型(H2、H3、H4)频率均较高，其中单倍型H4的频率最高，反映了该物种在冰期没有被间断分布，冰期气候的剧烈变化对该物种影响不大。新热区沿海兰科物种 *E. fulgens* 的分布同样未局限在所谓的冰期"避难所"，末次盛冰期后森林的扩张对居群的片段化及遗传多样性的降低发挥了一定的作用；*E. fulgens* 的遗传间隔与"Portal de Torres"一个重要的植物地理边界29° ～ 30° S之间一致，这个地区是划分北方亚热带草原和南方巴西大西洋森林(Brazilian Atlantic Forest，BAF)的界线。

铁皮石斛分布的6个地区中，东部的雁荡山脉、武夷山脉和北部的大别山脉，单倍型的频率相对其他地区均较低。相对来说，南岭山脉及云贵高原2个地区单倍型较高，说明该地区可能是铁皮石斛的多样性中心。滇桂石斛早和铁皮石斛发生遗传分化，而滇桂石斛的分布地是云贵高原；始兴石斛可能是铁皮石斛与滇桂石斛的杂交种，而始兴石斛又分布在南岭山脉，因此该地区同样可能是铁皮石斛的起源中心。南岭山脉为东西方向山脉，是中国植物由西向东迁移的走廊，在更新世早期季风气候开始主宰东亚地区，中国植物由西向东扩张。而铁皮石斛也是由南岭山脉向东扩张到武夷山脉、雁荡山脉及台湾地区，并由南岭山脉向北扩张到大别山脉。铁皮石斛整体上呈现东西分布的趋势，与利用随机扩增微卫星多态性(random amplified, microsatellite polymorphism，RAMP)标记分析野生居群的地域相关性结论一致。

3. 铁皮石斛居群的进化显著性单元

铁皮石斛种子成熟时间在秋季，季风能促进石斛种子的长距离传播。此外，由于石斛传粉方式为虫媒，典型的种子结实率低。质体基因组反映了种子流，而核基因同时反映了种子和花粉流。有研究发现树兰属(*Epidendrum*)质体的遗传结构比核基因更复杂，基因组不同造成的遗传结构矛盾主要由于花粉的基因扩散高于种子的扩散。虽然*Epidendrum*的种子能够风媒传播，但在食物欺骗性兰花中花粉的高基因流是很普遍的。这是因为传粉者避免了植物在同一个地方，而促进了花粉流长距离传播，减少了同株异花授粉的机会。大多数兰花拥有粉尘状的种子，具有长距离扩散的能力，有记录展示扩散的最大距离能达到2 000 km。然而，种子捕获形成的实验证据，风洞实验和亲缘关系分析都表明兰花种子经常落在亲本植物的附近，这些实验没有按预想的能够检测到贡献居群间或基因流的长距离事件。在许多兰花种类丰富的环境中，兰花的典型特征是居群较小且间断分布。如果居群间的基因流被限制，这将促进居群间遗传漂变和分化选择的潜力。

铁皮石斛的cpDNA单倍型相对nrDNA ITS核基因型数据具有谱系结构，说明铁皮石斛种子流小于花粉流。nrDNA ITS数据显示居群内的遗传变异为84.13%，这可能的原因包括：一是仅有1个核基因不足以反映总基因流的趋势；二是花粉流也是有限的，不同传粉者的花粉传播潜力不同。另外，传粉昆虫和菌根真菌的数据同样推动了兰科的居群结构研究。兰科的种子需要菌根真菌参与萌发，因此兰花的分布容易被兰花物种的特异性菌根及其分布所限制。针对铁皮石斛4个山脉2个地区的分布应提出若干个进化显著单元。对铁皮石斛进化显著单元的选择也应考虑生态学因素。就铁皮石斛分布的生境而言，雁荡山、武夷山及大别山为酸性的火山岩表面或花岗岩表面，南岭山脉为丹霞地貌地区，而云贵高原及其东部则属于石灰岩地区。结合单倍型及核基因型数据，我们建议设置4个进化显著单元，雁荡山和武夷山脉视为1个单元，南岭山脉为1个单元，云贵高原及其东部为1个单元，大别山由于其地理位置气候环境的特异性设置为1个单元。

4.2.4 结论

基于nrDNA ITS以及cpDNA非编码区序列，定义铁皮石斛及近缘种各居群的单倍型/核基因型，分析单倍型/核基因型的地理分布规律，构建单倍型/核基因型系统发育树；通过与外类群比较，确定古老单倍型及其分布地，并推测不同进化支系曾经历的历史事件。研究结果显示，黄石斛与铁皮石斛完全没有遗传分化，支持黄石斛可能仅是铁皮石斛一个特有居群的观点；曲茎石斛是快速辐射及适应性进化的结果，但物种形成后与铁皮石斛完全生殖隔离了。叶绿体基因及核基因的不一致性表明，滇桂石斛与铁皮石斛之间存在潜在的基因渐渗，而始兴石斛的物种形成可能是杂交、不完全谱系分选或基因渐渗的结果。铁皮石斛花粉流大于种子流，居群的高度片段化及不连续性是近期人为活动造成的。

参考文献

[1] Avise JC. The history and purview of phylogeography: a personal reflection[J]. *Molecular Ecology.* 1998, 7: 371−379.

[2] Jia DR, Abbott RJ, Liu TL, et al. Out of the Qinghai-Tibet Plateau: Evidence for the origin and dispersal of Eurasian temperate plants from a phylogeographic study of *Hippophae rhamnoides* (Elaeagnaceae)[J]. *New Phytologist.* 2012, 194(4): 1123−1133.

[3] Hickerson MJ, Carstens BC, Cavender-Bares J, et al. Phylogeography's past, present, and future: 10 years after Avise, 2000[J]. *Molecular Phylogenetics and Evolution.* 2010, 54(1): 291−301.

[4] Qiu YX, Fu CX, Comes HP. Plant molecular phylogeography in China and adjacent regions: Tracing the genetic imprints of Quaternary climate and environmental change in the world's most diverse temperate flora[J]. *Molecular Phylogenetics and Evolution.* 2011, 59(1): 225−244.

[5] Liu JQ, Sun YS, Ge XJ, et al. Phylogeographic studies of plants in China: advances in the past and directions in the future[J]. *Journal of Systematics and Evolution.* 2012, 50: 267−275.

[6] Ernst Mayr E. Populations, species and evolution[M]. Cambridge: *Harvard University Press.* 1970.

[7] Peakall R. Speciation in the Orchidaceae: confronting the challenges[J]. *Molecular Ecology.* 2007, 16(4): 2834−2837.

[8] Triponez Y, Arrigo N, Pellissier L,et al. Morphological, ecological and genetic aspects associated with endemism in the Fly Orchid group[J]. *Molecular Ecology.* 2013, 22(5): 1431−1446.

[9] Cozzolino S & Widmer A. Orchid diversity: an evolutionary consequence of deception[J] *Trends in Ecology & Evolution.* 2005, 20(9): 487−494.

[10] Harrison SP, Yu G, Takahara H et al. Diversity of temperate plants in east Asia[J]. *Nature.* 2001, 413(6852): 129−130.

[11] Qiu, YX et al. Molecular phylogeography of East Asian *Kirengeshoma* (Hydrangeaceae) in relation to quaternary climate change and landbridge configurations[J]. *New Phytologist.* 2009, 183(2): 480−495.

5 铁皮石斛
保护遗传学研究

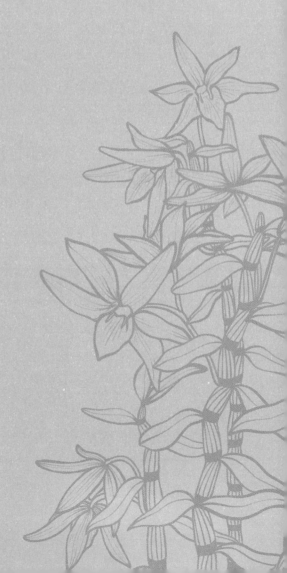

5.1 植物保护遗传学研究概述

5.1.1 保护遗传学内涵

保护遗传学(Conservation Genetics)是运用遗传学的原理和研究手段，以生物多样性尤其是遗传多样性的研究和保护为核心的一门新兴学科。在物种保护研究中，就生物多样性而言有3个层次，即遗传多样性、物种多样性和生态系统多样性；就物种而言，则应确立保护单元、查明物种目前的遗传多样性水平及居群的分化程度，并据此决定对其实施何种保护策略。保护遗传学的主要研究目标是保护物种遗传多样性(genetic diversity)和保持物种进化潜力(evolutionary processes)。其研究内容主要包括居群遗传结构(population genetic structure)、近亲繁殖(inbreeding)、遗传变异(genetic variation)、基因流(gene flow)、杂交(hybridization)、迁移(migration)、亲缘关系(kinship)、有效居群大小(effective population size)、居群的亚分化(population subdivision)以及进化显著单元(evolutionary significant unit，ESU)的确定等方面。

5.1.2 系统发育及谱系地理在植物保护中的应用

保护遗传学是一个多学科之间的综合，涵盖了群体遗传学、生态学、分子生物学、数学和系统与进化等领域的研究内容[1]。基于多学科的交叉，在植物保护过程中，要考虑种群遗传多样性的大小，在就地和迁地保护的过程中要减少近交和远交衰退的影响，并可利用遗传标记提供关于种群大小、基因流动等方面的信息。随着系统发育学、谱系地理学的发展，对当前保护遗传学的研究也提升到了新的高度。系统发育研究的目的是了解物种的进化历史和进化机制，该研究能够弄清那些在形态分类上界定不清的种，从而明确需要保护的物种及保护的力度，为合理制订保护措施提供依据。

谱系地理学(Phylogeography)则着重在物种的居群水平判断物种的演化历史，进而推测具体居群的进化历史、进化的特殊性及其居群之间的相互关系，以确定进

化显著单元。有研究对濒危植物樱草(*Primual sieboldii*)的谱系地理研究发现该植物
的遗传差异主要在地区间，对其物种的保护应按不同地区设置保护单元。有学者检
测到碎米荠属(*Cardamine*)在冰期至少存在4个避难所，因此保护其不同的生态系统
是保护该物种空间遗传结构稳定的前提。该物种所在的东部与西部可以确定为显著
进化单元。为了防止遗传多样性流失，应该重点保护的是遗传分化最大的群体，应
该防止人为引入导致遗传同质化(Homogenization)，维持地区的种群完整性，如研究
韩国的鱼鳞云杉(*Picea jezoensis*)种群发现最北部的种群遗传多样性低、含有特有单
倍型，应优先保护。

5.1.3　濒危物种的保护

面对物种的濒临灭绝，对濒危物种制定正确的保护策略尤为重要；保护遗
传学也是因濒危物种的保护应运而生。物种灭绝的主要因素包括以下4个方面：
① 次生灭绝；② 栖息地破坏和破碎改变生境和栖息地的物理和化学环境；③ 引进
种和生物入侵的危害；④ 经济利益驱动导致过度捕杀。从根本上说，濒危物种是指
在短时间内灭绝概率较高的物种，种群数量已达到了存活的极限，其种群大小正进
一步减小并导致物种灭绝。一般而言，珍稀濒危物种都是小种群，其有两层含义：
第一是种群小，或者数量有限；第二是野外数量不增。对珍稀濒危植物的保护遗
传研究是保护生物学研究的重点，其很重要的一个目的就是应用保护遗传学的方
法来探讨濒危植物濒危的原因，并且据此提出合适的保护措施。有研究认为，濒
危物种狭果秤锤树(*Sinojackia rehderiana*)主要因为生境的破坏、人为活动的影响
而造成了居群片段化，在就地保护上应促进花粉流，在迁地保护上应收集至少间
隔19 m的种子以减少相邻个体的遗传相似性。濒危物种国外种辣根属(*Cochlearia
polonica*)迁地保护的居群相对源居群遗传组成有差异，存在遗传结构均质化，遗
传多样性低于源居群仅能部分代表源居群。研究黑檀(*Dalbergia nigra*)谱系地理学
发现，过去的气候变化与复发，森林扩展和收缩周期，可能导致了重复的地理隔
离分化事件，进而导致这些群体的遗传分化，同时也发现了近期人为因素对遗传
多样性的影响，因此建议设置3个进化显著单位加以保护。

5.1.4　分子标记

遗传多样性是生物多样性的重要组成部分。任何物种都具有其独特的基因和遗传组成，可以说物种是构成生物群落进而组成生态系统的基本单元。目前遗传多样性有广义和狭义两方面的定义，其中广义遗传多样性的代表 McNeely 的定义为"蕴藏在地球上植物、动物和微生物个体基因中的遗传信息的总和"；狭义的定义为世界资源研究所(The World Resources Institute，WRI)等提出的："遗传多样性是指种内基因的变化，包括同种显著不同的群体间或同一群体内的遗传变异。"蕴藏于物种内的分子、细胞和个体水平的遗传变异是遗传多样性的基础。本文主要关注狭义的遗传多样性。

对遗传多样性的检测最初是从形态学开始的。随着染色体的发现及其结构和功能的确定，人们又把研究的重点转向染色体上。20世纪60年代，酶电泳技术使得在分子水平上客观地揭示遗传多样性成为可能。20世纪80年代，分子生物学技术的发展，带来了一系列更为直接的检测遗传多样性的方法，即直接测定遗传物质本身序列的变异。目前检测遗传多样性的手段常用分子水平的检测。

1. 限制性酶切片段长度多态性分子标记

限制性酶切片段长度多态性(restriction fragment length polymorphism，RFLP)是20世纪70年代发展起来的一种分子遗传标记，也是最早用于群体遗传多样性分析的DNA分子标记技术。该技术是将核DNA、叶绿体DNA、线粒体DNA或者总DNA提取出来，用已知的限制性内切酶消化，电泳印迹后再用DNA探针杂交，并放射自显影，从而得到与探针同源的DNA序列酶切后在长度上的差异。这表明在被切割的不同个体的DNA分子上，内切酶的识别序列有差异，且这种差异反映在酶切片段的长度和数目上。根据所用探针在模板上的拷贝数RFLP可分为两类：一类以cDNA作为探针的一般RFLP方法；另一类以小卫星或微卫星DNA序列为探针的DNA指纹分析(DNA Fingerprinting)法。前者只产生少数甚至一条杂交带；后者条带多样性特别丰富，可以达到十几条以至几十条。DNA指纹常用探针有3类，即小卫星探针(minisatellite probe)、微卫星探针(microsatellite probe)或基因组探针。DNA指纹谱(genetic finger print)代表了基因组中存在多个位点的遗传变异，DNA指纹谱的相似程度不仅可以反映个体间的相似程度，而且还可以反映群体间的相似度。常用来做RFLP分析的限制酶包括价格较低的*EcoR* I、*Hind* Ⅲ等。用于DNA指纹的有*Hae* Ⅲ、*Hinf* I等识别小卫星重复序列的酶。虽然RFLP是一种十分有效的遗传标记，但RFLP分析需要比较完善的试验条件，需具有酶切、标记、分子杂交等技术的实验室，而且工作量大、成本高以及放射性标记所涉及的安全性问题，使其应用受到一定的限制。

2. 随机扩增多态DNA分子标记

20世纪80年代末期，随着热稳定的Taq DNA聚合酶的开发，以PCR为基础的遗传多样性检测技术便应运而生。这一技术上的发明很快带出了一种新的遗传标记技术——随机扩增多态DNA(random amplified polymorphic DNA，RAPD)技术。该技术很快应用到了遗传多样性检测、进化、遗传育种等领域。RAPD是以10 bp左右的随机寡核苷酸单引物，对DNA进行扩增，扩增产物通过电泳分离后检测其多态性。其优点是：① 所需要的样品少，所用的模版DNA量从微克级降到纳克级甚至皮克级 (1 μg = 10^3 ng = 10^6 pg)；② 检测方便快速，不经过花费时间的杂交阶段；③ 效率高；④ 引物无种属特异性，一套引物可用于不同物种的研究。其缺陷为：① 实验重复性较差，影响了不同条件下实验结果的可比性；② 每个标记能提供的信息量小；③ 有假阳性和假阴性结果；④ 为显性标记，不能提供完整的遗传信息。应用RAPD时，应采用标准的反应条件，建立系统性实验对照，并慎重审查试验结果。

3. 扩增片段长度多态性分子标记

扩增片段长度多态性(amplified fragment length polymorphism，AFLP)是一种基于PCR和RFLP基础上发明的DNA指纹技术。该技术与RFLP的主要区别是用PCR代替Southern杂交，兼有RFLP技术的可靠性和PCR技术的高效性，所以被认为是一种十分理想的、有效的、先进的分子标记，现已被广泛用于遗传图谱构建、遗传多样性研究、基因定位及品质鉴定等方面研究。AFLP技术是建立在基因组限制性片段基础上的PCR扩增。由于不同物种的基因组DNA大小不同，基因组DNA经限制性内切酶酶切后，产生分子量大小不同的限制性片段；使用特定的双链接头与酶切 DNA 片段连接作为扩增反应的模板，用含有选择性碱基的引物对模板 DNA 进行扩增，选择性碱基的种类、数目和顺序决定了扩增片段的特殊性，只有那些限制性位点侧翼的核苷酸与引物的选择性碱基相匹配的限制性片段才可被扩增。扩增产物经聚丙烯酰胺凝胶电泳分离，然后根据凝胶上 DNA 指纹的有无来检出多态性。其优点是：① 具有准确性和灵敏度高、快速高效、结果稳定特性；② 所需 DNA 量少；③ 多态性检出率高；④ 重复性好；⑤ 可以在不知道基因组序列特点的情况下进行研究。其缺陷是：① 操作技术要求严格；② 扩增时有假阳性和假阴性结果；③ 凝胶背景杂乱等。

4. 微卫星 DNA 分子标记

微卫星 DNA(microsatellites DNA) 又叫作简单重复序列(simple sequence repeats，SSR)或者短串联重复序列(short tandem repeats，STR)，是指以少数几个核苷酸(1 ~ 6 个)为单位的串联重复的 DNA 序列，常见的为 2 ~ 3 个核苷酸。这些单位的重复次数在不同的生物中差异较大，并且随机分布于真核生物基因组中。微卫星序列最早在人类基因组中被发现，现已证明在植物中也广泛存在，且不同植物中微卫星的变化也非常大。在植物基因组中，大约 29 kb 就有 20 bp 的微卫星序列，其中二核苷酸微卫星序列最丰富，以 $(AT)_n$ 居多，其次为 $(GA)_n$。据报道，在水稻基因组中，$(GA)_n$ 为单位的微卫星个数达 1 360 个，$(GT)_n$ 为单位的微卫星达 1 230 个。根据重复单元的排列，微卫星序列被分成了完全重复序列、不完全重复序列和复合序列 3 类：完全重复序列，指重复中没有其他碱基分散于其中；不完全重复序列，指重复序列被 ≤ 3 个不重复的碱基隔开，而两端的重复序列重复数大于 3；复合序列，指 2 类或 2 类以上的串联重复单位被 ≤ 3 个连续的非重复碱基分隔开，但不中断的重复单位的重复数大于 5。不同生物体的基因组中 3 种类型序列的比例不尽相同。许多学者对微卫星标记进行了研究。其特点如下：呈共显性，遵循孟德尔遗传法则；其数量没有生物学的限制，覆盖整个基因组，揭示出高度多态性；标记的带型简单，条带一致，客观明确；具有多个等位基因，信息量高；PCR 技术进行检测，需要 DNA 样品少，并且质量要求不高，即使部分降解也可进行分析；每个位点由设计的引物决定，便于交流和引物开发；具有连锁不平衡现象；一些编码蛋白质，而另一些不编码蛋白质；在不同基因位点上的微卫星的重复序列可以不同，也可以相同；特定位点的微卫星均由2部分组成，即中间的核心区和外围的侧翼区。微卫星标记作为一种成熟的分子标记，在植物种群遗传学研究中已被应用于遗传图谱的构建、基因定位、遗传多样性研究、物种进化与亲缘关系研究、辅助育种等方面。

5. 目标区域扩增多态性分子标记

目标区域扩增多态性(target region amplification polymorphism，TRAP)是一种新型分子标记技术，是在SRAP标记基础上开发而来的。该分子标记技术与植株表型差异紧密连锁，受到育种工作者的高度重视，在作物的遗传多样性、居群结构、杂种鉴别等研究中得到广泛应用。TRAP分子标记是利用固定引物和随机引物相结合的方式对基因组中的目标序列进行多态性扩增，从而产生与目标序列连锁的多态性标记。固定引物是根据靶基因cDNA序列或EST序列进行设计，随机引物主要是针对内含子或外显子的特点进行设计。

6. 基于RAD技术开发的SNP分子标记

RAD测序，即限制性酶切位点相关的DNA测序(restriction-site associated DNA sequencing，RAD-seq)，是一种在二代测序(next-generation sequencing，NGS)基础上发展起来的简化基因组测序(Reduced-representation genome sequencing，RRGS)技术，利用限制性内切酶对基因组进行酶切，回收一定长度的片段，构建文库后进行高通量测序。由于该技术是对整个基因组中酶切位点侧翼的序列进行深度测序，从而获得成千上万的单核苷酸多态性(single nucleotide polymorphisms，SNP)标记，所以这些SNP标记可代表整个基因组的序列特征。

RAD测序技术具有通量高、准确性高、实验周期短、性价比高、不受有无参考基因组限制等优点，近年来已成功应用于分子标记开发、高密度遗传图谱构建、重要性状的数量性状基因座(quantitative trait locus，QTL)定位、群体遗传学及系统发生分析等研究领域。

5.2 基于SRAP分子标记的铁皮石斛保护遗传学研究

独特的生境造就了铁皮石斛药材的非凡品质，但由于其特殊的生长环境和自身繁殖极为困难以及近50年来人为的过度采挖，已经使铁皮石斛资源急剧减少，面临灭绝的现状[1, 2, 3]。为阐述其濒危机理及根据其濒危原因提出合适的保护策略，本文利用SRAP分子标记进行铁皮石斛的保护遗传学研究。

5.2.1 材料与方法

1. 材料

收集铁皮石斛9个居群（广西乐业GL、广东韶关GS、贵州三都GSD、湖南郴州HC、广西西林GX、云南广南YG、江西南丰JN、广西天峨GT、浙江雁荡山YD）的84个个体，采集新鲜幼叶，立即保存在放有硅胶的密封塑料袋中。采集地位置见表5-1。

表 5-1　9 个居群的具体地理位置

Table 5-1　The specific geographic location of the 9 populations

Population code	Location	Vouchers numbers	Sample size	Longitude E	Latitude N
GL	Leye, Guangxi Province	XYD03002	12	106°56′	24°78′
GS	Shaoguan, Guangdong Province	XYD03009	12	113°62′	24°84′
GSD	Sandu, Guizhou Province	XYD05003	12	107°86′	26°
HC	Chenzhou, Hunan Province	XYD03005	11	113°	25°79′
GX	Xilin,Guangxi Province	XYD03010	8	105°08′	24°51′
YG	Guangnan,Yunnan Province	XYD05002	7	105°09′	24°05′
JN	Nanfeng, Jiangxi Province	XYD03003	10	116°52′	27°22′

（续表）

Population code	Location	Vouchers numbers	Sample size	Longitude E	Latitude N
GT	Tian'e ,Guangxi Province	XYD04012	6	107°16′	25°01′
YD	Yandangshan, Zhejiang Province	XYD03012	6	120°94′	28°14′

2. DNA 提取

DNA提取利用CTAB法进行。

3. SRAP分析

4对引物（表5-2）组合用于铁皮石斛的SRAP分析。PCR反应程序：94℃预变性5 min，94℃变性1 min，35℃复性1 min，72℃延伸1 min，循环35次；最后1个循环退火温度提高至50℃，最后72℃延伸7 min，4℃保存。反应体系组成为：（25 μL反应体积）：2.5 μL PCR Buffer，2.5 mM $MgCl_2$，dNTP 200 μM，模板DNA 30 ng，Taq聚合酶1U，随机引物0.8 μM。扩增产物用6%变性聚丙烯凝胶电泳，用银染的方法获得SRAP条带。

表 5-2　SRAP 引物序列

Table 5-2　The forward and reverse sequence-related amplified polymorphism (SRAP) primer combinations

Primer combinations	Forward primer	Reverse primer
me2+em6	TGAGTCCAAACCGGAGC	GACTGCGTACGAATTCCG
me2+em9	TGAGTCCAAACCGGAGC	GACTGCGTACGAATTACG
me5+em5	TGAGTCCAAACCGGAAG	GACTGCGTACGAATTTCA
me8+em3	TGAGTCCAAACCGGTGT	GACTGCGTACGAATTGAC

4. 数据分析

按照电泳图谱中同一位置上DNA带的有无进行统计，有带的记为"1"，无带的记为"0"，仅记录清晰、稳定的扩增带，形成0/1矩阵图输入计算机。应用POPGENE 1.31软件对全部居群和各单个居群分别进行遗传参数分析，分别计算了多态位点百分比（PPB）、Nei's基因多样性指数（H_e）、Shannon信息指数（I）、群体间的遗传分化系数（G_{ST}）、Nei's遗传距离（D）。

根据SRAP的0，1表型数据矩阵，计算样品之间的Jaccard相似性系数作为遗传距离，然后用AMOVA程序计算居群间和居群内的遗传变异。另外，研究还进一步对基因分化系数（Φ_{ST}）进行了统计计算。居群间的基因流通过公式$Nm =（1 - \Phi_{ST}）/4\Phi_{ST}$推算。输入文件用AMOVA-PREP软件生成。根据Nei's遗传距离，利用TFPGA软件对居群进行UPGMA聚类分析。应用NTSYS-pc 2.10e软件的Mantel统计学检验对种群间的地理距离和遗传距离进行相关性分析，并做显著性检测（1,000次置换）。用NTSYS -pc 2.10e 软件的主坐标（Principal Coordinate Analysis，PCA）分析遗传变异的分布。

5.2.2　结果

实验中共扩增出109条条带，其中96条为多态性条带。物种水平及居群水平的多态位点百分比（PPB）、Shannon's多态信息指数（I）、期望杂合度（expected heterozygosity，H_e）均列于表5-3。

表 5-3　铁皮石斛居群 SRAP 遗传多样性分析

Table 5-3　SRAP analysis of genetic diversity in natural populations of *D. officinale*

Population	Individual codes	*PPB*%	H_e	*I*
GL	1—12	59.63	0.217 2	0.321 9
GS	13—24	59.63	0.216 0	0.321 2
GSD	25—36	66.97	0.247 2	0.366 3
HC	37—47	52.29	0.186 0	0.277 1
GX	48—55	49.54	0.174 8	0.261 2
YG	56—62	55.05	0.208 6	0.306 3
JN	63—72	50.46	0.166 4	0.250 2
GT	73—78	44.04	0.160 9	0.239 4
YD	79—84	27.52	0.113 0	0.164 2
Average		51.68	0.187 8	0.278 6
Species		88.07	0.288 0	0.436 3

根据 SRAP 数据分析得知，铁皮石斛居群间存在一定程度的遗传分化。居群间遗传变异量占总遗传变异量的27.05%，而居群内遗传变异量占总变异量的72.95%。说明铁皮石斛的遗传多样性主要分布在居群内，但居群间的遗传分化也达到了显著性水平（$P<0.001$）。各个居群的 Φ_{ST} 从0.132 7到0.415 1不等（表5-4）。基于 Φ_{ST} 值估算的居群间基因流 Nm 为0.94，说明居群间存在着较小的基因流。AMOVA 数据分析列于表5-5。

表 5-4　居群间的 Φ_{ST} 值

Table 5-4　Values of Φ_{ST} that represented the genetic differentiation between pairs of populations calculated by AMOVA

Population	GL	GS	GSD	HC	GX	YG	JN	GT	YD
GL	****								
GS	0.205 8	****							
GSD	0.132 7	0.177 2	****						
HC	0.240 8	0.203 2	0.187 9	****					
GX	0.270 4	0.234 5	0.157 3	0.274 1	****				
YG	0.281 7	0.268 3	0.199 6	0.249 2	0.190 4	****			
JN	0.316 8	0.295 4	0.202 1	0.298 3	0.334 8	0.282 2	****		
GT	0.358 0	0.313 2	0.283 0	0.369 8	0.325 1	0.339 3	0.249 1	****	
YD	0.381 2	0.409 0	0.334 4	0.409 8	0.415 1	0.397 5	0.320 3	0.334 5	****

表 5-5　居群间和居群内的遗传变异分析

Table 5-5　Analysis of molecular variation (AMOVA) for SRAP data of 84 individuals in nine populations of *D. officinale*

Source of variation	d.f.	Sum of squares	Mean squares	Variation components	Total variation /%	P-value
Among Populations	8	432.765 9	54.096	4.527	27.05	P<0.001
Within Populations	75	915.626 9	12.208	12.208	72.95	P<0.001

所有居群的遗传距离与地理距离的关系列于表5-6。基于Nei's遗传距离的UPGMA聚类分析结果见图5-1。基于居群地理距离和遗传距离的Mantel检测表明，铁皮石斛的9个居群间的遗传距离与地理距离之间并不存在显著的相关性（$r=0.332\,2$，$P>0.05$）。

表 5-6　地理距离（km，右上角）和 Nei's 遗传距离（左下角）

Table 5-6　Nei's genetic distances and geographical distances among nine populations of *D. officinale* [Geographic distances (km) are given above the diagonal and Nei's (1972) genetic distances aregiven below the diagonal.]

Population	GL	GS	GSD	HC	GX	YG	JN	GT	YD
GL	****	714	169	618	188	225	1 016	46	1 489
GS	0.125 1	****	565	145	898	909	357	682	811
GSD	0.093 2	0.108 2	****	457	355	394	852	160	1 323
HC	0.103 7	0.094 3	0.111 7	****	806	828	401	593	873
GX	0.142 5	0.139 1	0.099 3	0.129 5	****	85	1 205	216	1 678
YG	0.171 3	0.148 3	0.150 7	0.109 7	0.129 0	****	1 299	238	1 702
JN	0.149 2	0.122 5	0.108 1	0.124 2	0.162 1	0.153 2	****	993	472
GT	0.199 6	0.150 0	0.170 1	0.190 4	0.183	0.213 1	0.109 1	****	1 466
YD	0.165 9	0.207 1	0.202 2	0.173 4	0.213 4	0.215 7	0.142 9	0.161 6	****

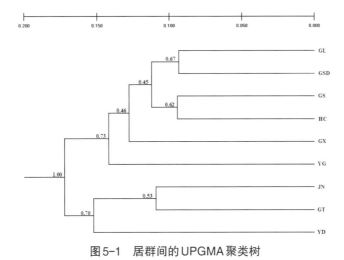

图5-1　居群间的UPGMA聚类树

Figure 5-1　UPGMA dendrogram showing genetic relationship of nine populations of *D. officinale*

注：重复次数为1 000次，分支处的数值为置信度。标尺显示为遗传距离。

Note: The number of repetitions is 1 000, and the value at the branch is the confidence level. The ruler shows genetic distance.

PCA分析表明84个供试样品分为2个大组，与UPGMA聚类结果一致。不同居群个体分布的无秩序性和互相叠加覆盖，证明个体之间的遗传关系与空间分布缺乏相关性，与Mantel检测的结果一致（图5-2）。

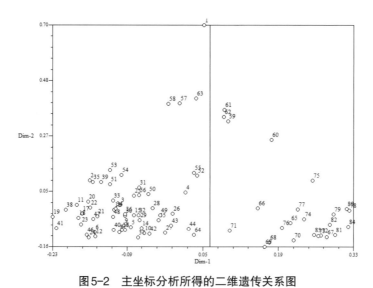

图5-2　主坐标分析所得的二维遗传关系图

Figure 5-2　Two-dimensional plot of principal coordinate analysis based on SRAP data

5.2.3　分析

1. 取样对多样性评估的影响

根据Nybom和Bartish的观点[4]，采样量的多少对多样性指数的评估产生的影响很小。Nei[5]提出，如果用比较多的条带来进行杂合度分析，那么个体数量产生的影响便可以忽略。George[6]也表达了相同的观点，即相对于产生的条带来说，个体数量对杂合度和遗传距离的分析产生极小的影响。虽然我们研究的某些居群的个体数量偏少，但并不会对我们的研究产生太大的影响，我们在研究中得到的数据是真实可信的。

2. 铁皮石斛居群的遗传多样性

遗传多样性的准确测定对濒危物种的保护意义重大。一般来说，濒危物种存在着低的遗传多样性，但是在一些濒危的兰科植物中也存在着较高的遗传多样性，如高叶斑兰、独花兰、硬叶兜兰、春兰、天麻等物种。这说明铁皮石斛的遗传多样性在兰科植物中属于中等偏高水平。

　　研究表明，许多兰科植物具有低居群水平、高物种水平的遗传多样性，所以在铁皮石斛居群中检测到如此类似的情况也是正常的，造成低居群高物种水平遗传多样性的原因可能有环境恶化及生境片段化导致居群范围的缩小。植物的生活史特征特别是繁育方式对物种遗传多样性的高低有着重要影响。一般来说，远交类的植物拥有较高的居群遗传多样性。铁皮石斛为虫媒传粉远交、种子风力散布植物，理论上应具有较高的居群遗传多样性。但实际上铁皮石斛却具有较低的居群水平的遗传多样性和相对较高的物种水平的遗传多样性，主要的影响因素可能是铁皮石斛的特殊繁育方式。铁皮石斛的种子萌发必须依赖与小菇属等真菌的共生，而且萌发后形成的原球茎生长还需依赖与小菇属真菌的共生，这在一定程度上降低了远交繁育的实际效率。铁皮石斛作为名贵中药材，所遭受的人为干扰破坏程度比其他植物类群要严重得多，可能也会导致其居群遗传多样性的迅速丧失。各自然居群的遗传多样性水平存在很大差异，这在一定程度上可能是由于被破坏程度的差异所造成。物种的地理分布特征也可能影响其遗传多样性水平。一般而言，广布种比狭域分布的物种具有更高的遗传多样性，铁皮石斛与高斑叶兰、野生春兰等在兰科植物中表现出较高遗传多样性，可能与它们地理分布相对较广有关。形态多样性是遗传多样性的表现形式之一。铁皮石斛的形态性状表现出较高的多样性，从植株高矮、直径到花被颜色、唇瓣颜色及茎的解剖学特征等都表现出一些变异。

3. 铁皮石斛居群的遗传结构

　　植物居群的遗传变异受到诸如繁育系统、种子传播机制、生境片段化、遗传漂变、居群的遗传隔离、地理分布、自然选择等多个因素的影响，其中繁育系统是主要的影响因素。铁皮石斛的种子必须与真菌共生才能萌发，自然条件下萌发率低于5%，而且萌发形成的原球茎能否及时接种真菌而成功生长也存在不确定因素。因此，随机遗传漂变可能主导了铁皮石斛居群的遗传分化，而居群遗传距离与地理距离之间的Mantel检验不存在显著的相关性恰恰说明了这一点。

　　AMOVA分析表明，铁皮石斛居群间存在的遗传分化高于居群内。一般说来，杂交物种具有高的遗传多样性及较低的居群间的遗传变异，这一结论也适合铁皮石斛。濒危植物高的遗传多样性及较低的居群间的遗传变异，可能受到如下因素的影响：居群自然减小及自然选择后多样性减少的时间不足；由于人类活动引起的曾经持续的遗传系统的近期片段化。铁皮石斛曾在20世纪50年代遭到毁灭式的开采，高遗传多样性、较低的居群间差异的现状证明在历史的进化长河中，这短短的几十年时间并没有对其多样性的改变产生太大的影响。"铁皮枫斗"强的功效及昂贵的价格，促使人们疯狂开采，导致其濒危现状，这与最近几十年的生境片段化及人为的过度开采是分不开的。另一个可能的原因是目前每一个居群是由几个小的居群合并而成的，而这些居群之间缺乏有效的基因交流。

花粉和种子是基因交流的有效方式。铁皮石斛的 $Nm<1$，表明基因流不足以抵制居群内因遗传漂变而引起的居群分化。铁皮石斛居群的地理分布可能是导致低的基因流的一个原因。铁皮石斛一般附生于海拔800～1 500 m的树木或岩石上，对于传粉者来说飞行这么高比较困难。兰科植物的种子都比较轻，细如粉尘，可以通过风力远距离传播。本来这是提高基因流的有效方式，但是由于铁皮石斛的种子缺乏胚乳且必须与真菌共生才能萌发，导致发芽率太低（<5%），这可能导致居群间有限的基因流。人类的过度开采可能导致物种的片段化分布，随之引起花粉、种子的传播困难，也有可能是有限基因流的一个影响因素。

4. 铁皮石斛的保护策略

物种的遗传多样性水平在一定程度上体现着这个物种适应环境的能力，同时物种的遗传多样性水平可以为濒危物种的现状和保护提供非常重要的理论依据。铁皮石斛的遗传结构可以归纳为高物种水平、低居群水平的遗传多样性，且居群内的遗传分化高于居群间，可能与长时间的生境破坏及片段化引起的居群大小减小及有限的基因流有关。

物种保护的最终目的就是保证居群的存在并持续它们的发展潜力。首先应加强铁皮石斛自然资源的就地保护，严格限制人工采挖野生铁皮石斛。最近几十年，铁皮石斛的生境由于森林砍伐、农业种植等原因遭到严重破坏。原生境的保护可以保证传粉者、共生真菌等石斛生活史中的参与者更好地发挥作用。

其次，应选择适宜的地点建立专门的长期资源圃和育种基地，为栽培铁皮石斛提供优良种质和及时进行野生种质复壮工作，以提高栽培质量。再次，在就地保护和迁地保护的过程中应该提高每个居群的个体数，有效防止瓶颈效应之后的遗传多样性的丧失。最后，在迁地保护的过程中，如广西西林、广东韶关、贵州三都等具有较高的遗传多样性的居群应重点加以保护。同时，为了防止居群的灭绝，诸如江西南丰、浙江雁荡山、广西天峨等具有较低遗传多样性的居群也应该加以保护。

5.3 基于AFLP分子标记的铁皮石斛保护遗传学研究

由于野生资源及野生生境遭到了毁灭性的破坏，在保护野生生境开展就地保护的同时，迁地保护也被广泛应用于铁皮石斛的保护。为更准确地为铁皮石斛提供保护策略[7]，本文利用AFLP分子标记开展了铁皮石斛的保护遗传学研究。

5.3.1 材料与方法

1. 材料

收集铁皮石斛12个居群(贵州三都SD、福建顺昌SC、云南文山WS、湖南郴州CZ、湖南邵阳SY、广东韶关SG、广西桂林GL、广西乐业LY、广西西林XL、云南广南GN、江西南丰NF、浙江雁荡山YD)的71个个体，采集新鲜幼叶，立即保存在放有硅胶的密封塑料袋中。采集地位置见表5-7。

表 5-7　12个居群的具体地理位置

Table 5-7　The specific geographic location of the 12 populations

Population codes	Location	Longitude E	Latitude N
SD	Sandu，Guizhou Province	10 786°	2 600°
SC	Shunchang，Fujian Province	11 780°	2 680°
WS	Wenshan，Yunnan Province	10 424°	2 337°
CZ	Chenzhou，Hunan Province	11 300°	2 579°
SY	Shaoyang，Hunan Province	11 105°	2 722°
SG	Shaoguan，Guangdong Province	11 362°	2 484°
GL	Guilin，Guangxi Province	11 028°	2 529°
LY	Leye，Guangxi Province	10 656°	2 478°
XL	Xilin，Guangxi Province	10 508°	2 451°
GN	Guangnan，Yunna Province	10 509°	2 405°

（续表）

Population codes	Location	Longitude E	Latitude N
NF	Nanfeng，Jiangxi Province	11 652°	2 722°
YD	Yandangshan，Zhejiang Province	12 094°	2 814°

2. DNA 提取

DNA 提取利用 CTAB 法进行。

3. AFLR 分析

基因组 DNA 用 *EcoR* I 和 *Mse* I(New England Biolabs) 消化；将两个接头连接到限制性片段的两端；使用引物 E–A(5′–GACTGC GTACCAATTCA–3′) 和 M–C(5′–GATGAGTCCTGAGTAAC–3′) 进行预选择性 PCR，使用 E–ACA/M–CTC、E–AAC/M–CTT、E–ACT/M–CAC 和 E–AAG/M–CAT 4 种引物组合进行选择性 PCR 扩增；用 6% 变性聚丙烯酰胺凝胶分离 PCR 产物(丙烯酰胺：双丙烯酰胺=19 ：1)，AFLP 条带采用银 sequenceTM DNA 染色试剂(PROMEGA；WI，美国)染色。

4. 数据分析

AFLP 条带计为 1(有) 和 0(无)，单态性条带和多态性条带都统计在数据矩阵中，生成的二元矩阵首先用 POPGENE 1.1151 软件进行分析。在假设哈迪温伯格平衡(Hardy-Weinberg equilibrium)的前提下，所分析的遗传多样性指数包括：多态位点百分率(percentage of polymorphic loci，PPL)、香农信息指数 Ig、期望杂合度 H_e，并根据 Nei's 遗传距离构建居群非加权配对算术平均(unweighted pair-group method of averages，UPGMA)聚类树，由 TFPGA 1.3 软件计算分支置信度，重复次数为 1 000 次。Nei's 遗传距离与实际地理距离之间的相关性通过 NTSYS–pc 2.1 软件的 Mantel test 来检测，重复次数为 1 000 次。

分子变异分析软件 AMOVA 被用来分析总遗传变异、居群内遗传变异和居群间遗传变异。AMOVA–PREP 1.01 软件被用来生成欧几里得距离对矩阵(Euclidean distance matrix)以及 AMOVA 所需要的输入文件。居群间的遗传分化指数用 $\varPhi_{ST}$ 来计算，该指数被认为是类似于传统的 F_{ST} 统计(F statistics)，显著度的检测设置重复次数为

1 000次。另外，基于F_{ST}指数来计算居群间的基因流$Nm[Nm=(1 - F_{ST})/4F_{ST}]$。

个体间相似度距离矩阵(GS)按照Dice方法来计算。Dice系数与常见的Jaccard相似系数比较类似，但是在权重分配上有所侧重。Dice系数基于这样的假定：即1-1配对的权重是0-0配对权重的2倍[8]。基于GS值，个体之间的相关性通过NTSYS-pc 2.1软件的主成分分析(PCA)来获得。

5.3.2　结果

从4个引物组合中选择了195条100 ~ 500 bp的条带作为标记，5个盲样经过放大和评分后均被正确地分配给相应的个体。在975个表型比较中，有20个差异，错误率为2.05%。差异似乎集中在3个标记，因此这3个标记被排除在计算之外。在此之后，盲样与相应个体之间的错误率为1.04%(960个表型比较中有10个差异)。

最后计算了192个清晰条带，其中164个为多态条带。种群水平和物种水平上的多态基因座百分比(PPL)、香农信息指数(I_s)和期望杂合性(H_e)等遗传多样性参数见表5-8。

表5-8　各居群以及物种水平的遗传多样性指数和居群样本数

Table 5-8　Genetic diversity index and population sample number at each population and species level

Population codes	Individual codes	Sample size	H_e	I_s	PPL/%
SD	1—10	10	0.178 9	0.271 2	54.17
SC	11—19	9	0.174 5	0.262 9	51.04
WS	20—28	9	0.209 0	0.310 8	57.29
CZ	29—34	6	0.119 6	0.184 1	37.50
SY	35—40	6	0.106 7	0.163 2	33.33
SG	41—47	7	0.192 0	0.287 4	53.12
GL	48—51	4	0.120 0	0.173 9	29.17
LY	52—55	4	0.111 1	0.162 6	28.12
XL	56—59	4	0.122 1	0.186 1	36.46

（续表）

Population codes	Individual codes	Sample size	H_e	I_S	PPL/%
GN	60—62	3	0.116 0	0.171 7	30.21
NF	63—68	6	0.193 5	0.282 4	47.92
YD	69—71	3	0.129 0	0.187 3	31.25
Population average		6	0.147 7	0.220 3	40.82
Species-level value		71	0.268 8	0.410 0	85.42

所有对群体之间的遗传距离和地理距离列于表5-9。利用Nei's遗传距离值，采用UPGMA方法构建群体树状图（图5-3）。遗传距离矩阵与地理距离矩阵之间不存在显著的正相关[r=0.199；P(0.05)]。AMOVA分析表明，尽管种群间变异也很显著[V(A)=26.97%]，但种群内水平对主要变异成分(73.03%)的贡献较大（表5-11）。种群间遗传分化的Ust值为0.047～0.578(表5-10)，种群间每代交换的平均个体数(Nm)为0.67。

PCA分析显示，X轴和Y轴分别解释了10.3%和6.1%的变异(图5-4)。很明显，种群LY明显不同，与其他居群明显区别开来，而其余11个居群又分成了两大类，这一结果与UPGMA聚类树的分析结果相印证。不同居群的个体间有相互重叠和相互混杂的现象，表明个体的遗传关系与空间分布之间缺乏明显的关联，Mantel检验也表明了这一点。

5.3.3　分析

1. 样本多样性对遗传多样性各指数的影响

对于AFLP数据来说，有学者认为，唯一重要的关联在于所能获得的最大遗传距离和居群水平上的期望杂合度之间。然而，当有偏差(值)的数据被排除后，这一关联也变得不是很重要了，每个居群的植株个体数目在居群遗传参数上的影响也微乎其微了。在扩增位点数目较大并且平均杂合度较低的情况，用来推算平均杂合度的个体数目要求则可以放低到很少，用来计算遗传距离的个体数目也可以很小。同样的趋势在其他学者的观点中也有所体现：遗传杂合度比遗传距离更容易受到扩增

表 5-9　地理距离（km，右上角）和 Nei's 遗传距离（左下角）

Table 5-9　Geographical distance (km, upper right corner) and Nei's genetic distance (lower left corner)

pop ID	SD	SC	WS	CZ	SY	SG	GL	LY	XL	GN	NF	YD
SD	****	994.83	468.75	515.22	363.36	593.27	243.96	188.5	325.32	353.79	872.34	1 317.5
SC	0.115 5	****	1 418.5	492.01	647.89	472.23	782.22	1 148.4	1 300.9	1 313.3	135.28	344.12
WS	0.054 7	0.137 6	****	926.54	823.44	966.83	637.29	283.24	153	115.04	1 307.3	1 754.6
CZ	0.096 3	0.182 1	0.089 9	****	227.95	122.78	290.62	657.81	810.53	821.54	385.07	829.85
SY	0.071	0.159 4	0.060 9	0.032 9	****	346.93	234.35	540.46	686.63	710.12	518.93	958.83
SG	0.127 7	0.069 6	0.155 7	0.136 3	0.144 8	****	352.45	713.32	864.48	868.73	392.82	816.34
GL	0.110 5	0.190 8	0.113	0.125 9	0.111 8	0.157 5	****	367.49	520.19	531.07	670.19	1 117.4
LY	0.258 6	0.307 8	0.258 5	0.256 2	0.268 5	0.297 2	0.252 4	****	152.73	169.72	1 032.5	1 478
XL	0.066 6	0.144 4	0.088 9	0.129 9	0.137 2	0.134 2	0.065 5	0.237 7	****	51.216	1 184.4	1 631.8
GN	0.079 4	0.184 4	0.084 6	0.159 7	0.167 3	0.166 4	0.112 4	0.278 1	0.022 3	****	1 199.6	1 647.1
NF	0.131 3	0.078 1	0.145 7	0.152 9	0.139 1	0.061 3	0.142 2	0.271 8	0.128 1	0.173 1	****	447.56
YD	0.116 9	0.186 2	0.141 8	0.163 7	0.157	0.146 9	0.171	0.344 2	0.131 2	0.095 6	0.171 6	****

表 5-10　居群间的遗传分化指数

Table 5-10　Genetic differentiation index

pop ID	SD	SC	WS	CZ	SY	SG	GL	LY	XL	GN	NF	YD
SD	****											
SC	0.2515	****										
WS	0.1249	0.2377	****									
CZ	0.2172	0.3555	0.2389	****								
SY	0.2046	0.3335	0.1875	0.0473	****							
SG	0.2414	0.1057	0.2277	0.2659	0.2919	****						
GL	0.2183	0.2931	0.1577	0.3319	0.3368	0.1901	****					
LY	0.4900	0.4888	0.4426	0.5407	0.5781	0.4436	0.5367	****				
XL	0.1315	0.2460	0.1053	0.2726	0.3170	0.1950	0.0872	0.5225	****			
GN	0.1317	0.3069	0.1320	0.3474	0.4181	0.2312	0.2694	0.5251	0.0742	****		
NF	0.2366	0.1533	0.2403	0.2994	0.2952	0.0833	0.1957	0.4321	0.1982	0.2691	****	
YD	0.2444	0.2372	0.2260	0.3105	0.3809	0.1678	0.2975	0.5532	0.2678	0.2371	0.1423	****

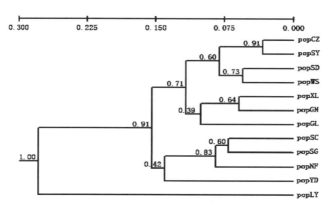

图 5-3　居群间的 UPGMA 聚类树

Figure 5-3　UPGMA clustering tree among populations

注：重复次数为 1 000 次，分支处的数值为置信度。标尺显示为遗传距离。

Note: The number of repetitions is 1 000, and the value at the branch is the confidence level. The ruler shows genetic distance.

表 5-11　居群间和居群内的遗传变异分析

Table 5-11　Analysis of genetic variation between and within populations

Source of variation components	d.f.	Sum of squares	Mean squares	Variation	Total variation/%	P-value
Among populations	11	349.166 5	31.742	3.716	26.97	0.001
Within populations	59	593.678 6	10.062	10.06	73.03	0.001

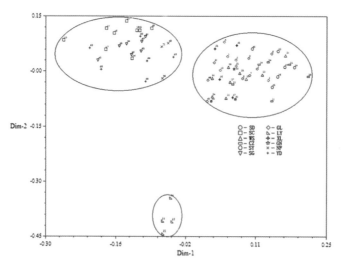

图 5-4　主成分分析所得的二维遗传关系图

Figure 5-4　Two-dimensional genetic relationship diagram obtained from principal coordinate analysis

位点数目的影响，而不是样本数量的影响。所以，本文中尽管有几个居群的样本数量较小，但是并不影响各遗传多样性参数的可靠性。

2. 遗传多样性指数

经分析，铁皮石斛在居群水平上的平均杂合度(H_{ep})是0.148，平均多态位点百分率是(Pp)40.82%；在种水平上，平均杂合度(H_{es})是0.269，平均多态位点百分率(Ps)是85.42%。而其他兰科植物，如RAPD分析香港的高班叶兰的遗传多样性指数为H_{ep}=0.181，Pp=55.1%，H_{es}=0.293，Ps=97.0%，该物种为一种濒危陆生兰；纤细线柱兰的遗传多样性指数为H_{ep}=0.076，Pp=21.65%，H_{es}=0.165，Ps=53%；美冠兰的遗传多样性指数为H_{ep}=0.070，Pp=17.82%，H_{es}=0.202，Ps=79%；中国特有濒危物种独花兰的遗传多样性指数为H_{ep}=0.120，Pp=37.2%，H_{es}=0.194，Ps=76.5%；ISSR分析的天麻遗传多样性指数为H_{ep}=0.176，Pp=59.09%，H_{es}=0.236，Ps=81.82%。对比这几种兰科植物，我们发现，铁皮石斛拥有相对较高的种水平上的遗传多样性，而在居群水平上，遗传多样性则偏低。

首先，杂交系统被认为是决定植物遗传多样性高低的最重要的影响因子之一。兰科植物被认为是自交亲和型植物，然而某些兰科群体也有例外。在这些群体中，遗传障碍导致了较低的近缘繁殖。自交不亲和现象在多种附生兰中都有发现，在石斛属中，约72%的石斛物种是自交不亲和的。尽管尚未有关于铁皮石斛自交不亲和的报道，但是据我们初步的实验观察发现，铁皮石斛是自交不亲和型，而自交不亲和被认为在维持物种较高水平的多样性上具有重要意义。其次，物种的地理分布也会影响它的遗传多样性。一般而言，分布范围广的物种要比分布范围窄的物种拥有更高的遗传变异。据报道，20世纪70年代，铁皮石斛曾经广泛分布于中国南方；而且作为药材，其产量曾经很惊人。这些情况或多或少与天麻的情形相类似。最后，铁皮石斛的生命期限可以达到十几年甚至数十年，有研究认为这种长命草的特点，有可能也是造成它物种水平上遗传多样性较高的原因。

3. 居群遗传结构

通过AMOVA分析，我们发现在铁皮石斛居群间存在有中等水平的遗传分化，平均分化指数为26.97%。在29种远缘杂交物种当中，平均有19.3%的遗传多样性存在于居群之间。铁皮石斛是一种虫媒传粉的远缘杂交物种，而且像绝大多数兰科植物一样，铁皮石斛结果为蒴果，蒴果开裂后，细如粉尘的种子借助风力进行传播。对比其他兰科植物，我们发现，铁皮石斛居群分化程度中等水平，如硬叶兜兰的分化指数为 0.203 1，而独花兰的居群间变异约占总变异的 48.3%。

基因流 $Nm=0.67$，是小于 1 的数值，而这一水平上的每代迁移不足以抵制潜在的遗传漂变可能带来的后果，因而不足以阻止持续的居群间分化。居群间基因流的大小主要受限于种子和花粉的传播。在自然条件下，每年的 10 月份左右，铁皮石斛的种子成熟以后从开裂的蒴果中飘散出来。而此时，正值热带风暴甚至台风比较频繁登陆我国东南沿海的时候，这对于铁皮石斛的种子传播起到了极大的推动作用。这事件大致上可以阐明广东、福建、江西和浙江这几个省的铁皮石斛居群间存在个体重叠混杂的现象。兰科植物的种子极其轻微，很可能通过风力进行长距离的传播，这是推动基因流的重要因素。而事实上，本研究发现，铁皮石斛各居群间的基因流是很有限的。究其原因，可能是因为种子的萌发率太低，即被传播到远方的种子不能萌发从而抵消了风力传播的效果。此外，花粉的传播主要受制于传粉者的飞行能力，根据目前各居群分布状况来看，通过蜜蜂等传粉者来达到居群间传粉的可能性较小。因为铁皮石斛居群间互相隔离，本研究所采用的 12 个居群间最小的地理距离是 50 km，其他的都远远大于 100 km，这些状况是导致基因流较小的主要原因。

4. 保护遗传学的考虑

铁皮石斛是一种附生兰，高 9 ~ 35 cm。总状花序从落了叶的老茎上部发出，具 2 ~ 3 朵花；结果为蒴果。铁皮石斛的种子缺乏胚乳，所以在自然条件下，必须通过与真菌共生才能正常萌发。因此，铁皮石斛的种子萌发率非常低，只有 5% 左右并且生长缓慢，这有可能是导致铁皮石斛居群以及个体数量下降的生物学缺陷。

总的来说，铁皮石斛的遗传结构就是居群水平遗传多样性偏低，而物种水平上则相对较高，这很有可能是居群偏小以及由于生境片段化导致的基因流偏低造成的。在过去的 50 多年里，铁皮石斛居群大小急剧下降，主要是因为它被作为药材来收购而造成的。无节制的采挖不仅给该物种带来了破坏，同时对它的生境也造成了严重破坏，使其不再适合铁皮石斛继续生长下去。生境片段化和居群的退化将增加近缘个体交配的可能性，这最终将导致该物种遗传多样性的丢失。

考虑到铁皮石斛特殊的生境条件，就地保护是首先要推行的保护办法。国际自然保护联盟(International Union for Conservation of Nature，IUCN)收录的很多兰科植物，包括铁皮石斛，都有一定的生境偏爱性和传粉者依赖性。因此生境的保护才能保证该物种与其他有机体共存，如真菌、传粉者等是铁皮石斛生命周期中不可缺少的。另外，要监控铁皮石斛有可能发生的近缘杂交退化等现象，尽量避免近缘杂交。

在迁地保护中，我们应当规划一个该物种的种质资源库。铁皮石斛的种子及原球茎可以冰冻保存很多年，仍然能获得较高的萌发率。本研究发现，云南文山居群、广东韶关居群和江西南丰居群相比其他居群，拥有较高的遗传多样性。因此，在建立种质资源库时，首先要给予这些居群以优先权，同时也要保护比较特殊的居群如广西乐业居群，这样才能保证维持该物种尽可能大的遗传变异。另外，兰科植物的正常生长离不开共生真菌，有研究报道已经成功分离并获得几种能够促进铁皮石斛生长的真菌。共生真菌将在铁皮石斛的迁地保护发挥巨大的潜能。

5.4　基于SSR分子标记的铁皮石斛保护遗传学研究

由于铁皮石斛保健品和药品的大规模开发，人为滥采滥挖造成的生境破坏，使其野生生境严重片段化，野生资源遭受毁灭性的破坏，因此有必要对现有铁皮石斛野生居群深入开展遗传多样性及遗传结构研究。本书采用RAPD标记、SRAP标记及AFLP标记等对铁皮石斛居群的遗传多样性进行研究，可在居群缺乏、各居群样本缺乏的基础上，尚未能彻底认识铁皮石斛居群的遗传多样性及遗传结构。

本研究从8个省份收集了206份铁皮石斛样本，共计16个居群，涵盖了铁皮石斛主要分布地(表5-12)。随机选取了本实验室开发的11个微卫星标记用于206份样本基因型数据的获取，研究各居群的遗传多样性及遗传结构。

5.4.1　材料与方法

1. 材料

植物材料取自中国8个省份16个居群的206份样本用硅胶干燥的腊叶标本(表5-12)。由于铁皮石斛是濒危植物，每个位点采样数最多20个。样本DNA提取采用CTAB法。

表 5-12　铁皮石斛 16 居群的采集地点及样本数

Table 5-12　Specimens used in this study with their localities of collection

Pop	Population code	Locality	Latitude S	Longitude W	N_C
Yandang Mts.					
pop01	ZJ-YD	Yandang，Zhejiang Province	28.36	121.06	20
pop02	ZJ-YJ	Yongjia，Zhejiang Province	28.17	120.71	20
Wuyishan Mts.					
pop03	FJ-WY	Wuyi，Fujian province	27.87	117.78	11

(续表)

Pop	Population code	Locality	Latitude S	Longitude W	N_C
pop04	FJ-SC	Shunchang，Fujian Province	26.67	117.77	9
pop06	JX-NF	Nanfeng，Jiangxi Province	27.21	116.38	14
pop07	JX-YT	Yingtan，Jiangxi Province	27.96	117.08	9
Nanling Mts.					
pop11	HN-SY	Shaoyang，Hunan Province	24.78	111.72	12
pop12	HN-CZ	Chenzhou，Hunan Province	25.72	113.22	15
pop13	GD-SG	Shaoguan，Guangdong Province	24.86	113.84	15
East Yungui Plateau					
pop14	GZ-SD	Sandu，Guizhou Province	25.99	107.95	12
pop15	GZ-LB	Libo，Guizhou Province	25.32	107.92	12
pop16	GX-TE	Tian'e，Guangxi Province	25.03	107.15	11
pop17	GX-HC	Hechi，Guangxi Province	24.65	107.84	15
Yungui Plateau					
pop18	GX-XL	Xilin，Guangxi Province	24.54	105.05	10
pop20	YN-SP	Shiping，Yunnan Province	23.83	102.54	9
pop21	YN-WS	Wenshan，Yunnan Province	23.32	104.12	12
ALL					206

2. 微卫星数据的获取及质量控制

随机选取的 11 个微卫星标记见表 5-13。

PCR 反应为 10 μL 反应体系，包含 40 ng 模板 DNA，1× PCR buffer (50 mM KCl) 和 10 mM Tris-HCl (TaKaRa)，2 mM $MgCl_2$，200 μM dNTP (TaKaRa)，0.2 μM 引物，及 0.5 U Taq DNA polymerase (TaKaRa)。PCR 反应在 PCR 仪 (Eppendorf Mastercycler Pro S，Germany) 上进行，反应条件为：94℃预变性 5 min，91℃变性 1 min，50 ~ 60℃ (依据各引物最佳退火温度) 退火 1 min，72℃延伸 2 min，共 30 个循环，72℃延伸 10 min，16℃保存。

表 5-13　铁皮石斛 16 个居群的 11 个微卫星位点

Table 5-13　Characterisation of 11 *D. officinale* microsatellite loci in 16 populations

Locus	GenBank Accession No.	Primer sequences（5′-3′）	Repeat motif
BWH004	HQ905563	AGCTACCTCTCGTAGGCGTTCTTGGA CACCACTTGTCAG	(CTT)11
BWH005	HQ905564	CTTACAGCACGGAGGACACCAACTCG TTGACGGAGAT	(CTT)11
BWH006	HQ905565	CTGTCCTCCTGACCACCTTCTGATAAG CGAGAAACCTA	(CTT)8
BWH007	HQ905566	GCACTCTTTCGCCATCCGAAGCCAAC TTTCAGACAATG	(CTT)13
BWH008	HQ905567	TCGCTGTCACATAGGAGTTGCCATGCC ATTCCATAAATCTA	(CTT)12
BWH009	HQ905568	AATCGAAGAGCGAGGTAAACAGAATA GAGTGGAATAAAC	(CTT)8
BWH010	HQ905569	TGACTGAGGTGCAGAGGTTTGATGAT GAGTATGAAGAGCC	(CTT)9
BWH012	HQ905571	CCCTCTTGCGATTCTTCTAATGGTGGG AAACTTGGA	(CTT)11
XML006	GQ174291	GAGAAGCCTTCAAATGACACCCTCAC GTTTCAATCT	(GA)18 (AGA)7 (AG)21
XML012	GQ861089	ACGATCGCAAGCCTCTCCACGTTGGG TGGATCCGTCAAGG	(AG)27 (GA)12
XML015	GQ861092	GTCCAGGCCTTGCTCTTTCCTATTGTC GGTGTACAGTC	(TC)17 (TC)19

　　将扩增产物先在1%琼脂糖凝胶电泳上检测PCR扩增效果，并在8%的聚丙烯酰胺凝胶上电泳分离，银染检测，获取基因型数据。

　　在开始扩增不出来的情况下，PCR反应至少扩增3次。在两次跑胶中，不清楚的条带、稀少的等位基因或错配基因型，样本应重新定位基因型。非简单基因型可以分为两种类型：一种有2个等位基因，另一种超过2个等位基因。在2个位点

BWH005和XML012标记分析中，再次扩增及跑胶后，一些样本得到清楚的可重复的基因型，由2个以上的等位基因构成，在特定位点记为丢失，可能原因是跑胶时放大信号，在位于2个位点之间发生。如果2个清楚的等位基因在两次试验中稳定呈现，那么基因型被用于结构分析。少数情况下，一个样本在重复试验中存在杂合情况，但在其他情况中是纯合的。如果不能获得清晰的条带或者重复PCR失败，这些位点基因型记为丢失，每个位点只有2～3个样本出现这种情况。为了证实这些位点可以一直被记录，每个位点中15%的个体重新进行基因型评价，所有位点的平均成功率为96%。由于数据集中可能存在基因型分型以及人为错误，应用Dropout 1.3鉴定每个位点。

3. 遗传多样性分析

遗传多样性分析中，用HP-Rare 1.1计算等位基因的观测以及平均等位基因丰度，对样本大小校正，允许在居群间进行比较。每个位点的个体等位基因数以及个体等位基因丰度也进行了计算。

应用Arlequin 3.1计算每个居群的观测杂合度以及基因多样性(H_O，H_e)，使用JMP 7.0 (SAS Institute，Inc.)进行基础居群统计，并进行了one-way Anova结合Tukey-Kramer的HST (Honestly Significant Difference test)(α =0.05)检测。

应用GENEPOP 3.4 package计算哈温平衡(Hardy-Weinberg equilibrium)，考虑到假定杂合子不足，使用Markov链1 000次重复。Arlequin 3.1用于检测每个采样位点以及地理位置显著偏离哈温平衡比例，使用Markov链的方法重复1 000次，估算100 000步。

4. 居群遗传结构分析

为了检测居群的遗传结构，利用Arlequin 3.1软件中的AMOVA分析了组内及组间、居群间及居群内的遗传差异。

利用STRUCTURE构建基于模型的野生居群及种质资源的遗传结构。预先设定聚类数k=1～10，运行时采用500 000次重复，链长1 000 000次(burn-in period)，每个k值独立运算10次。利用LnP(D)值和Evanno's ΔK两个参数确定k值。LnP(D)是k集群表观基因型分布似然值，由STRUCTURE模拟估算。当LnP(D)最大值出现

时 k 值被推断为最理想，但在大量试验中很难发现最高的 LnP(D)。Evanno's ΔK 是考虑重复运行中 LnP(D) 的差异，该参数能有效区分理想的 k 值。ΔK 计算公式为：$\Delta K = M(|L(k+1) - 2L(k) + L(k-1)|)/S[L(k)]$ 公式，$L(k)$ 代表第 k 次的 LnP(D)，M 指运行 10 次，S 是第 k 次的标准偏差。

5. 距离隔离格局检验

调查了铁皮石斛 16 个居群的地理隔离模式来解释可能存在的基因流屏障。利用 Arlequin3.11 软件计算居群间两两遗传分化(F_{ST})值；利用在线 Cactus2000 软件 (http://www.cactus2000.de/uk/unit/massgrk.shtml) 计算两点间的地理距离。距离隔离格局(Isolation-by-distance，IBD)的相关性计算应用在线软件 IBDWS(http://ibdws.sdsu. edu/ ～ ibdws/distances.html)，Mantel test 用于地理距离和遗传距离矩阵的相关性检测，随机选择计算 10 000 次。

6. 瓶颈效应及遗传障碍检测

基于杂合度过量的联合分析方法，利用 Bottleneck version 1.2.02 软件评估铁皮石斛近期是否经历过遗传瓶颈效应。由于 Two-phase model(TPM) 模型相对其他模型更适应微卫星数据，本研究利用 TPM 模型进行评估，选用 95% 贡献的逐步突变模型(或严格的单步突变)和贡献为 5% 的多步突变模型，变异突变的大小设置为 12；利用 A one-tailed Wilcoxon signed-rank test of mutation 计算 10 000 次以评价统计的显著性；利用 Barrier vs. 2.2 软件计算可能存在的遗传障碍。

5.4.2　结果

1. 居群遗传多样性

一共有 11 个微卫星位点，包括 4 ～ 10 个等位基因，平均每个位点有 5.51 个等位基因，等位基因丰度为 4.98，在 16 个居群中没有检测到私有等位基因。各居群在等位基因丰度上均达不到显著差异水平。每个居群等位基因的平均数从 4.64(居群 FJ-WY)到 6.09(居群 YN-WS)，每个居群的平均等位基因丰度从 4.36(居群 FJ-WY)到 5.62(居群 YN-WS、GX-XL)。对于 16 个居群而言，居群 YN-WS 有最高的等位基因多样性以及丰度，而居群 FJ-WY 有最低的等位基因多样性以及丰度(表 5-14)。

表 5-14　铁皮石斛 16 个居群的遗传多样性参数

Table 5-14　Genetic variation in *D. officinale* populations based on multilocus genotype data from 11 microsatellite loci

Pop	Population code	A	A_R	H_O	H_e	TPM
Yandang Mts.						
pop01	ZJ–YD	5.64	4.80	0.532	0.682	0.160
pop02	ZJ–YJ	6.46	5.35	0.527	0.735	0.087
Wuyishan Mts.						
pop03	FJ–WY	4.64	4.36	0.578	0.655	0.207
pop04	FJ–SC	5.00	4.89	0.586	0.695	**0.027**[*]
pop06	JX–NF	4.91	4.44	0.505	0.675	0.103
pop07	JX–YT	5.00	4.81	0.434	0.677	0.289
Nanling Mts.						
pop11	HN–SY	5.09	4.71	0.518	0.679	0.160
pop12	HN–CZ	5.73	5.01	0.448	0.706	0.183
pop13	GD–SG	5.82	5.22	0.471	0.757	0.062
East Yungui Plateau						
pop14	GZ–SD	5.91	5.32	0.439	0.715	0.183
pop15	GZ–LB	5.90	5.11	0.534	0.765	0.080
pop16	GX–TE	5.18	4.86	0.422	0.688	0.289
pop17	GX–HC	5.91	5.11	0.508	0.679	0.618
Yungui Plateau						
pop18	GX–XL	5.91	5.61	0.514	0.729	0.416
pop20	YN–SP	5.00	4.49	0.563	0.662	0.862
pop21	YN–WS	6.09	5.61	0.556	0.750	**0.042**[*]
	ALL	5.51	4.98	0.508	0.703	

注：N_c. 收集的个体数；A. avg 每个基因座的等位基因平均数；A_R.平均等位基因丰富度；H_O.平均观察杂合度；H_e.平均基因多样性；TPM.双相模型下单尾 Wilcoxon P 值；*.显著（P < 0.05）。

Note: N_c. number of individuals collected; A. avg. number of alleles per locus; A_R. avg. allelic richness; H_O. avg. observed heterozygosity; H_e. avg. gene diversity; TPM. P-values for one-tailed Wilcoxon under two phase model; *. values were significant (P < 0.05).

铁皮石斛的遗传多样性很高，平均基因多样性为(H_e)0.703(表5-14)。居群的表观杂合度和期望杂合度没有显著差异，所有表观杂合度(observed heterozygosity or gene diversity)均低于期望杂合度，这在微卫星研究中是普遍现象。居群FJ-SC和GZ-LB具有最高观测杂合度和期望杂合度，居群GX-TE有最小的观测杂合度，居群FJ-WY有最低期望杂合度；居群FJ-WY的4个遗传参数中至少有3个值比其他居群遗传多样性低。

2. 居群的遗传结构

利用Arlequin 3.1软件进行AMOVA分析，结果如表5-15所示，铁皮石斛的遗传变异仅有2.66%的变异存在于居群间，而绝大部分(97.34%)的变异存在于居群内。铁皮石斛野生居群的遗传分化值F_{ST}为0.026 59，居群间整体上遗传分化较小，基因交流频繁。就地区而言，5个地区之间的遗传分化也非常小，所占遗传变异为1.83%。组间的分化与居群的分化相当，说明居群间及组间基因交流均较大。

同时对铁皮石斛的遗传距离与地理距离相关性也进行了Mantel检验，结果表明铁皮石斛野生居群的遗传距离与地理距离之间不存在显著的相关性。

表5-15　铁皮石斛居群间和地区间的遗传变异分析

Table 5-15　Results of amova analysis for *D. officinale* populations or regions

Source of variation	Sum of squares (d.f.)	Variance components	Percentage of variation/%	Fixation Indices
All regions				
Among population	98.857(15)	0.091 43 Va	2.66	F_{IS}0.268 95
Among individuals within population	806.896(190)	0.900 11 Vb		F_{ST} 0.026 59
within individuals	504.000(206)	2.446 6 Vc	**97.34**	F_{IT} 0.288 39
Total	1 409.752(411)	3.438 14		
Five regions				
Among groups	41.805(4)	0.063 17 Va	1.83	F_{CT} 0.018 32
Among populations within groups	57.052(11)	0.037 57 Vb	1.09	F_{SC} 0.011 1

（续表）

Source of variation	Sum of squares (d.f.)	Variance components	Percentage of variation/%	Fixation Indices
Among individuals within population	806.896(190)	0.900 11 Vc		F_{IS}0.268 95
within individuals	504.000(206)	2.446 6 Vd	**97.08**	F_{IT} 0.290 32
Total	1 409.752(411)	3.447 46		

为了确定合适的 k 值，LnP(D) 值和 Evanno's ΔK 值均被用于遗传结构 K 值的估计。16 个居群的 206 个样本所得数据显示，LnP(D) 数据随着 k 值的增加而增大，但在 $k=3$ 时有一个明显的增加(图5-5)。利用 Evanno's ΔK 分析同样在 $k=3$ 时有一个陡峭的峰，两者结果都显示铁皮石斛16个野生居群能被划分为3个明显的类群(图5-5，图5-6)。

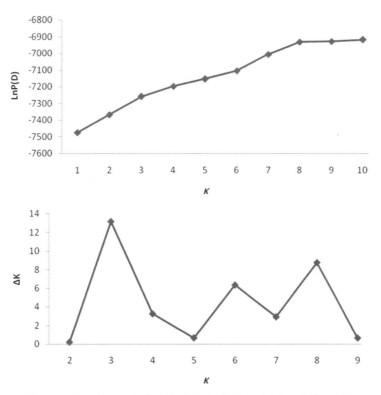

图5-5　STRUCTRUE 软件估计不同 k 值的 LnP（D）值及 ΔK 值

Figure 5-5　The average LnP(D) and ΔK over 10 repeats of STRUCTRUE simulations, a LnP(D) with k = 1 ~ 10, b ΔK with k = 2 ~ 9 for simulations using all 202 samples

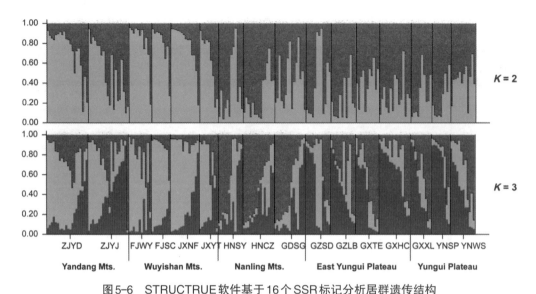

图5-6　STRUCTRUE软件基于16个SSR标记分析居群遗传结构

Figure 5-6　Population structure among *D. officinale* a populations for one *k*=2 and 3 chain

当*k*=3，东部雁荡山脉及武夷山脉的6个居群被划分为第一大类群；南岭山脉的
3个居群为第二大类群；云贵高原及其东部的7个居群为第三大类群。当*k*=2时，南
岭山脉的居群与云贵高原地区居群遗传关系较近，归属一个类群。

3. 最近的统计事件

Wilcoxon检验结果显示，在TPM模型下，居群FJ-SC和YN-WS经历了显著的
瓶颈效应（表5-14）。利用Barriers软件检测到三大遗传障碍（图5-7），第一大遗传障
碍存在于东部雁荡/武夷山脉居群与西部居群之间，该结果符合STRUCTRUE软件
分析的*k*=2；第二大遗传障碍将云贵高原东部的居群划分成2份；而第三大遗传障
碍划分出了南岭山脉的4个居群，说明南岭山脉和云贵高原的遗传分化相对东部而
言较小，但其又具有自己的特异性，而云贵高原东部的4个居群则是联系南岭山脉
和云贵高原居群的纽带。

5.4.3　分析

大多数石斛属植物为多年附生在树上或岩石上，通过独特的气味吸引昆虫传
粉。尽管缺少传粉障碍的证据来解释物种形成以及物种灭绝的关系，但比较研究发

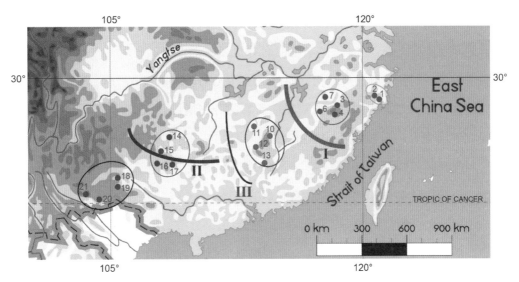

图5-7　基于Monmonier的最大分歧算法评估遗传障碍

Figure 5-7　Genetic barriers detected by the Monmonier's maximum difference algorithm
(Monmonier, 1973) are superimposed on the map

现动物传粉会增加突变率[9]。事实上，混乱的基因流相对连续居群，对片段化居群更是起着决定作用。另外，许多物种在面临环境变化危险的时候，如全球气候变化、新的病原体、入侵物种，其地理分布越来越片段化以及不适应，进而增加物种灭绝的危险。遗传变异的空间分布为濒危物种的保护提供了重要信息。因此，铁皮石斛的保护策略不仅要基于本身的遗传变异，而且应该掌握影响其变异的历史事件。

1. 遗传多样性以及居群结构

铁皮石斛遗传多样性以及居群结构显示了目前的现有分布及过去可能的分布。铁皮石斛居群内部的遗传变异主要由基因多样性(平均期望杂合度)评价。铁皮石斛的遗传多样性(H_e)为0.703，高于以往研究中SSR数据的平均值，但表观杂合度的平均值(H_O=0.508)比植物的平均值低。表观杂合度和期望杂合度在标准范围内均下降，表明铁皮石斛的遗传多样性水平仍大于植物物种的平均值。这一结论表明，生境片段化和缺失不会减少铁皮石斛居群的遗传多样性水平，尽管遗传多样性水平低于相邻的其他物种[10]。

居群结构分析鉴定了遗传上有差异的居群，地理距离上居群之间可能容易产生遗传分化。而对铁皮石斛的Mantel test检测表明遗传距离与地理距离不相关，说明居群之间及地区之间铁皮石斛存在很强的基因流。前期已经利用一些分子标记研究分析了铁皮石斛的居群遗传结构，如SRAP、RAPD、ISSR及AFLP，但是以往的研究只是选择了少量的居群，没有对目前所有的分布地综合考虑。在以往的研究中，由于在不同研究中分析了不同居群且样本偏少，一些采样点没有足够样本用于分析，因此在以前的研究中的一些居群没有用于本研究，但本研究几乎覆盖了所有分布地，与以往研究中居群遗传结构有相似的趋势。

地理隔离可能会限制非邻近居群间的基因流，分散的小居群因基因流有限而导致更高的F_{ST}值，但是地理距离并没有促进铁皮石斛居群间的遗传差异。铁皮石斛F_{ST}值低于一般植物的平均值(0.26)、多年生植物(0.19)，以及异型杂交植物(0.22)或者混合式繁育系统(0.26)。Phillips研究发现兰科植物的F_{ST}值普遍低于其他科植物，而兰科植物中珍稀物种的F_{ST}值一般高于常规物种[11]。基于居群遗传结构及孟德尔检测分析，居群间的遗传关系表明近期铁皮石斛在中国热带以及亚热带连续分布，居群的片段化可能是近期人为活动造成的。

物种的生活史特征会影响物种的分布，生活史的变化会影响居群水平的遗传模式。很多异型杂交或混合式繁育的多年生草本植物，如铁皮石斛，与一年生或生活史短的多年生或主要自花传粉的植物相比[12]，有比较高的遗传多样性，并维持了很高的遗传多样性。考虑到这些植物近期栖息地的破坏，多年生草本植物的特征可能是铁皮石斛维持居群内遗传多样性高于居群间的原因。

2. 最近的物种统计学事件

适应性进化过程中的"遗传瓶颈"一直是遗传生物学和保护生物学的研究热点。基于物种统计学特征，铁皮石斛近期的瓶颈效应可能是由于遭受到气候的变化以及栖息地的丢失而造成的，会降低居群的适应潜能和遗传多样性。当居群经历近期的瓶颈(<4 Ne generations ago)，在居群收缩的时候，等位基因遗传多样性迅速降低。在大多数居群中，来自人为因素的维持和保护生态系统可以促进物种的平衡发展。居群FJ-SC和YN-WS近期出现瓶颈效应，可能是由于该地区人为盲目采挖的影响，而非最近的人工干预下物种保护的行为。

此外，在一些居群极少有瓶颈效应的证据，这可能的原因是采样量有限(11个位点每个居群少于30个体)，不能提供足够的统计证据来检测瓶颈。由于一些铁皮石斛居群存在"突变-漂变"平衡，近期生境的消失没有导致遗传瓶颈，但基因多样性也在缺失。当地药材的过度开采、近期居群急剧的减少增加了遗传因子的风险，由于居群大小的波动，所有小居群都有灭绝的风险。另外，有利等位基因允许居群在条件改变时适应进化而幸免于难，小居群的有效居群大小则可能伴随着生态因子的改变而变动。

5.4.4　铁皮石斛保护和管理策略

铁皮石斛遗传多样性和遗传结构的研究可以为现存居群提供有价值的管理以及保护信息。除了生态学和统计学问题，遗传学在保护策略的提出中起着关键性的作用。对物种而言，最迫切的问题是居群大小较低、遗传多样性缺失、远亲繁殖衰退导致杂合性丢失，这也正是铁皮石斛当前面临的问题。约72%的石斛属植物自交不亲和[7]，基于传粉实验，铁皮石斛自交不亲和。自交不亲和对于维持物种的高遗传变异水平很重要，事实上居群内的杂交繁育受到传粉媒介以及自然条件的影响。生境片段化以及居群退化会增加亲缘关系近的物种繁殖的机会，最终会导致遗传多样性的丢失。由于生境片段化，居群间的基因流受到种子以及花粉散布的限制。此外，种子在有真菌共生的情况下丢失胚乳和胚芽，萌发率降低，导致铁皮石斛物种数量的减少。

在过去50年内，作为药用植物，铁皮石斛居群大大减少。过度采伐导致了该资源的毁灭以及生境的破坏[13]。铁皮石斛有效居群大小比大多物种的统计学大小还低。如果居群以少的数量长期存在，伴随着个体以及居群变弱，遗传负荷就会加重。尽管铁皮石斛居群遭遇采伐以及瓶颈事件，现存居群间的居群遗传结构依然存在遗传分化以及地理散布的发展潜力。基于等位基因多样性、基因多样性、遗传分化、不同居群大小以及其他因素，包括遗传瓶颈，这16个居群的每个居群都应该被考虑作为独立的管理对象。结合谱系地理学分析及遗传结构、遗传障碍分析，生态型不同的3个地区应分别设定铁皮石斛的保护区。SSR分析的结果支持谱系地理提出的进化显著单元。

一般来说，基于特定附生生境以及原地保护的生态系统水平的保护和修复策略对铁皮石斛来说可能最有效。作为附生植物，铁皮石斛的发芽以及生长与共生真菌有关。1990年，从铁皮石斛以及金钗石斛的根部分离出25种内生真菌[14]。最近十年间，已经开展了铁皮石斛的组织培养以及内生菌的研究，结果表明，铁皮石斛的幼苗与真菌GDB181(*Epulorhiza sp.*)形成共生关系[14, 15]。因此，在铁皮石斛保护的同时，与之有关的其他生命体以及传粉者也需要同时保护。

在提出植物保护策略时，也要考虑收集种植植物以及建立种子库。由于大多数现存个体容易受到小隔离区域不确定环境因素的影响，其他地区的个体以及建立种子的保护可以为物种保护及居群的壮大提供来源，可以通过无性繁殖维护种子库。

大多数物种在不利遗传因素前不会趋于灭绝。尽管铁皮石斛遗传多样性与普通物种一致，部分居群遭遇瓶颈以及生境片段化或生境变坏，同时，基于居群数据无法避免低估遗传的影响。因此，保护遗传多样性、生殖适度扩张以及降低灭绝风险相当重要，有必要进一步结合遗传、统计以及生态研究，了解铁皮石斛传粉生物学以及共生菌对种子萌发生长的影响。总之，通过政府力量阻止过度开采，就地保护中管理得当，发展种植资源，以保护铁皮石斛免受灭绝的危险，保持其进化潜力。

5.5　基于SNP分子标记的铁皮石斛保护遗传学研究

为了保护铁皮石斛遗传多样性，且服务于铁皮石斛产业的可持续发展，铁皮石斛品种选育及人工栽培已经逐步应用于生产实践中。目前，铁皮石斛人工栽培的种源主要为野生的居群，但各野生居群间性状差异较大。例如，有些居群茎为红杆，有些居群茎为绿杆；有些居群多糖含量高，有些居群多糖含量低；有些居群抗寒，有些居群不抗寒等。因此，亟须明确铁皮石斛居群间差异形成的分子基础，为优良种质的选育提供指导与帮助。

前期本实验室已经选用SRAP、RAPD、AFLP及SSR等标记对铁皮石斛居群的遗传多样性及遗传结构进行了研究[7, 16, 17, 18]。这些分子标记具有共显性遗传、多等位性、多态性丰富、信息含量高、结果稳定等优点，但由于其在基因组位置随机分布，无法对铁皮石斛居群间差异形成的原因进行探讨。近年来，基于RAD-seq开发SNP分子标记已逐步应用于物种群体的遗传多样性与遗传结构分析[19]。同时，结合基因组信息，定位SNP，明确基因功能，可用于探讨物种间差异性状的形成原因。因此，基于RAD-seq开发SNP分子标记可进一步丰富铁皮石斛的分子数据库，且为其居群间差异形成原因的探讨提供基础。

5.5.1　材料和方法

1. 材料

本研究共选取24个铁皮石斛样本，来自8个主要分布地(表5-16)，还有2个钩状石斛样本(DaLF，DaXY)，均由丁小余教授鉴定后种植于南京师范大学植物资源与环境研究所温室中。

2. DNA提取与检测

DNA提取采用CTAB法，检测合格的样本用于RAD测序。

3. RAD文库构建与测序

RAD文库构建与测序在派森诺生物科技股份有限公司(中国，上海)完成。实验流程大致如下：① 采用限制性内切酶 *EcoR* Ⅰ 对基因组 DNA 进行酶切；② 在酶切片段的两端加上 P1 接头，P1 接头包含四部分，即与 PCR 扩增的前引物结合的互补序列、与 Illumina 测序引物结合的互补序列、用于跟踪样品的 4 ~ 5 bp 的标签 (barcode) 序列和 *EcoR* Ⅰ 酶的限制性酶切位点；③ 将序列进一步打断，通过磁珠富集/切胶法回收长度在 300 ~ 500 bp 的片段；④ 将片段连接上 P2 接头，然后进行 PCR 扩增，由于 P2 接头有"Y"形结构，仅既有 P1 接头又有 P2 接头的片段得到扩增和富集；⑤ 利用 Illumina Hiseq4000 测序平台进行双末端测序，读长 150 bp。

4. SNP 位点检测和筛选

采用 BWA(0.7.12−r1039) 将经过过滤后得到的高质量数据比对到参考基因组上，比对参数设置为默认参数。采用 picard 1.107 软件对 sam 文件进行排序并转换为 bam 文件，分别统计每一个样品的平均测序深度和覆盖度。接着，采用 SAMtools 软件进行 SNP 位点的检测和筛选，所用筛选条件为：① 过滤掉比对质量值小于 20 的 SNP 位点 (QUAL<20)；② 过滤掉变异碱基质量值小于 50 的 SNP 位点 (MQ<50)；③ 过滤掉次等位基因频率小于 0.05 的位点 (MAF<0.05)；④ 过滤掉总深度小于 200 的位点 (Total_depth<200)；⑤ 过滤掉缺失位点。

5. 遗传多样性与遗传结构分析

遗传多样性相关参数利用 Arlequin 3.1 软件中的 AMOVA 分析计算。PCA[20] 及 Structure 聚类分析使用 NTSYS-PC 2.1 软件和 STRUCTURE 软件计算。

6. 基因流检测

本研究基于 MIGRATE-n 3.3.2 软件对铁皮石斛野生居群的有效种群大小 (θ) 和迁移率 (*M*) 进行了计算，并统计了各居群间的基因流大小。

7. 基因注释及选择性清除分析

利用 BWA[21] (0.7.12−r1039) 软件将 reads 比对到铁皮石斛基因组，提取 SNP 所在的基因序列进行注释分析。GO 注释和 KEGG 通路富集分析的注释信息来自 http://www.genome.jp/kegg。

经检测表明 P7 居群与其他居群的遗传分化较高，且表型比较也发现 P7 居群与其他居群间差异较为明显，因此本研究进一步基于 GENEPOP 4.0 软件对 P7 居群与其他居群进行了选择性清除分析。计算群体间每个SNP位点的遗传分化系数(F_{ST})值，公式为：$Fst=(MSP-MSG)/[MSP+(nc-1)*MSG]$。上述公式中：MSP为群体间观测均方差，MSG为群体内观测均方差，nc是指校正后的群体间平均样本大小。选择F_{ST}较高的SNP所在基因或相隔最近的两个基因为候选基因，进一步参照注释结果对其进行统计分析。

8. 系统发育树的构建

基于全基因组SNP位点构建铁皮石斛及其近缘种的系统发育树，以 *D. aduncum* 为外类群。利用Modeltest 3.7计算得出最佳碱基替换模型为"GTR+Γ"。ML树的构建使用RAxML 8.0.2软件，运行了1 000次bootstrap循环。BI树的构建使用MrBayes 3.2软件，运行2个独立的MCMC(Markov Chain Monte Carlo)分析，分别迭代2 000 000代，每1 000代取样一次。去除运算结果中的前25%，其余的用来计算后验概率。

5.5.2　结果

1. RAD测序信息统计

本研究共选取24个铁皮石斛样本，来自8个主要分布地，用于RAD测序分析(表5-16)。每个个体测序、过滤后，获得clean data平均为3.74 Gb。基于已发表的铁皮石斛基因组[22]进行mapping分析，所有个体与铁皮石斛参考基因组的比对率较高均大于98%，共筛选出653 376个SNP位点。平均每个样本144 645个SNP位点为转换，115 047个SNP位点为颠换，各样本转换与颠换的比例(Ts/Tv)为1.25～1.28。结果表明，种内SNP的变化与铁皮石斛及其近缘物种种间SNP变化基本一致。

2. 居群间系统发育关系分析

为明确各居群系统发育关系，本研究基于筛选出的SNP位点构建了ML和BI树，结果如图5-9所示。ML和BI树均支持铁皮石斛分为两个clade，且与其地理分布有关。东部居群P10(江西龙南)、P12(安徽霍山)、P14(浙江丽水)、P11(江西井冈山)聚为一个clade(BS=96，PP=1)，而P2(云南广南)、P4(贵州兴义)、西部居群P6(贵州三都)聚为一枝(BS=100，PP=1)后与中部居群P7(广西桂林)聚为一个clade(BS=100，PP=1)。

表 5-16　用于 RAD-seq 分析的 24 个铁皮石斛样本信息

Table 5-16　Sampling information of 24 individuals of *Dendrobium officinale* used in RAD-seq analysis

Population	Sample code	Locality	Latitude（°N）	Longitude（°E）
P10	DoLN1，DoLN2，DoLN3	Longnan，Jiangxi Province	24.95	114.75
P12	DoHS1，DoHS2	Huoshan，Anhui Province	31.71	116.03
P14	DoLS1，DoLS2，DoLS3	Lishui，Zhejiang Province	28.23	119.41
P11	DoJG1，DoJG2，DoJG3	Jinggangshan，Jiangxi Province	26.73	114.21
P7	DoGL1，DoGL2，DoGL3	Guilin，Guangxi Province	25.71	110.8
P6	DoSD1，DoSD2，DoSD3，DoSD4	Sandu，Guizhou Province	26.01	107.95
P2	DoGN1，DoGN2，DoGN3，DoGN4	Guangnan，Yunnan Province	24.11	105.03
P4	DoXY1，DoXY2	Xingyi，Guizhou Province	25.03	104.82

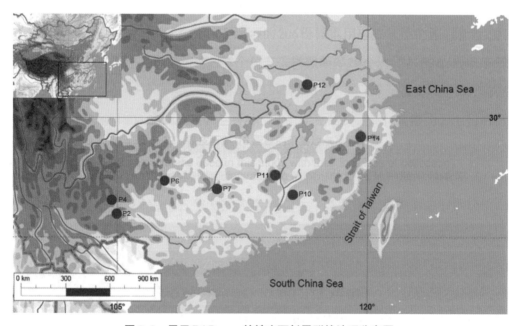

图 5-8　用于 RAD-seq 的铁皮石斛居群的地理分布图

Figure 5-8　Map of sampling localities of *D. officinale* populations used in RAD-seq

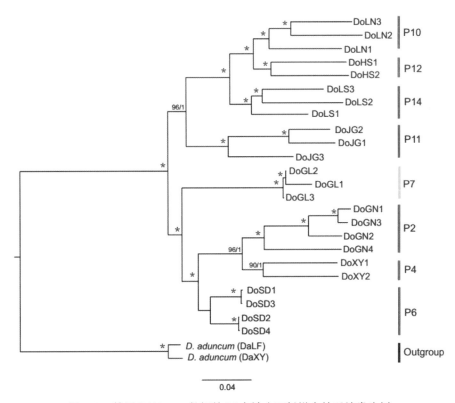

图5-9　基于RAD-seq数据的24个铁皮石斛样本的系统发生树

Figure 5-9　Phylogenetic tree of 24 accessions of *D. officinale* based on RAD-seq data matrix (653,376 SNPs)

3. 居群遗传结构与基因流研究

本文对来自铁皮石斛主要分布地的8个居群的遗传结构进行分析。PCA分析中，通过PC1(贡献率20.33%，Tracy-Widom test，P<0.05)可以将西部居群P2、P4、P6与其他居群区分，通过PC2(贡献率19.46%，Tracy-Widom test，P<0.05)可以将中部居群P7与其他居群区分。而基于PC1、PC3(贡献率13.60%，Tracy-Widom test，P<0.05)可以将东部居群P10、P12、P14、P11区分出来(图5-10)。基于STRUCTURE软件对铁皮石斛的居群遗传结构分析，得出如下结论：当k=2的时候，可将8个居群分为两部分，一部分由东部居群P10、P12、P14、P11组成，另一部分为中部、西部居群P7、P2、P4、P6；当k=3的时候，可分为三部分：① 东部居群P10、P12、P14、P11，② 中部居群P7，③ 西部居群P2、P4、P6(图5-11)。以上结果与系统树及PCA的结论一致，表明铁皮石斛的地理分布可分为东西两部分，而西

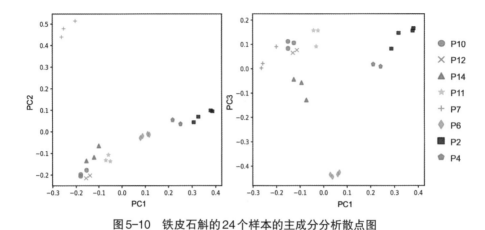

图 5-10　铁皮石斛的 24 个样本的主成分分析散点图

Figure 5-10　Principal component analysis of 24 accessions of *D. officinale*

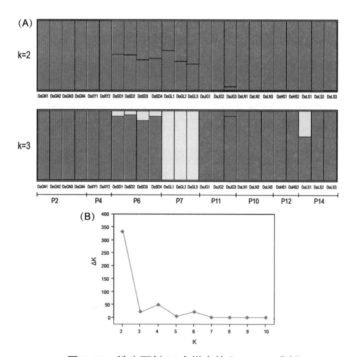

图 5-11　铁皮石斛 24 个样本的 Structure 分析

Figure 5-11　Structure analysis of 24 accessions of *D. officinale*

注：(A) k=2，k=3 时，structure 分析结果；(B) ΔK 分析（k=2 ~ 10）。
Note: (A) Clustering based on structure analysis for k=2 and k=3.; (B) The estimated ΔK values with k=2-10 using the Evanno method.

部居群可进一步细分为中部和西部两部分。

　　不同居群内多态性 SNP 位点所占百分比、观测杂合度(H_O)、核苷酸多样性指数(π)及近交系数(F_{IS})分别为：42.73% ～ 64.54%，0.23 ～ 0.39，0.18 ～ 0.26，－ 0.67 ～ 0.11(表 5-17)；且居群间遗传分化 F_{ST} 值为：0.04 ～ 0.24，表明铁皮石斛各居群杂合度较高，居群间遗传分化差异较大，其中以中部居群 P7 与其他居群分化较为明显(表 5-18)。进一步计算发现，各居群遗传分化系数 F_{ST} 与地理距离自然对数间不存在相关性，地理距离并没有促进铁皮石斛居群间的遗传差异，表明地理隔离对铁皮石斛居群分化没有影响；同时基因流计算发现，东西部居群至中部居群均有较高的基因流存在(表 5-19)。例如，与 P7 居群地理距离最近的 P10、P11、P6 居群的基因流分别为 9.60、11.92、11.16(migrants per generation)。因此，基于以上结果可以推测中部居群 P7 较高的遗传分化可能受到自然选择作用的影响。

表 5-17　各居群 SNP 位点遗传统计值

Table 5-17　Genetic statistics values of SNP sites for eight populations

Population	Sites	Polymorphic	Invariant	H_{obs}	π	F_{IS}
P10	653 376	350 888	302 488	0.24	0.20	－ 0.17
P12	653 376	292 175	361 201	0.24	0.19	－ 0.29
P14	653 376	357 496	295 880	0.23	0.21	－ 0.11
P11	653 376	328 696	324 680	0.23	0.19	－ 0.19
P7	653 376	319 569	333 807	0.36	0.21	－ 0.67
P6	653 376	421 692	231 684	0.39	0.26	－ 0.53
P2	653 376	375 537	277 839	0.27	0.21	－ 0.27
P4	653 376	279 166	374 210	0.23	0.18	－ 0.28

H_{obs}=average observed heterozygosity per locus; π = average nucleotide diversity; F_{IS}=average inbreeding coefficient.

表 5-18　居群间遗传分化 F_{ST} 值

Table 5-18　F_{ST} values among *D. officinale* populations

F_{ST}	P10	P12	P14	P11	P7	P6	P2	P4
P10	0.00							
P12	0.01							

（续表）

F_{ST}	P10	P12	P14	P11	P7	P6	P2	P4
P14	0.05	0.04						
P11	0.12	0.12	0.11					
P7	0.22	0.24	0.19	0.23				
P6	0.14	0.15	0.11	0.15	0.20			
P2	0.19	0.19	0.17	0.19	0.24	0.14		
P4	0.16	0.15	0.13	0.16	0.25	0.14	0.07	0.00

表 5-19　铁皮石斛居群间基因流

Table 5-19　The estimated migrants per generation values among *D. officinale* populations

Population	M* θ	Population	M* θ
P$_{(10—12)}$	2.08	P$_{(12—10)}$	3.57
P$_{(10—14)}$	7.91	P$_{(14—10)}$	8.96
P$_{(10—11)}$	6.22	P$_{(11—10)}$	2.72
P$_{(10—7)}$	9.60	P$_{(7—10)}$	2.04
P$_{(10—6)}$	8.48	P$_{(6—10)}$	6.93
P$_{(10—2)}$	5.81	P$_{(2—10)}$	1.71
P$_{(10—4)}$	4.37	P$_{(4—10)}$	4.59
P$_{(12—14)}$	11.76	P$_{(14—12)}$	8.67
P$_{(12—11)}$	2.55	P$_{(11—12)}$	5.22
P$_{(12—7)}$	8.28	P$_{(7—12)}$	4.21
P$_{(12—6)}$	2.41	P$_{(6—12)}$	7.18
P$_{(12—2)}$	2.45	P$_{(2—12)}$	1.84
P$_{(12—4)}$	4.56	P$_{(4—12)}$	3.56
P$_{(14—11)}$	9.14	P$_{(11—14)}$	9.38
P$_{(14—7)}$	7.56	P$_{(7—14)}$	6.06
P$_{(14—6)}$	2.27	P$_{(6—14)}$	1.74

（续表）

Population	M* θ	Population	M* θ
P(14—2)	5.69	P(2—14)	2.21
P(14—4)	1.48	P(4—14)	5.59
P(11—7)	11.92	P(7—11)	3.77
P(11—6)	3.70	P(6—11)	6.16
P(11—2)	4.98	P(2—11)	5.63
P(11—4)	1.06	P(4—11)	3.35
P(7—6)	3.48	P(6—7)	11.16
P(7—2)	5.28	P(2—7)	5.56
P(7—4)	2.28	P(4—7)	9.84
P(6—2)	4.49	P(2—6)	2.09
P(6—4)	6.34	P(4—6)	11.55
P(2—4)	1.96	P(4—2)	8.03

注：M. 迁移率；θ.有效种群大小的变化程度。
Note: M. migrationrates; θ. the mutation-scaled effective population sizes.

4. 基因注释及选择性清除分析

本研究筛选出的 653 376 个 SNP 位点，分布于铁皮石斛 19 909 个基因，经 GO 分析后，可分为 52 组，其中 20 组涉及生物学过程 (Biological processes)，16 组涉及分子功能 (Molecular functions)，还有 16 组涉及细胞成分 (Cellular components)(图 5-12)。在 Molecular functions 和 Cellular components 分类中，SNP 多存在与催化活性 (Catalytic activity) 和细胞组分 (Cell part) 有关的基因中。而在 Biological processes 分类中含有 SNP 的基因主要参与 metabolic process，cellular process 和 single-organism process。进一步的 KEGG 分析显示，共有 3 306 个基因可以注释到 140 条 KEGG 通路中。

中部居群 P7 具有与其他居群典型的特征差异：① 多糖含量差异较大，② 纤维素含量较高等。而前期结果表明中部居群 P7 可能受自然选择作用影响，因此本研究

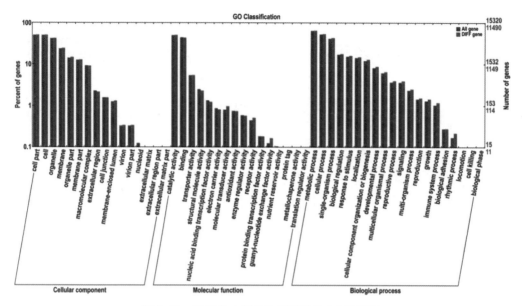

图 5-12　SNP 位点相关变异基因的 GO 注释图

Figure 5-12　GO classifications of annotated SNP-associated genes of *D. officinale*

对居群 P7 与其他 7 个居群分别进行选择性清除分析，发现共有 3 795 个基因受到影响，进一步筛选出 165 个至少在 4 个居群中出现的受影响基因 (图 5-13)。这些基因主要与生长发育及次生代谢产物合成有关，值得一提的是检测出 4 个糖转运蛋白，3 个蔗糖合酶，多个糖酵解关键酶以及 3 个纤维素合成酶基因，说明中部居群 P7 的多糖及纤维素合成可能受到了持续的选择压力。因此，以上结果可表明铁皮石斛自然居群间的差异是长期自然选择的结果。

5. 多糖合成途径 SNP 标记的开发

本研究对铁皮石斛果糖及甘露糖代谢通路相关基因的 SNP 位点分布进行了统计分析，共筛选出 776 个 SNP 位点，分布于 45 个基因，涉及代谢通路中的 19 个多糖合成相关酶，如图 5-14 所示。

随机挑选 50 个 SNP 位点设计引物进行 PCR 扩增实验，其中 46 个 SNP 得到验证，表明 SNP 可靠性 > 90%。因此，本研究基于以上 776 个 SNP 位点，进一步对铁皮石斛不同居群构建 ML 树，如图 5-15 所示。各个居群可以分别聚类，表明以上 SNP 标记可应用于今后的铁皮石斛居群研究。

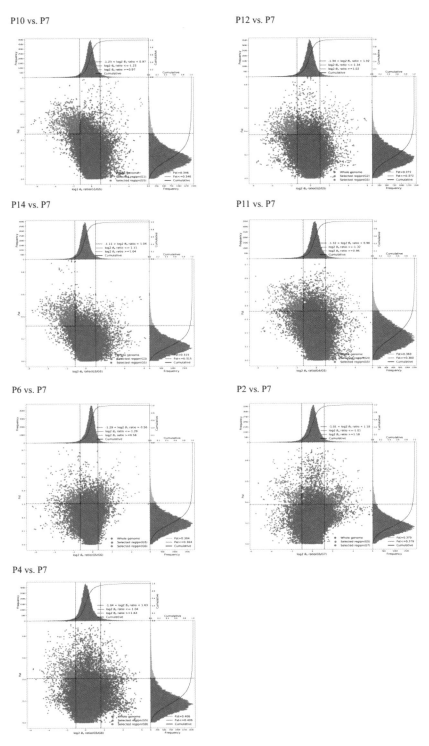

图 5-13　选择性清除分析

Figure 5-13　The selective clearance analysis

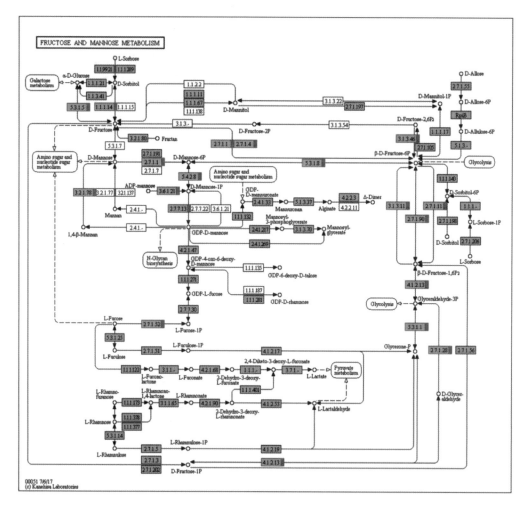

图5-14　多糖合成通路

Figure 5-14　The fructose and mannose metabolism pathway

注：含有SNP的基因标注为红色。

Note: The genes which contain SNP loci were stressed by red color.

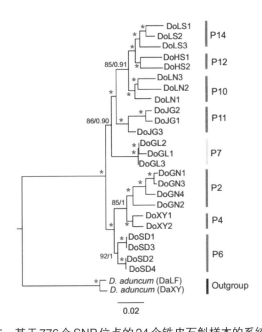

图 5-15　基于 776 个 SNP 位点的 24 个铁皮石斛样本的系统发育树

Figure 5-15　Phylogenetic tree of 24 accessions of *D. officinale* based on RAD-seq data matrix (776 SNPs)

5.5.3　分析

1. 铁皮石斛自然居群间遗传分化与自然选择有关

兰科物种多样性丰富，一般认为与其独有的传粉机制及附生习性有关。石斛属植物多附生于树上或岩石上，其独特的授粉策略及种子传播方式(花粉通过昆虫传播，种子依靠风力传播)使其保持了居群内丰富的多样性，但也促进了居群间的遗传分化[12]。例如，前期基于 SSR、AFLP、ISSR、RAPD 等 DNA 分子标记对粉花石斛、金钗石斛及细茎石斛的研究均表明，石斛属植物居群内遗传多样性较高，各居群间存在遗传分化。本研究共选取铁皮石斛主要分布地的 8 个居群，其中居群 P10、P11 分布于南岭山脉，居群 P12 分布于大别山山脉，P14 分布于雁荡山脉，居群 P7 分布于南岭山脉与云贵高原之间，居群 P6、P2、P4 分布于云贵高原。依据研究结果，可将 8 个居群分为东部、中部、西部三部分。基于 Avise 提出的中心-边缘理论[23]：物种分布地中心居群间的遗传多样性最高、遗传分化最低，而边缘居群则是遗传多样性低而遗传分化程度最高，可以推论铁皮石斛中部地区的遗传分化 F_{ST} 值应该是最低的。然而，本文得出的结论刚好相反，铁皮石斛中部居群P7与其他居群间的遗传分化F_{ST}值是最高的(均大于0.20)，表明铁皮石斛的多样性中心应该是在东部和西部，这与前期[24]提出的铁皮石斛在西部云贵高原和东部南岭山脉存在两个多样性中心的结论一致。

兰科植物典型特征是：居群小且间断分布。此外，兰科植物一般分布海拔较高，居群间往往会存在山脉、河流等阻隔，形成地理隔离。地理隔离会影响基因流的传播，尤其是分散的非邻近小居群，造成较大的遗传分化。本文中，铁皮石斛中部居群P7与其他居群间遗传分化程度较高，但基于统计分析发现：① 地理隔离对其居群间遗传分化没有影响；② 东西部居群至中部居群均有较高的基因流存在。居群间基因流的存在可以降低遗传分化，而当自然选择的作用超过了基因流的影响，即使存在一定的基因流，邻近居群间也会产生较大差异的遗传分化。因此，以上结果足以表明铁皮石斛自然居群间存在较强的选择压力。

中部居群P7具有与其他居群典型的特征差异，局部环境的选择会造成表型分化，最终导致遗传分化的产生。本研究对居群P7与其他7个居群进行选择性清除分析，在选择性清除中共有的基因包括多糖代谢、纤维素合成、生长发育及次生代谢产物合成相关基因，表明中部居群P7与其他居群多糖及纤维素含量差异的形成是长期自然选择的结果。因此，铁皮石斛自然居群间遗传分化与自然选择有关。

2. RAD-seq可为铁皮石斛研究提供充分的SNP分子数据

铁皮石斛为我国特有的兰科石斛属珍稀濒危种，具有益胃生津、滋阴清热、润喉护嗓、抗癌防老等功效，被《中国药典(2020版)》收载。因其具备杰出的药用价值，市场上对珍稀铁皮石斛的需求愈来愈大，与此同时，关于铁皮石斛组织培养、物种鉴定、群体遗传学、亲缘地理学等研究也在不断开展。例如，基于正交实验法对铁皮石斛原球茎分化及生根条件进行研究；对铁皮石斛组培苗的种质纯度进行了鉴定；利用SRAP、RAPD、ISSR分子标记技术对铁皮石斛遗传多样性和居群遗传结构进行了分析，结果表明其居群内具有丰富的遗传多样性；基于AFLP技术对12个居群的71个铁皮石斛个体展开研究，发现铁皮石斛具有较高的遗传多样性，且居群间存在有中等水平的遗传分化；基于rDNA ITS及叶绿体片段*accD–psaI*，*trnC–petN*和*rps15–ycf1*对铁皮石斛亲缘地理学进行研究，发现铁皮石斛有两个多样性中心，且居群间存在反复扩张的进化历程。此外，前期的研究发现，不同居群铁皮石斛种质资源间存在较大差异，尤其是主要药用活性成分的种类及含量均存在差异。因此，亟须建立 SNP 分子标记数据库，并筛选与铁皮石斛优异药用性状相关的有效 SNP 标记。

RAD-seq 基于限制性内切酶，结合高通量测序技术，获取基因组水平上的高密度 SNP 遗传标记，逐渐成为当前寻找 SNP 的主要手段[19]。该技术与传统的分子标记技术相比，具有通量高、准确性高、实验周期短、重现性高等优点。目前已广泛应用于群体遗传结构、系统演化分析、动植物重要经济性状的 QTL 定位和超高密度遗传图谱构建等研究领域[25, 26]。然而目前有关铁皮石斛 SNP 分子标记开发及其相关研究尚未开展，因此本研究基于 RAD-seq 技术进行了铁皮石斛 SNP 分子标记开发及居群间遗传进化分析。同时，基于以下两点：① 经验证，SNP 准确率 > 90%；② 以多糖合成相关通路重要基因开发的 SNP 分子标记，可有效对铁皮石斛不同居群进行区分，表明本研究建立的 SNP 分子标记数据库可用于今后铁皮石斛群体遗传结构、DNA 分子身份证及种质选育研究。

5.5.4　结论

本研究对来自铁皮石斛主要分布地的 8 个居群 24 个个体进行了 RAD 测序分析，用于铁皮石斛 SNP 标记开发和居群间遗传分化研究。研究发现：

(1) 共获得 653 376 个 SNP 位点，利用这些位点进行的居群间系统发育分析和居群遗传结构分析表明，铁皮石斛 8 个居群可分为东部(P10、P12、P14、P11)、中部(P7)、西部(P2、P4、P6)三部分，中部和西部居群先聚为一大支，再与东部居群构成姐妹支。

(2) 中部居群 P7 与其他居群间遗传分化程度较高，进一步进行的居群间基因流分析和选择性清除分析表明，中部居群 P7 与其他居群间差异的形成是长期自然选择的结果。因此，铁皮石斛自然居群间遗传分化与自然选择有关。

(3) 本研究进行了铁皮石斛 SNP 分子标记开发和筛选，初步建立了多糖代谢通路相关基因的 SNP 分子标记数据库，可用于今后铁皮石斛群体遗传结构、DNA 分子身份证及种质选育等研究。

5.6 铁皮石斛野生与栽培种质遗传学分析

在亚洲，中国传统中药被视为重要的保健品，目前被全世界越来越认可，并被广泛使用。铁皮枫斗这一重要传统中药是用铁皮石斛的茎干制成，被誉为"中华九大仙草"之首，并被列入《中国药典》[27]。鉴于铁皮石斛野生居群已经处于濒危状态，而药材市场对铁皮石斛的需求日渐增多，对铁皮石斛的保护已经迫在眉睫。在对野生资源就地保护的同时，对种质资源的迁地保护也是有效的保护手段。

为了保护多样性高的铁皮石斛种质资源，促进铁皮石斛产业的可持续发展，铁皮石斛组织培养技术及人工栽培得到了快速的开发及应用。在中国的一些省份，如浙江省和云南省，已经建立了保护基地用以收集人工种质资源、构建种质库，并开展集约化生产。依据最近的研究，来自云南省和浙江雁荡山地区的铁皮石斛种质具有中等的农艺性状，茎干比较粗，有效成分指标较好，具有相对较高的多糖含量[28]。基于铁皮石斛收集种质调查显示，浙江省大部分种质收集基地用于制作铁皮枫斗产品的材料很大程度上来源于福建、云南以及浙江雁荡地区。

AFLP、SRAP、ISSR、RAPD等分子标记技术已经被用于铁皮石斛遗传多样性和遗传保护的研究[7, 17, 18]。SSR也已经被应用于铁皮石斛的遗传多样性和遗传结构的研究(第5.4章)。最近，微卫星标记被广泛用于评价植物的就地保护和迁地保护研究，如红花琉璃草(*Cynoglossum officinale*)、大豆(*Phaseolus vulgaris*)、玉米(*Zea mays*)等。对收集保存种质的遗传多样性评价直接反映了物种迁地保护策略的有效性。但至目前为止，尚未应用DNA分子标记技术来评价铁皮石斛种质资源的遗传多样性，尚未讨论人工干预下铁皮石斛种质资源的遗传多样性水平与铁皮石斛产业可持续发展之间的矛盾。

对种质资源的迁地保护，一方面能保持铁皮石斛种质资源的遗传多样性水平，确保种质资源的进化潜力；另一方面也能提高铁皮石斛集约化种植过程中道地性药材的质量。因此，能否对植物种质资源进行客观的评价，直接关系到珍稀植物种质资源能否得到合理保护与利用。

本研究选用三碱基重复的微卫星标记，比较分析了人工干预下铁皮石斛的种质资源与野生资源遗传多样性及遗传结构的差异。依据等位基因频率及遗传多样性的差异，评估种质资源迁地保护的有效性，并提出铁皮石斛迁地保护的科学策略，以促进铁皮石斛产业的可持续发展。

5.6.1　材料与方法

1. 材料收集及 DNA 提取

本研究从浙江种质基地收集了浙江(ZJ-G)、福建(FJ-G)及云南(YN-G)3个种质资源各40个样本，合计120个样本。种质资源样本已经在人工干预下栽培了5年(2004-2009年)，并被应用于铁皮药材的大规模生产。

为了对比研究种质资源，本研究2006年至2009年在种质资源原产地收集了野生居群样本共计62份。其中浙江(ZJ-W)、福建(FJ-W)及云南(YN-W)3个野生居群样本数分别为20份、21份、21份。

种质资源及野生资源样本利用修正的CTAB法提取基因组DNA。

2. nSSR 引物

本研究选用磁珠富集法开发的15个nSSR标记(BWH001-BWH015)。GenBank数据库登录号为HQ905560-HQ905574(表5-20)。

表 5-20　铁皮石斛 15 个三碱基微卫星标记序列信息

Table 5-20　Sequences information of 15 trinucleotide microsatellite loci of *D. officinale*

Locus	GenBank Accession No.	Primer sequence（5′-3′）
BWH001	HQ905560	ATCAATGGCAACGAAGATTCCATTCACGCAATACAG
BWH002	HQ905561	GGCAGAACTCTAGCGTCACTATCATCCGTCCATCCGAC
BWH003	HQ905562	TTTGGGTGGTATTGGTTGAGTGGAGGTATCGCTTGG
BWH004	HQ905563	AGCTACCTCTCGTAGGCGTTCTTGGACACCACTTGTCAG

（续表）

Locus	GenBank Accession No.	Primer sequence（5′–3′）
BWH005	HQ905564	CTTACAGCACGGAGGACACCAACTCGTTGACGGAGAT
BWH006	HQ905565	CTGTCCTCCTGACCACCTTCTGATAAGCGAGAAACCTA
BWH007	HQ905566	GCACTCTTTCGCCATCCGAAGCCAACTTTCAGACAATG
BWH008	HQ905567	TCGCTGTCACATAGGAGTTGCCATGCCATTCCATAAATCTA
BWH009	HQ905568	AATCGAAGAGCGAGGTAAACAGAATAGAGTGGAATAAAC
BWH010	HQ905569	TGACTGAGGTGCAGAGGTTTGATGATGAGTATGAAGAGCC
BWH011	HQ905570	TTCTCGGAAGTTTACTGTTAAGAGTAACGGTATGGAG
BWH012	HQ905571	CCCTCTTGCGATTCTTCTAATGGTGGGAAACTTGGA
BWH013	HQ905572	CAAGGAAGGTGGGCTGTCAGATGTTGGAACGGAGGG
BWH014	HQ905573	TTCTCCTCCTCTGCTCACCACCCATACATTCAACAACT
BWH015	HQ905574	TTGGGTGGTATTGGTTGCTGGAGGTATCGCTTGGAG

3. PCR扩增及检测

PCR反应为10 μL反应体系，包含40 ng模板DNA，1×PCR buffer(50 mM KCl和10 mM Tris–HCl(TaKaRa)，2 mM $MgCl_2$，200 μM dNTP(TaKaRa)，0.2 μM引物及0.5 U Taq DNA polymerase(TaKaRa)。PCR反应在PCR仪(Eppendorf Mastercycler Pro S，Germany)上进行，反应条件为：94℃预变性5 min，91℃变性1 min，50～60℃(依据各引物最佳退火温度)退火1 min，72℃延伸2 min，共30个循环，72℃延伸10 min，16℃保存。

4. 统计分析

利用CERVUS version 3.0.3软件估算SSR标记的期望杂合度(H_e)、表观杂合度(H_o)，及多态信息含量(polymorphic information content，PIC)等。利用HP–Rare 1.1软件计算SSR标记的等位基因数目及等位基因丰度。

利用Arlequin 3.1软件计算各野生居群及各种质资源的表观杂合度及遗传多样性。利用Arlequin 3.1软件计算F_{ST}值，评估野生居群与种质资源内部及之间的遗传分化水平。利用GENEPOP 3.4 package软件检测各微卫星位点、各野生居群及各种质资源是否偏离哈迪-温伯格平衡(Hardy-Weinberg equilibrium)。

利用STRUCTURE构建基于模型的野生居群及种质资源的遗传结构。预先设定聚类数k=1～6，运行时采用500 000次重复，链长1 000 000次(burn-in period)，每个k值独立的运算10次。利用LnP(D)值和Evanno's ΔK两个参数确定k值。LnP(D)是K集群表观基因型分布似然值，由STRUCTURE模拟估算。当LnP(D)最大值出现时k值被推断为最理想，但在大量试验中很难发现最高的LnP(D)。Evanno's ΔK是考虑重复运行中LnP(D)的差异，该参数能有效区分理想的k值。ΔK计算公式为：$\Delta K=M[|L(k+1)-2L(k)+L(k-1)|]/S[L(k)]$公式，$L(k)$代表第$K$次的LnP(D)，M指运行10次，S是第$K$次的标准偏差。

5.6.2　结果

1. nSSR标记的遗传多样性

利用15对多态性高的SSR引物(BWH001-BWH015)，对浙江、福建及云南3个居群的62个样本基因组DNA进行SSR-PCR扩增(表5-21)。15对标记共检测到97个等位变异，范围为3～10个位点，平均每个SSR位点等位变异数为6.13个，BWH011最高，BWH004最低，扩增片段的大小为114～384 bp。通过CERVUS version 3.0.3软件估算出SSR标记的表观杂合度(H_O)范围是0.159～0.881，平均值为0.562 2；期望杂合度(H_e)范围是0.195～0.877，平均值为0.669，BWH011最高，BWH004最低。用Popgen32软件检测这些位点的哈温平衡和连锁不平衡，在这些位点中除了BWH005和BWH015以外并没有发现显著的哈温平衡偏离($P<0.05$)，无连锁不平衡。这些数据说明这15个SSR位点具有足够的潜力应用于铁皮石斛居群水平的遗传多样性检测。

本文实验中15个SSR位点的多态信息含量平均值为0.648，按照Bostein的理论，有1个位点为低度多态座位，BWH004位点PIC最低为0.183；有2个位点为中度

表 5-21　铁皮石斛 15 个三碱基微卫星标记扩增及遗传参数信息

Table 5-21　Genetic characteristics and amplification information of 15 trinucleotide microsatellite loci of *D. officinale*

Locus	Repeat motif	T_A/℃	Expected size/bp	Size range/bp	H_O	H_e	PIC value
BWH001	(CTT)10	50	268	253—295	0.786	0.801	0.771
BWH002	(CTT)10	52	281	269—302	0.476	0.609	0.692
BWH003	(CTT)12	52	137	119—161	0.614	0.723	0.734
BWH004	(CTT)11	58	158	149—169	0.159	0.195	0.183
BWH005	(CTT)11	54	384	366—411	0.628	0.846 2[*]	0.858
BWH006	(CTT)8	51	114	108—123	0.356	0.389	0.366
BWH007	(CTT)13	58	235	220—259	0.476	0.759	0.73
BWH008	(CTT)12	52	214	196—232	0.752	0.853	0.794
BWH009	(CTT)8	50	132	126—153	0.595	0.638	0.576
BWH010	(CTT)9	55	148	136—160	0.386	0.429	0.368
BWH011	(CTT)10	50	247	235—280	0.881	0.877	0.865
BWH012	(CTT)11	52	201	186—225	0.571	0.812	0.789
BWH013	(CTT)8	55	333	327—354	0.535	0.641	0.634
BWH014	(CTT)8	50	360	354—375	0.456	0.623	0.531
BWH015	(CTT)12	54	136	121—157	0.762	0.842 1[*]	0.822

多态座位 (0.25<PIC<0.5)；其他 12 个均为高度多态性位点 (PIC > 0.5)，BWH011 位点的 PIC 最高为 0.865。15 个 SSR 位点有 12 个均为高度多态性位点，表明这些位点均可作为有效的遗传标记用于铁皮石斛居群间遗传多样性评估和系统发生关系的研究。该结果和杂合度分析结果相一致，表明铁皮石斛 SSR 引物遗传多态性较高。

利用 DetSel 对比研究野生居群及种质资源，结果可以推断在所有比较中 BWH004 处于选择压力之下。其他位点也利用 DetSel 软件做了相应检测，但是仅仅在一个或两个对比中发生，不可作为 outliers 标记。因此本研究选用的 15 个 SSR 标记中，只有 BWH004 标记经历过选择压力被视为 outlier SSR，而其他 14 个标记均未经历过选择压力。

2. 种质资源及野生资源的遗传多样性分析

利用15对SSR标记分析3个种质资源的遗传多样性。云南种质(YN–G)具有最高的遗传多样性(H_e)0.657，云南种质(YN–G)的等位基因多态性(A_D)为6.27，等位基因丰度(A_R)为5.87，表观杂合度(H_O)为0.560 55。3个种质的平均遗传多样性为0.637，显示3个种质资源的遗传多样性相对较高(表5–22)。3个种质资源也均没有偏离哈温平衡。基于criteria算法，3个种质资源之间存在低水平的遗传分化，F_{ST}值为

表 5–22　铁皮石斛种质资源及野生资源的采集地点、样本数及遗传多样性参数

Table 5–22　Genetic variation in three wild populations and three germplasm collections of *D. officinale* at 15 microsatellite loci

Code	Sampling locality	N	AT	AT ≤ 0.05	A_D	A_R	H_O	H_e
ZJ–W	Yandang of Zhejiang province	20	85	10	5.67	5.07	0.532 06	0.681 85
FJ–W	Wuyi and Shunchang of Fujian	21	94	15	6.27	5.36	0.468 21	0.724 57
YN–W	Guangnan and Wenshan of Yunnan	21	95	6	6.33	5.72	0.541 13	0.717 75
ZJ–G	germplasm collection from ZJ–W	40	80	17	5.33	4.98	0.519 76	0.609 87
FJ–G	germplasm collection from FJ–W	40	91	23	6.07	5.66	0.474 3	0.643 26
YN–G	germplasm collection from YN–W	40	94	18	6.27	5.87	0.560 55	0.657 08

注：N.样本数；AT.等位基因总数；AT.稀有等位基因数量；A_D.等位基因多样性；A_R.等位基因丰富度；H_O.观测杂合性；H_e.预期杂合性。

常见等位基因数(AT > 0.05)可以通过减去AT ≤ 0.05的等位基因数来计算。

Note: N. the number of individuals, AT. the total number of alleles, AT ≤ 0.05 the number of rare alleles, A_D. allelic diversity, A_R avg. allelic richness, H_O. observed heterozygosity, H_e. expected heterozygosity.

The number of common alleles (AT > 0.05) can be calculated by subtracting the value of AT ≤ 0.05 from the value of AT.

0.095 9。

利用同样的SSR标记分析评估野生居群的遗传多样性水平。其中云南居群(YN-W)具有最高的等位基因多样性(6.33)及最高的等位基因丰度(5.72)，而浙江居群(ZJ-W)的等位基因参数最低。3个种质资源的等位基因多样性存在一定的差异YN-G > FJ-G > ZJ-G，而各野生居群的等位基因多样性均高于对应的种质资源，野生居群的一些等位基因在各种质资源中均丢失了。如表5-22所示，浙江(ZJ-G)、福建(FJ-G)及云南(YN-G)3个种质资源分别丢失了5个、3个及1个等位基因；而福建(FJ-G)及云南(YN-G)种质资源的等位基因丰度反而高于其对应的野生居群。

基于等位基因频率的计算，浙江(ZJ-W)、福建(FJ-W)及云南(YN-W)3个野生居群的稀有等位基因(frequency ≤ 0.05)分别有10个(11.8%)，15个(16.0%)及6个(6.3%)。而相应的种质资源具有更多的稀有等位基因，浙江(ZJ-G)、福建(FJ-G)及云南(YN-G)3个种质资源的稀有等位基因分别有17个(21.3%)、23个(25.3%)及18个(19.1%)。

3个野生居群的平均遗传多样性为0.708，范围为0.681 85 ~ 0.724 57。野生居群的遗传多样性均高于相应的种质资源，但两者之间的遗传多样性差异尚未达到显著水平。野生居群及种质资源的表观杂合度均低于期望杂合度，这符合一般的SSR标记估算。另外，3个野生居群均没有偏离哈温平衡，3个野生居群之间基本不存在遗传分化，F_{ST}值为0.028 3。

3. 种质资源及野生资源的遗传结构分析

利用Arlequin 3.1软件分析种质资源及野生居群相互之间的遗传分化水平，分析结果与单独计算种质资源或野生居群各自的遗传分化相一致。种质资源相互之间的遗传分化达到显著水平，而种质资源与其来源地野生居群之间的遗传分化均未达到显著水平。但是，浙江(ZJ-G)种质资源与福建(FJ-W)和云南(YN-W)野生居群之间遗传分化均达到了显著水平，云南(YN-G)种质与浙江(ZJ-W)野生居群之间也达到了显著水平(表5-23)。

STRUCTURE软件分析结果与F_{ST}值分析结果一致，3个种质资源相对野生居群

表 5-23　铁皮石斛种质资源及野生资源间的遗传分化水平

Table 5-23　Pairwise FST values for $D.\ officinale$ wild populations and germplasm collections

Code	ZJ-W	FJ-W	YN-W	ZJ-G	FJ-G
ZJ-W					
FJ-W	0.047 1				
YN-W	0.035 6	0.002 8			
ZJ-G	0.001 8	0.119 2[*]	0.098 5[*]		
FJ-G	0.040 5	0.000 8	0.032 9	0.098 6[*]	
YN-G	0.067 5[*]	0.028 0	− 0.012 5	0.128 7[*]	0.060 3[*]

注：显著值是基于排序的邦弗朗尼校正的置换检验确定的。

Note: * Significant values based on permutation tests following a sequential Bonferroni correction.

显示了较高的遗传分化水平。依据 LnP(D) 值和 Evanno's ΔK 值等参数，最佳 k 值为 2，显示种质资源与野生资源可分为两大类群，但种质资源两大类群的遗传组成相对野生居群较明显。如图 5-16 所示，浙江 (ZJ-G) 种质资源内部两大类群所占份额相当，而福建 (FJ-G) 和云南 (YN-G) 种质资源明显偏向一个类群。

　　STRUCTURE 软件分析选择模拟类群 k=3 时，种质资源与野生居群之间遗传组成的差异更明显。依据样本分配至类群的概率超过 90% 的标准，浙江 (ZJ-W) 野生居群只有 15% 的样本划分为绿色的类群，而浙江 (ZJ-G) 种质资源中竟有 40% 的样本估算为绿色类群。福建 (FJ-G) 及云南 (YN-G) 种质资源与其野生居群遗传结构一样的明显，福建 (FJ-W) 野生居群只有 9.5% 的样本被划分为蓝色类群，而福建 (FJ-G) 种质资源中竟有 35% 的样本估算为蓝色类群；云南 (YN-W) 野生居群只有 28.6% 的样本被划分为红色类群，而云南 (YN-G) 种质资源中竟有 45% 的样本估算为红色类群。

　　依据种质资源与野生居群遗传多样性及遗传结构的对比结果，人工干预下的种质资源在一定程度上能展示野生资源的遗传多样性水平，可是在遗传结构和物种的进化潜力上则明显低于野生资源。造成这一现象的原因可能是种质收集初期的无意识选择，也有可能是种质收集后期培养管理等原因。为了促进野生资

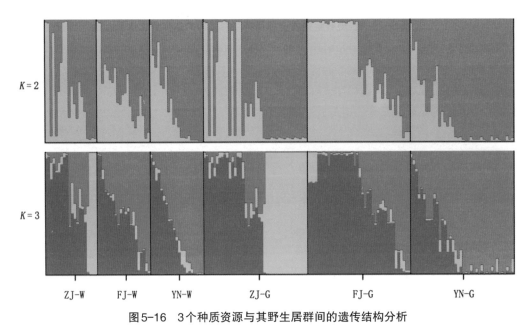

图5-16　3个种质资源与其野生居群间的遗传结构分析

Figure 5-16　Genetic structure of three wild populations and three germplasm collections of
D. officinale for *k* = 2 and *k* = 3 chain

源迁地保护的科学性及有效性，对种质资源遗传多样性进行定期评估是很有必
要的。

5.6.3　分析

　　SSR标记包含1～6 bp的重复序列，其在所有生命体中无所不在并且十分丰富，
但在基因组中的分布并非随机的。大量的证据表明基因内部的SSR标记在决定蛋白
的功能、遗传发育及基因活性调控等方面发挥着巨大的作用。在拟南芥(*Arabidopsis-
thaliana*)及水稻(*Oryza sativa*)的研究中发现，SSR标记一般喜欢分布在基因的上游区
域，但是在基因的编码区三碱基重复的SSR标记相对其他类型的SSR标记更普遍[29]。
另外，对比二碱基SSR标记，三碱基SSR标记更容易获取基因型数据，因此在人的
遗传分析中一般选用三碱基SSR标记。故而，虽然拥有铁皮石斛CT重复或GT重复
的SSR标记，但在这个研究中我们依然选用三碱基重复的SSR标记。在大多数植物
中，三碱基重复SSR标记的重复片段具有物种的偏向性。例如，拟南芥中AAG重
复的SSR标记最丰富，而在谷物类植物中却富含CCG重复和AGG重复的SSR标记。

在本研究中，磁珠富集选用的是 AAG 重复探针，因此本研究选用的均为 CTT 重复的 SSR 标记。

本文研究 15 个多态性 SSR 标记的等位基因数目为 3 ～ 10，PIC 值范围为 0.183 ～ 0.865。这 15 个标记的遗传参数与先前发表的铁皮石斛 SSR 标记遗传参数类似，这 15 个 SSR 标记是对原有铁皮石斛 SSR 数据库的扩充[30]。显而易见，这 15 个 SSR 标记适用于铁皮石斛的遗传多样性研究，是研究铁皮石斛居群遗传多样性及保护遗传学的重要工具。虽然本实验室开发了大量的 SSR 标记，但整体而言 SSR 标记数据库还较小，因此有必要继续开发铁皮石斛或石斛属新的 SSR 标记。针对铁皮石斛 SSR 标记的开发，CCG 重复或 AGG 重复的探针应优先选择用于三碱基 SSR 标记的开发。

1987 年，铁皮石斛就被中国政府列为濒危物种[3]，其目前的分布地呈现高度的片段化和不连续性。铁皮石斛的就地保护及迁地保护一直开展着，但尚未突出研究物种保护的有效性。在迁地保护方面，建立了许多铁皮石斛种质收集基地，以保护种质资源、建立种子库，同时开展大规模的生产以满足市场对铁皮药材的需求。然而，针对铁皮石斛的迁地保护伴随着一些问题的提出，如构建的种质收集基地是否能充分的维持野生居群原有遗传多样性的水平。相对于就地保护，迁地保护中遗传多样性的减少、低频率等位基因的丧失等现象经常被报道。在本研究中，相对铁皮石斛的 3 个野生居群，其相应的种质资源在遗传多样性和等位基因数目上均有下降的趋势，而稀有等位基因数目则呈上升的趋势。利用 STRUCTURE 软件分析，种质资源的遗传结构发生了明显的改变（图 5-16），造成这一现象的原因可能是种质收集初期的无意识选择，也有可能是种质收集后期培养管理等原因。在迁地保护中，无意识的淘汰种质往往会导致遗传组成的显著性改变[31]。因此，为了保证铁皮石斛迁地保护的有效性，从野生居群中有意识的收集样本，并在后期培养壮大种质资源，这样才能维持野生资源的遗传多样性水平，以确保物种的进化潜力。

5.6.4　人工干预下铁皮石斛种质资源的保护策略

针对稀有物种的迁地保护，有学者提出了优先保护的策略。参照其观点，一个物种对其遗传多样性及遗传结构的了解，在其种质资源的管理和保护上尤为重要。为了避免稀有等位基因的丢失、等位基因的结合及等位基因纯合概率的升高，对含有稀有等位基因的铁皮石斛样本的保护应优先于对其他样本的保护。在STRUCTURE分析中，富含稀有等位基因的样本往往不能被划分为一个具体的类群，而富含一般等位基因的样本往往以高概率被划分为一个类群(图5-16)。结合铁皮石斛遗传多样性的保护及铁皮石斛产业的可持续发展，我们建议应该优先保护稀有等位基因，当然其他的一些等位基因也同等重要。因此，针对植物居群发展系统性连贯性的策略以最大程度获取遗传多样性及潜在等位基因尤为重要。本研究中人工干预下铁皮石斛种质资源和野生居群间的遗传多样性差异并未达到显著水平，因此如今是针对该种质收集基因建立保护策略的最佳时机。另外，对铁皮石斛野生资源的就地保护，开展检测评估也是非常必要的。

参考文献

[1] 李昂，葛颂.植物保护遗传学研究进展[J].生物多样性. 2002, 10 : 61−71.

[2] Ji ZH. Flora of China[M]. Beijing: *Science Press*. 1999, 19: 117.

[3] Wang S, Xie Y. China Species Red List[M]. Beijing: *Higher Education Press*. 2004, 1.

[4] Nybom H, Bartish I. V. Effects of life history traits and sampling strategies on genetic diversity estimates obtained with RAPD markers in plants[J]. *Perspectives in Plant Ecology, Evolution and Systenatics*. 2000, 3: 93−114.

[5] Nei M. Estimation of average heterozygosity and genetic distance from a small number of individuals[J]. *Genetics*. 1978, 89(3): 583−590.

[6] George CG, Joseph RJ. Genetic distance and heterozygosity estimates in electrophoretic studies: effects of sample size[J]. *Copeia*. 1979, 2: 242−249.

[7] Li X, Ding X, Chu B, et al. Genetic diversity analysis and conservation of the endangered Chinese endemic herb *Dendrobium officinale* Kimura et Migo (Orchidaceae) based on AFLP[J]. *Genetica*. 2008, 133(2): 159−166.

[8] Juan A, Crespo MB, Cowan RS, et al. Patterns of variability and gene flow in *Medicago citrina*, an endangered endemic of islands in the western Mediterranean, as revealed by amplified fragment length polymorphism (AFLP)[J]. *Molecular Ecology*. 2004, 13(9): 2679−2690.

[9] Kay KM, Sargent RD. The role of animal pollination in plant speciation: integrating ecology, geography, and genetics[J]. *Annual Review of Ecology Evolution and Systematics*. 2009, 40: 637−656.

[10] Straub SC, Doyle JJ. Conservation genetics of *Amorpha georgiana* (Fabaceae), an endangered legume of the Southeastern United States[J]. *Molecular Ecology*. 2009, 18(21): 4349−4365.

[11] Phillips RD, Dixon KW, Peakall R. Low population genetic differentiation in the Orchidaceae: implications for the diversification of the family[J]. *Molecular Ecology*. 2012, 21: 5208−5220.

[12] Cozzolino S, Widmer A. *Orchid diversity*: an evolutionary consequence of deception?[J] *Trends in Ecology & Evolution*. 2015, 20(9): 487−494.

[13] Bao XS, Shun QS, Chen LZ. The medicinal plants of *Dendrobium* (Shi-hu) in China[M]. Shanghai: *Shanghai Medicinal University Press and Fudan University Press*. 2001.

[14] Gao WW, Guo SX. Effects of endophytic fungal hyphae and their metabolites on the growth of *Dendrobium candidum* and *Anoectochilus roxburghii*[J]. *Acta Academiae Medicinae Sinicae*.

2001, 23(6): 556–559.

[15] Jin H, Xu ZX, Chen JH, et al. Interaction between Tissue-cultured Seedlings of *Dendrobium officinale* and mycorrhizal fungus (*Epulorhiza* sp.) during symbiotic culture[J]. *Chinese Journal of Plant Ecology.* 2009, 33: 433–441.

[16] Ding G, Zhang DZ, Ding XY, et al.Genetic variation and conservation of the endangered Chinese endemic herb *Dendrobium officinale* based on SRAP analysis[J]. *Plant Systematics and Evolution.* 2008, 276: 149–156.

[17] Ding G, Li X, Ding X, et al. Genetic diversity across natural populations of *Dendrobium officinale*, the endangered medicinal herb endemic to China, revealed by ISSR and RAPD markers[J]. *Genetica.* 2009, 45(3): 375–382.

[18] Hou BW, Tian M, Luo J, et al. Genetic diversity assessment and ex situ conservation strategy of the endangered *Dendrobium officinale* (Orchidaceae) using new trinucleotide microsatellite markers[J]. *Plant Systematics & Evolution.* 2012, 298: 1383–1491.

[19] Hohenlohe PA, Amish SJ, Catchen JM, et al. Next-generation RAD sequencing identifies thousand of SNPs for assessing hybridization between rainbow and wastslope cutthroat trout[J]. *Molecular Ecology Resources.* 2011, 11 Suppl 1: 117–122.

[20] Patterson N, Price AL, Reich D. Population structure and eigenanalysis[J]. *PLoS Genetics.* 2006, 2(12): 2074–2093.

[21] Li H, Durbin R. Fast and accurate short read alignment with Burrows-Wheeler transform[J]. *Bioinformatics.* 2009, 25(14): 1754–1760.

[22] Yan L, Wang X, Liu H, et al. The genome of *Dendrobium officinale* illuminates the biology of the important traditional Chinese orchid herb[J]. *Molecular Plant.* 2015(8): 922–934.

[23] Avise JC. Phylogeography: the history and formation of species[J]. Cambridge: *Harvard University Press.* 2000, 1: 447.

[24] Hou BW, Luo J, Zhang YS, et al. Iteration expansion and regional evolution: phylogeography of *Dendrobium officinale* and four related taxa in southern China[J]. *Scientific Reports.* 2017, 7: 43525.

[25] Paun O, Turner B, Trucchi E, et al. Processes driving the adaptive radiation of a tropical tree (*Diospyros*, Ebenaceae) in New Caledonia, a biodiversity hotspot[J]. *Systematic Biology.* 2016, 65(2): 212–227.

[26] Nybom H. Comparison of different nuclear DNA markers for estimating intraspecific genetic diversity in plants[J]. *Molecular Ecology.* 2004, 13(5): 1143–1155.

[27] Chinese Pharmacopoeia Editorial Committee. The Pharmacopoeia of the People's Republic of China: I[M]. Beijing: *Chemical Industry Press.* 2010.

[28] Xu C, Zhan ZG, Liao SM. Studies on agronomic characteristics, polysaccharide and cellulose contents of 8 kinds *Dendrobium officinale* from different distribution areas[J]. *Journal of*

Zhejiang University (Science Edition). 2008, 35: 576–579.

[29] Lawson MJ, Zhang LQ. Distinct patterns of SSR distribution in the *Arabidopsis thaliana* and rice genomes[J]. *Genome Biology.* 2006, 7(2): R14.

[30] Xie ML, Hou BW, Han L, et al. Development of microsatellites of *Dendrobium officinale* and its application in purity identification of germplasm[J]. *Yao Xue Xue Bao.* 2010, 45(5): 667–672.

[31] Farnsworth EJ, Klionsky S, Brumback WE, et al. A set of simple decision matrices for prioritizing collection of rare plant species for ex situ conservation[J]. *Biological Conservation.* 2006, 128: 1–12.

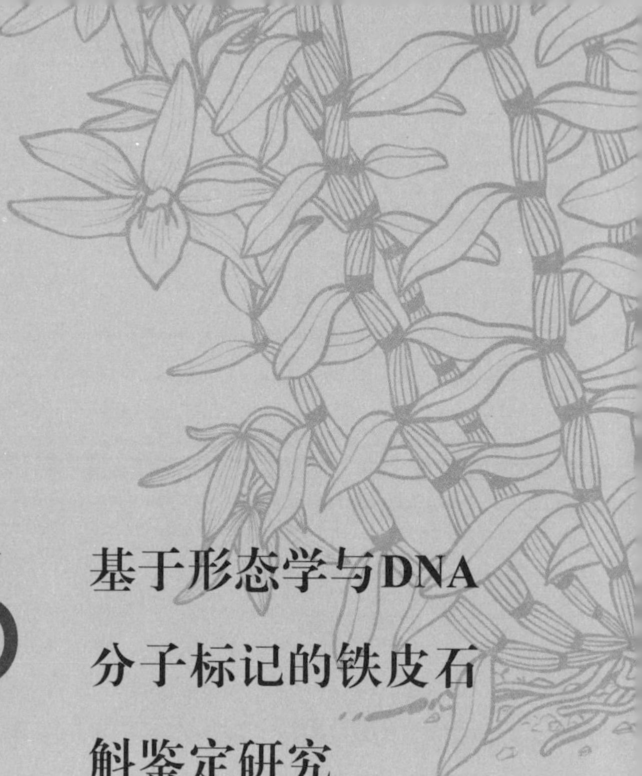

6

基于形态学与DNA
分子标记的铁皮石
斛鉴定研究

6.1 基于形态学的铁皮石斛鉴定

形态学资料是物种鉴定和分类的基本依据，也是植物系统分类学研究的"灵魂"所在。石斛属植物作为物种多样性极为丰富的一个类群，其分类和鉴定一直是研究热点之一。这些研究亦非常重视形态学特征的比较和分析，尤其是花形态的比较[1, 2]。然而，越来越多的研究指出，兰科植物的花容易受到传粉者的选择压力影响，从而发生形态趋同现象(morphological convergence)，这种现象在石斛属植物中广泛存在。铁皮石斛及其近缘种的花形态相似度很高，如花均具短萼囊，唇瓣不裂或不明显3裂、有明显的唇盘，唇盘密布短绒毛，唇瓣中后部具胼胝体等，种间差异很少，从而导致该类群的分类存在诸多争议[3, 4, 5, 6]。可见，我们极有必要在前人研究的基础上，对铁皮石斛及其近缘种进行更加全面、细致的形态学比较研究。

本研究在广泛采样的前提下，对铁皮石斛及其近缘种的外部形态特征(茎、叶、花)和显微特征(茎横切面)进行了较为系统的比较和分析，以期为该类群的鉴别和分类提供形态学依据，并为种间亲缘关系的研究奠定基础。

6.1.1 材料与方法

1. 材料

本研究依据文献记载采集了铁皮石斛及其近缘种各代表性产区的野生植株，共41个居群(表6-1)，其中铁皮石斛(D. officinale)15个居群，黄石斛(D. tosaense)3个、始兴石斛(D. shixingense)8个、曲茎石斛(D. flexicaule)4个、滇桂石斛(D. scoriarum)8个、钩状石斛(D. aduncum)3个。大部分植物材料种植于南京师范大学植物资源与环境研究所温室中，少量个体经采集叶片后置于硅胶中冷冻保存，以备后续的分子实验使用。所用植物材料均由南京师范大学生命科学学院丁小余教授鉴定。

2. 外部形态特征的观察

从每个居群取5～8个个体进行观察和测量，41个居群共255个样本。观测记录的形态学指标共有18项，其中茎、叶部7项，花部11项(表6-2)。

表 6-1　用于形态学分析的铁皮石斛及其近缘种样品信息

Table 6-1　Localities and sample size of *D. officinale* and its closely related species for morphological analysis

Species	Population code	Locality	Latitude (°N)	Longitude (°E)	*N1*	*N2*
D. officinale	P1	Wenshan，Yunnan Province	23.31	104.09	8	3
	P2	Guangnan，Yunnan Province	24.11	105.03	6	3
	P3	Shiping，Yunnan Province	23.65	102.49	5	3
	P4	Xingyi，Guizhou Province	25.03	104.82	5	3
	P5	Tian'e，Guangxi Province	25.01	107.19	6	3
	P6	Sandu，Guizhou Province	26.01	107.95	6	3
	P7	Guilin，Guangxi Province	25.71	110.80	6	3
	P8	Shaoyang，Hunan Province	26.36	110.78	6	3
	P9	Shaoguan，Guangdong Province	24.86	113.85	6	3
	P10	Longnan，Jiangxi Province	24.95	114.75	8	3
	P11	Jinggangshan，Jiangxi Province	26.73	114.21	7	3
	P12	Huoshan，Anhui Province	31.71	116.03	6	3
	P13	Liancheng，Fujian Province	25.81	116.75	5	3
	P14	Lishui，Zhejiang Province	28.23	119.41	5	3
	P15	Yandang，Zhejiang Province	28.36	121.08	5	3
D. tosaense	P16	Longnan，Jiangxi Province	24.93	114.65	6	3
	P17	Hualian，Taiwan	24.01	121.56	5	3
	P18	Taidong，Taiwan	22.80	121.07	5	3
D. shixingense	P19	Du'an，Guangxi Province	24.03	108.19	5	3
	P20	Liuzhou，Guangxi Province	24.58	109.74	5	3
	P21	Guilin，Guangxi Province	25.51	110.80	5	3
	P22	Chenzhou，Hunan Province	25.72	113.25	8	3
	P23	Nanxiong，Guangdong Province	25.11	114.35	6	3
	P24	Shixing，Guangdong Province	24.95	114.05	7	3

（续表）

Species	Population code	Locality	Latitude (°N)	Longitude (°E)	N1	N2
D. shixingense	P25	Longnan，Jiangxi Province	24.91	114.78	6	3
	P26	Quannan，Jiangxi Province	24.73	114.52	8	3
D. flexicaule	P27	Ganzi，Sichuan Province	30.23	101.88	8	3
	P28	Ganluo，Sichuan Province	29.06	102.72	8	3
	P29	Shennongjia，Hubei Province	31.83	110.71	5	3
	P30	Nanzhao，Henan Province	33.67	112.39	6	3
D. scoriarum	P31	Xingyi，Guizhou Province	24.98	104.81	8	3
	P32	Anlong，Guizhou Province	25.12	105.43	6	3
	P33	Xilin，Guangxi Province	24.61	105.03	7	3
	P34	Xichou，Yunnan Province	23.60	104.55	5	3
	P35	Wenshan，Yunnan Province	23.50	104.09	5	3
	P36	Funing，Yunnan Province	23.62	105.62	5	3
	P37	Debao，Guangxi Province	23.36	106.52	6	3
	P38	Hechi，Guangxi Province	24.59	108.20	6	3
D. aduncum	P39	Luofushan，Guangdong Province	23.27	114.08	8	3
	P40	Taoyuan，Hunan Province	28.92	111.45	6	3
	P41	Xingyi，Guizhou Province	25.08	104.83	8	3

注：*N1*.用于外部形态特征分析的个体数；*N2*.用于显微特征分析的个体数。
Note: *N1*. number of individuals used in external morphology analysis; *N2*. number of individuals used in microscopic characteristic analysis.

3. 茎横切面的显微特征观察

取成年植株茎中部的节间部分，用FAA溶液固定，以常规方法制作石蜡切片，番红固绿双重染色。利用Olympus BX43显微镜检视，并以Mshot Image Analysis System(明美显微数码测量分析系统)进行摄像和测量。从每个居群中随机选取3个个体，分别制成切片；在每张切片中，随机选取3个不同视野进行观察。观测记录的指标共9项。

表 6-2 铁皮石斛及其近缘种植株的外部形态特征比较

Table 6-2 A comparison of external morphological characteristics of *D. officinale* and its closely related species

Character	*D. officinale*	*D. tosaense*	*D. shixingense*	*D. flexicaule*	*D. scoriarum*	*D. aduncum*
Plant height/cm	4—55	20—50	15—70	6—12	18—90	40~90
Stem shape	cylindric	cylindric	cylindric	cylindric, slightly upcurved	cylindric	cylindric
Stem diameter	3.7—5.5	4.2—5.2	3.3—4.9	3.0—4.5	3.9—4.7	3.7—5.3
Internode length	0.6—2.6	1.5—2.8	1.4—2.7	0.7—1.4	2.1—2.8	2.5—3.2
Leaf length/mm	2.1—6.5	4.0—6.5	4.0—6.9	1.3—3.2	3.2—6.5	4.5—7.5
Leaf width/mm	0.4—1.6	0.9—1.5	1.0—1.5	0.4—0.9	0.7—1.3	0.8—1.6
Leaf shape index	3.11—5.79	3.90—4.40	3.85—5.91	2.00—6.93	4.32—5.58	5.10—6.05
Flower color	yellowish green or white	yellowish green	pink	yellowish green, upper part slightly tinged with purple	whitish to yellowish	pink
Spot on lip disk	+	+	+	+	+	—
Stripes on both sides of lip bellow middle	+	—	—	—	—	—
Callus color	yellow, green or purple	yellow	purple to pale purple	yellow	yellow	green

（续表）

Character	D. officinale	D. tosaense	D. shixingense	D. flexicaule	D. scoriarum	D. aduncum
Callus shape	low thickening	low thickening	linguiformis	saddle-shaped	saddle-shaped	square
Longitudinal length/transverse width of callus	0.9—1.4	2.2—3.0	0.7—1.2	0.7—1.1	0.7—1.1	0.7—1.1
Spot on each side of collum apex	+	+	+	+	−	−
Spot at middle part of collum foot	−	−	+	+	+	−
Purple apex at point of attachment to lip	−	−	+	+	+	−
Anther cap color	cream, sometimes with a purple tip	cream, sometimes with a purple tip	upper part purple, lower part white	cream, sometimes with a purple tip	wholly bright purple	deep purple
Hairs of anther cap	−	−	−	−	−	+

注："—" 代表 "否"，"+" 代表 "是"。
Note: "—" indicates "no"，"+" indicates "yes"。

4. 数据分析

各形态学指标的基本分析均通过 Excel 和 SPSS 22.0 软件完成。接着，利用 SPSS 22.0 软件对数据进行标准化处理使量纲统一，再利用软件 R version 3.5.0(https://www.r-project.org/)进行主成分分析(principal component analysis，PCA)，从而对所有个体进行聚类。

6.1.2　结果

1. 铁皮石斛及其近缘种的外部形态特征比较

本研究通过居群水平的广泛采样和细致比较发现，铁皮石斛及 5 个近缘种的种内形态变异大，而种间差异较小，诸多形态特征在种间表现重叠(表 6-2)。首先，对于茎叶部形态特征，如株高、茎粗、节间长、叶长、叶宽和叶形指数(叶长/叶宽)等，种内变异主要来自居群间(居群内个体间的差异通常较小)，尤以铁皮石斛不同居群间的变异最为明显。以株高为例：大部分铁皮石斛的株高为 10 ～ 30 cm，而 P9(广东韶关)居群和 P14(浙江丽水)居群的铁皮石斛株高在 10 cm 以内，与曲茎石斛有重叠；P6(贵州三都)居群和 P7(广西桂林)居群的铁皮石斛株高可达 40 cm 以上，与黄石斛、始兴石斛、滇桂石斛和钩状石斛等都有重叠。由于铁皮石斛及其近缘种的茎叶部形态特征存在丰富的种内变异，种间界限较模糊，因此在非花期极难鉴别。

尽管花形态亦存在一定程度的种内变异，但某些花部形态特征在种内较稳定，而在种间有明显差异(表 6-2，图 6-1)，可作为鉴定物种的主要依据，具体包括：唇盘有无斑块(Spot on lip disk)、唇瓣基部两侧有无条纹(Stripes on both sides of lip bellow middle)、胼胝体形状(Callus shape)、胼胝体长宽比(Longitudinal length/transverse width of callus)、合蕊柱顶端两侧有无斑点(Spot on each side of column apex)、蕊柱足中部有无斑块(Spot at middle part of column foot)、蕊柱足末端与唇瓣连接处是否呈紫色(Purple apex at point of attachment to lip)、药帽有无毛(Hairs of anther cap)。将上述 8 种筛选获得的具有较高鉴别价值的形态性状编码成数字形式，形成铁皮石斛及其近缘种的花部形态特征矩阵(表 6-3)。该矩阵能将这 6 个种区分开，这将为该类群的物种鉴定和分类提供重要依据。

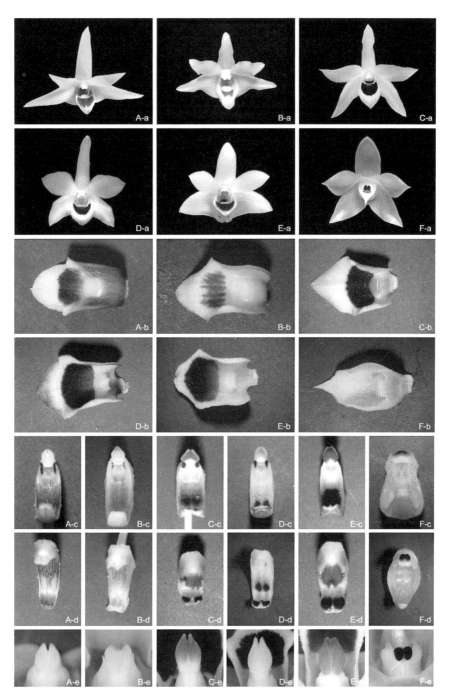

图6-1　铁皮石斛及其近缘种的花部形态特征比较

Figure 6-1　A comparison of flower characters of (A) *D. officinale*, (B) *D. tosaense*, (C) *D. shixingense*, (D) *D. flexicaule*, (E) *D. scoriarum*, and (F) *D. aduncum*

注：(a) 花；(b) 唇瓣；(c) 合蕊柱和蕊柱足中部；(d) 蕊柱足下部；(e) 药帽。
Note: (a) Flower; (b) Lip; (c) Column and middle-upper part of foot (d) Lower part of foot; (e) Anther cap.

2. 基于外部形态特征的聚类分析

为了更加全面、直观的揭示这6个种的外部形态差异程度，本研究基于15种外部形态特征(表6-2包含18种外部形态特征，其中3种与颜色有关的特征即花颜色、胼胝体颜色和药帽颜色，因色彩间存在连续性变化，不方便进行量化和编码而未列入)，通过PCA分析对6个种的255个个体进行了聚类。作为对比，本研究还进行了仅基于茎叶部形态特征的PCA分析。由图6-2的聚类结果可见，仅基于茎叶部形态特征时(无花)(图6-2b)，各个种不能很好聚类，而基于总体形态特征时(有花)(图6-2a)，各个种的所有个体能分别独立聚为一支，再次直观地说明了花部特征在区别本类群物种中的重要性。在基于总体形态特征的聚类结果中，铁皮石斛和黄石斛的聚类关系相对较紧密，说明在该类群中，与铁皮石斛形态差异最小的是黄石斛，亲缘关系也可能最近。但究竟6个种的种间亲缘关系如何，有待通过分子数据进一步研究。

3. 铁皮石斛及其近缘种的显微特征比较及聚类分析

尽管铁皮石斛及其近缘种可通过花部的形态特征予以区分，但它们的花期很短，在非花期仍无法区别，因此本研究对铁皮石斛及5个近缘种进行了茎的显微结构观察(表6-4，图6-3)。

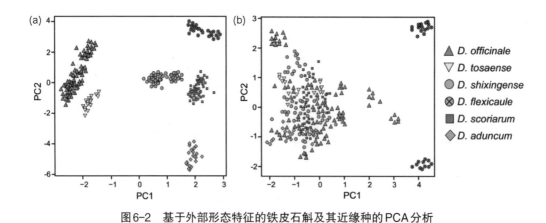

图6-2　基于外部形态特征的铁皮石斛及其近缘种的PCA分析

Figure 6-2　Principal component analysis (PCA) of *D. officinale* and its closely related species based on external morphological characteristics

注：A. 基于花、茎、叶形态的聚类分析；B. 基于茎、叶形态的聚类分析。
Note: A. Clustering based on morphological characteristics of flowers, stems and leaves; B. Clustering based on morphological characteristics of stems and leaves.

表 6-3 铁皮石斛及其近缘种的花部形态特征矩阵

Table 6-3 Matrix of external morphological characteristics of *D. officinale* and its closely related species

No.	Character	*D. officinale*	*D. tosaense*	*D. shixingense*	*D. flexicaule*	*D. scoriarum*	*D. aduncum*
1	Spot on lip disk	1	1	1	1	1	0
2	Stripes on both sides of lip bellow middle	1	0	0	0	0	0
3	Callus shape	0	0	1	2	2	3
4	Longitudinal length/ transverse width of callus	0	1	0	0	0	0
5	Spot on each side of column apex	1	1	0	1	0	0
6	Spot at middle part of column foot	0	0	1	1	1	0
7	Purple apex at point of attachment to lip	0	0	1	1	1	0
8	Hairs of anther cap	0	0	0	0	0	1

注："胼胝体形状"中，0=low thickening，1=linguiformis，2=saddle-shaped；在"胼胝体长宽比"中，0=（<2），1=（≥2）；其余，0=no，1=yes。
Note: In "callus shape"，0=low thickening，1=linguiformis，2=saddle-shaped. In "callus shape"，0=（<2），1=（≥2）. In others, 0=no，1=yes.

表 6-4　铁皮石斛及其近缘种茎横切面的显微特征比较

Table 6-4　A comparison of stem microscopic characteristics of *D. officinale* and its closely related species

Character	*D. officinale*	*D. tosaense*	*D. shixingense*	*D. flexicaule*	*D. scoriarum*	*D. aduncum*
Epidermal cells						
Tangential diameter(μM)	8.0—16.4	9.2—13.5	9.0—14.3	9.5—13.9	6.0—8.5	5.5—7.8
Radial diameter(μm)	4.0—6.5	4.2—5.5	4.3—5.8	4.2—5.8	5.0—6.4	5.6—6.2
Tangential diamete/ radial diameter	1.36—2.95	1.45—2.96	1.85—2.40	1.92—2.65	1.11—1.32	0.99—1.31
Thickening of cell walls	+	+	+	−	+	+
Cells inner epidermis						
Number of cell layers	0—1	1	1—2	0	2—3	3—4
Laminated striation of cell walls	−	−	−	−	+	+
Vascular bundles						
Number	50—95	75—86	48—60	23—30	56—85	50—85
Number of cell layers for outer fibers	2—3	2—3	2—3	2—4	2—4	2—4
Number of cell layers for inner fibers	1—2	1—2	1—2	1—2	1—2	1—2

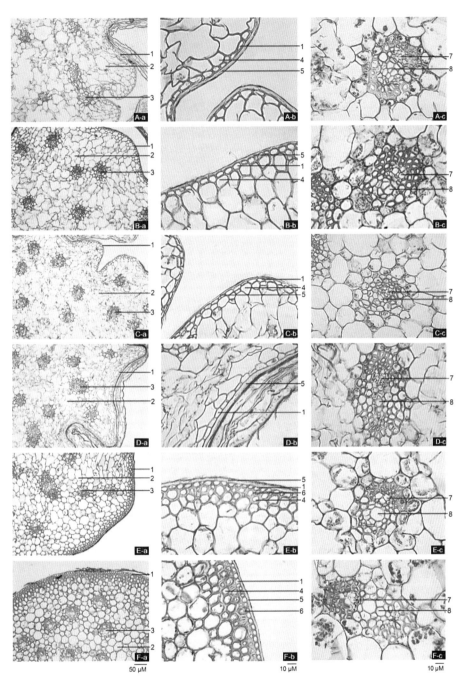

图6-3　铁皮石斛及其近缘种的茎横切面的显微结构

Figure 6-3　Stem microscopic structure of (A) *D. officinale*, (B) *D. tosaense*, (C) *D. shixingense*, (D) *D. flexicaule*, (E) *D. scoriarum*, and (F) *D. aduncum*

注：(a) 表皮、薄壁细胞和维管束；(b) 表皮细胞和内表皮细胞；(c) 维管束。
1.表皮；2.薄壁细胞；3.维管束；4.内表皮细胞；5.角质层；6.木栓化的内表皮细胞；7.韧皮部；8.木质部。
Note: (a) Epidermis, parenchymatous cells and vascular bundles; (b) Epidermal cell and cells inner epidermis; (c) Vascular bundles. 1. epidermis; 2. parenchymatous cells; 3. vascular bundle; 4. cells inner epidermis; 5. cuticle; 6. laminated striation of cells inner epidermis; 7. phloem; 8. xylem.

结果表明，某些显微特征在种间存在一定差异，能将曲茎石斛、钩状石斛和滇桂石斛区分，但仍无法鉴别其余3个种。曲茎石斛最易区分，其表皮细胞的细胞壁不增厚，无下皮层，维管束的数量(23～30个)亦明显少于其他种(48个以上)。钩状石斛和滇桂石斛的表皮细胞的切向直径和径向直径的比值明显小于其他种，细胞形状更接近圆形；下皮层细胞层数更多，细胞壁具明显层纹(laminated striation)，因而可与其他种区分，而两者之间可通过下皮层以内的基本组织细胞中有无紫红色色素以及下皮层细胞层数的多少等加以区分。

此外，本研究基于茎横切面的显微特征对6个种123个个体进行了PCA分析，聚类结果如图6-4所示，曲茎石斛、钩状石斛和滇桂石斛由于显微特征差异较大，可分别独立聚类；而铁皮石斛、黄石斛和始兴石斛的显微特征非常相似，它们共同聚为一大类，可见这三者的亲缘关系亦可能最近。

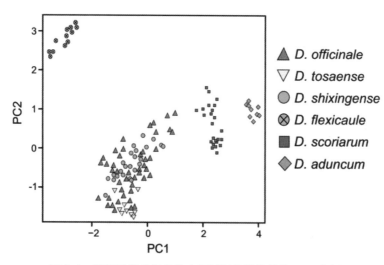

图6-4　基于显微特征的铁皮石斛及其近缘种的PCA分析

Figure 6-4　Principal component analysis (PCA) of *D. officinale* and its closely related species based on microscopic characteristics

6.1.3　分析

1. 铁皮石斛及其近缘种可通过花部形态特征予以区分

外部形态特征是物种鉴定和分类的最直观、最基本的证据。分类学鼻祖——林奈，首先通过比较形态标准，建立不同等级的分类系统将物种相互区分。近300年来，这种方法被广泛认可和使用；直到现在，很多研究仍基于形态学比较和分析进行新种发表或分类修订。然而，种内形态变异一直困扰着物种鉴定和分类。铁皮石斛及其近缘种亦具有丰富的种内形态变异，尤以铁皮石斛为甚(表6-2)，这种现象给该类群的鉴定和分类带来了很大困难。显而易见，一些种内变异大的形态特征如株高、叶形、茎的粗细及颜色等不能作为物种鉴定依据，因此需要找到在种内稳定而种间有明显差异的形态性状。

本研究通过全面比较找到了8种具有鉴别意义的花部形态性状，并利用其构成形态矩阵，用于区分6个种，其中钩状石斛最易鉴别，其唇瓣无斑块、药帽密布乳突状毛，而其余5个种的唇瓣有斑块、药帽无毛。1999年出版的《中国植物志》依据形态将钩状石斛归为瘦轴组[3]，而分子系统学研究表明钩状石斛是铁皮石斛的近缘种之一，同为石斛组[7]。本文为了研究的全面性和系统性，亦对其进行了采样分析(但适当降低了采样密度)，而结果显示的钩状石斛易区别于其他5个种的现象便很容易得到解释。铁皮石斛(*D. officinale*)和黄石斛(*D. tosaense*)最难区分，但仍可以通过唇瓣基部有无条纹、胼胝体长宽比等性状予以区别，而且两者分布区域亦有所差异。铁皮石斛主要分布于我国云南、贵州、广西、福建、浙江、安徽等地，而黄石斛分布于江西南部、台湾地区，也产于日本。关于*D. officinale*和*D. tosaense*的归属和分类问题，Tsi 将 *D. officinale* 和 *D. tosaense* 处理为两个独立的种[3]，而2009年出版的《*Flora of China*》将 *D. officinale* 和 *D. tosaense* 作为异名都归并入 *D. catenatum*[4]。本研究支持将 *D. officinale* 和 *D. tosaense* 处理为两个独立的种的观点，而且其他4个种亦是可区分的，由PCA分析得出的聚类结果同样表明这6个种能够相互区别(图6-2)。

2. 茎显微特征对铁皮石斛及其近缘种的鉴别有一定参考价值

尽管石斛属植物的鉴别和分类主要依靠花形态，但是石斛花期短，而且石斛药用部位是茎，因此茎显微结构的观察和比较一直是石斛属植物鉴别的重要手段[8, 9]。总结前人的研究结果可以得出，大多数石斛的显微结构相似，但仍有一些具有较高鉴别价值的显微特征，如角质层厚度，茎表皮细胞大小、形状及细胞壁增厚程度，下皮层细胞层数及细胞壁增厚程度，维管束数目及内外侧纤维群细胞层数等。本研究重点对这些显微特征进行了观察和测量，发现在该类群中有鉴别意义的特征主要存在于茎表皮细胞和下皮层细胞(表6-4)；基于这些特征，可鉴别曲茎石斛、钩状石斛和滇桂石斛，而其余3个种(铁皮石斛、黄石斛和始兴石斛)未能区分。PCA分析的聚类结果与此一致(图6-4)。这可能是由于这3个种的亲缘关系较近，分化时间太短，未能在茎的内部结构上产生足够的形态分化，因此无法区别，而前人未曾对如此近缘的物种进行显微鉴定。在后续研究中，可结合使用组织化学方法等进行显微鉴别分析。

3. 铁皮石斛及其近缘种的形态学分析仍面临的一些问题

通过对该类群的外部形态特征和显微结构的研究，不仅掌握了各自形态特征和种内变异程度，而且筛选到了能鉴别铁皮石斛及其近缘种的关键性特征，初步实现了对该复杂类群的物种鉴定。研究结果可为石斛种质资源的合理保护与利用以及生产实践中的育种选种等提供重要理论依据。然而，基于形态学的物种鉴定和分类仍面临一些问题：① 该类群的物种识别必须依靠花形态，在石斛非花期，我们又将束手无策；② 形态学资料仅为分类提供了一个方面的证据，仍需要其他数据进一步论证其可靠性[10, 11, 12]；③ 形态学分析未能解决种间亲缘关系，铁皮石斛及其近缘种的分类地位和系统位置仍不清楚。因此，我们必须利用分子生物学手段进行更进一步的研究。

6.1.4 结论

本文通过群体水平的广泛采样，对铁皮石斛及其近缘种的41个居群、255个个体进行了外部形态特征和茎显微特征的比较分析。研究发现：

(1) 铁皮石斛及其近缘种的诸多外部形态特征尤其是茎叶部存在丰富的种内变异，而种间差异较小，各个种确实较难区分。本文研究通过对大量居群样本的细致比较，筛选出8种在种内稳定而种间有明显差异的花部形态性状并构成矩阵，利用该形态矩阵可较好区分铁皮石斛及其近缘种。

(2) 6个种茎横切面的显微结构相似度高，但某些显微特征在种间存在一定差异。其中表皮细胞和下皮层细胞的若干特征，可将曲茎石斛、钩状石斛和滇桂石斛区分开，但仍无法鉴别铁皮石斛、黄石斛和始兴石斛。

6.2　基于SSR分子标记的铁皮石斛种质鉴定

近年来，由于铁皮石斛保健品和药品的大规模开发，不但使其野生资源遭受毁灭性的破坏，而且还导致了铁皮石斛混淆品的泛滥，因此亟须建立有效的铁皮石斛种质鉴别的可靠手段[13、14、15]。

准确鉴别药用植物的种质是实施药材良好农业规范(good agricultural practices，GAP)的关键，可以依靠先进、简便、可靠的分子标记技术[16、17]。SSR分子标记，由1～6个核苷酸的重复单位组成，为长达几十甚至上百个核苷酸的串联重复序列，广泛分布于整个基因组的不同位置上。在植物基因组中，由于微卫星寡核苷酸的重复次数在同一物种的不同基因型间具有差异且相对稳定保守，因而SSR标记呈现高度多态性，可用于植物种质的鉴别[18]。本文拟开发、筛选铁皮石斛的SSR标记，并对铁皮石斛组培苗的种质纯度进行鉴定，为铁皮石斛种质的GAP生产及保护奠定基础。

6.2.1　材料与方法

1. 材料

铁皮石斛分布于我国的广东、广西、云南、贵州、浙江、安徽等省的原始森林及自然保护区。本文中检测铁皮石斛SSR标记遗传多样性的实验材料取自贵州居群的48份铁皮石斛野生样本；检测SSR引物通用性的材料则取自广西、贵州、云南等省(表6-5)；种质纯度检测材料取自本实验室的集约化种质保存基地，拟对来自福建的某种质(FJ02)的纯度进行检测，共在苗床随机取样500个样本(株)，对其进行种质纯度的分子检测。

2. DNA提取

引物开发材料利用Dneasy Plant Mini Kit(Qiagen)试剂盒提取高质量的模板DNA。铁皮石斛居群材料、种质鉴定材料以及石斛属其他实验材料分别取各样本经硅胶干燥的叶片，利用CTAB法提取基因组DNA。

表 6-5　石斛属 20 种样品的名称和来源

Table 6-5　The name and origin of the 20 samples of *Dendrobium* species

Voucher number	Species	Locality	Voucher number	Species	Locality
1	*D. huoshanense*	Anhui	11	*D. chrysanthum*	Guizhou
2	*D. hancockii*	Yunnan	12	*D. wardianum*	Yunnan
3	*D. fimbriatum*	Guangxi	13	*D. loddigesii*	Guangxi
4	*D. dixanthum*	Yunnan	14	*D. aphyllum*	Guizhou
5	*D. falconeri*	Yunnan	15	*D. crepidatum*	Yunnan
6	*D. cariniferum*	Yunnan	16	*D. nobile*	Yunnan
7	*D. gratiosissimum*	Yunnan	17	*D. moniliforme*	Jiangxi
8	*D. primulinum*	Yunnan	18	*D. hercoglossum*	Yunnan
9	*D. devonianum*	Yunnan	19	*D. williamsonii*	Hainan
10	*D. thyrsiflorum*	Yunnan	20	*D. guangxiense*	Guizhou

3. 构建 SSR 富集文库

用限制性内切酶 *Sau*3A I(TaKaRa) 对基因组进行部分酶切，在 EB 染色的 1.5% 琼脂糖凝胶上电泳，切取 200 ～ 800 bp 的片段，使用 DNA 凝胶回收试剂盒 (AxyPrep DNA Gel Extraction Kit，AXYGEN) 回收纯化。将纯化产物与生物素标记的探针 $(GTG)_{10}$、$(CT)_{15}$ (上海生工合成) 杂交。建立 25 μL 杂交体系：模板 DNA 200 ng、0.2 μmol·L^{-1} 的生物素探针和 0.2 μmol·L^{-1} 的 6×SSC。PCR 反应程序为：95℃变性 7 min，70℃杂交 1 h，温度以每秒 0.1℃的速度递减到 52℃，4℃保温。利用磁珠 (Promega) 固定杂交产物，并在磁场中多次洗脱，以洗去未杂交的部分。随后向与探针结合的 DNA 中加入 50 μL TE 缓冲液，PCR 仪上 96℃变性 6 min。最终，保留的 DNA 溶解在 1×TE 缓冲液中，经 PCR 恢复为双链。PCR 产物和 Takara 公司 TA 克隆载体 (pMD18-T Vector) 链接，转入感受态细胞 (*Escherichia coli* DH5α)。至此，SSR 富集文库就已构成。

4. 引物设计

用蓝白斑法筛选阳性克隆，选择合适的片段送华大基因(Beijing Genomics Institute)测序。获得的DNA序列使用DNAMAN Version 5.2.9和Primer Primier 5.0进行引物设计，引物由上海生工(Sangon)合成。

5. PCR扩增

PCR反应在Mastercycler Pro(Eppendorf)上进行。PCR反应为10 μL反应体系，含10 mmol·L^{-1} Tris-HCl，pH 8.3；50 mmol·L^{-1} KCl；2.0 mmol·L^{-1} MgCl$_2$；200 μmol·L^{-1} dNTPs；0.2 μmol·L^{-1}引物；50 ng模板DNA和1 U rTaq酶(TaKaRa)。PCR反应程序为：95 ℃预变性5 min，95 ℃变性35 s，52 ℃退火35 s，72 ℃延伸1.5 min，共35个循环后，72 ℃延伸10 min，最后4 ℃保存。将扩增产物先在1%琼脂糖凝胶电泳上检测PCR扩增效果，并在8%的聚丙烯酰胺凝胶上电泳分离，银染检测。

6. 数据统计与分析

观察各SSR位点在供试样本间PCR扩增条带的差异，清晰带赋值为"1"，无扩增带的赋值为"0"，用Excel软件统计整理。采用Simpson指数计算多态性信息含量(polymorphism information content，PIC)，利用Popgen32和Cervus2.0软件，计算微卫星位点的等位基因数(Na)、有效等位基因数(Ne)、观测杂合度(Ho)、期望杂合度(He)、哈温平衡(HWE)及连锁平衡(LD)。

6.2.2　结果

通过铁皮石斛SSR富集文库的建立及蓝白斑法筛选，本实验共获得并合成了60对SSR引物。利用60对引物初步扩增了随机选取的铁皮石斛贵州居群的48个样本，经过对扩增产物的稳定性、多态性及清晰度等方面的筛选，共选取了15对SSR引物用于本实验的研究。

1. 铁皮石斛SSR引物的遗传多态性检测

利用选取的15对多态性好的引物(表6-6)，对贵州居群48个样本基因组DNA进行SSR-PCR扩增。15对引物共检测到92个等位变异，每个位点变化范围为

3~9个, 平均每个SSR位点等位变异数为6.1个, XML006最高, XML010最低, 扩增片段的大小为100~400 bp。通过Nei氏算法得出的表观杂合度(Ho)范围是0.60~0.85, 平均值为0.72, XML014最高, XML001和XML002最低; 期望杂合度(He)范围是0.49~0.85, 平均值为0.74, XML012和XML014最高, XML010最低。用Popgen32软件检测这些位点的哈温平衡和连锁不平衡, 在这些位点中除了XML004以外并没有发现显著的哈温平衡偏离($P<0.05$), 无连锁不平衡(表6–6)。这些数据说明以上的15个SSR位点具有足够的潜力在铁皮石斛居群水平上得到应用。

本实验中15个SSR位点的多态信息含量平均值为0.702, XML010位点PIC最低为0.437为中度多态位点($0.25 < PIC < 0.5$); 其他14个均为高度多态性位点(PIC > 0.5), XML014位点的PIC最高为0.829。15个SSR位点有14个均为高度多态性位点, 表明这些位点均可作为有效的遗传标记用于铁皮石斛居群间遗传多样性评估和系统发生关系的研究。该结果和杂合度分析结果相一致, 表明铁皮石斛SSR引物遗传多态性较高。

2. 铁皮石斛SSR引物的同属通用性检测

将这15对铁皮石斛的SSR引物对20种石斛属植物的试验材料分别取3个样本进行跨种扩增, 根据电泳结果优化反应体系。在来自铁皮石斛的15对引物中, 除XML004、XML007在石斛种间无相应大小范围的SSR扩增产物外, 其他SSR引物在20个石斛属种材料上能全部或部分扩增出清晰的SSR条带并在种间存在一定的多态性, 其中有9对(60%)引物在所有供试材料上都能扩增出条带, 扩增结果见表6–7。说明这些从铁皮石斛基因组开发的SSR引物可以在这些物种的SSR分析中通用, 通用率达到了86.7%。

3. 基于SSR标记的铁皮石斛种质纯度鉴定

基于铁皮石斛SSR引物在居群样本中表现的高度多态性及引物的属间通用性, 从15对引物中选取4对分辨率较高的引物(XML003、XML005、XML006、XML008)用于种质组培苗的SSR鉴定。随机抽取福建某居群种质(FJ02)500株组培苗, 对其4个SSR位点的带型进行统计。品种纯度检验结果按公式计算: $P=(N_T - N_D)/N_T \times 100\%$。公式中, P为品种纯度; N_T为供检株数; N_D为判定为异品种的株数。

表 6-6　铁皮石斛的 15 个微卫星位点及其扩增信息

Table 6-6　Fifteen microsatellite loci of *Dendrobium officinale* and their amplification information

Locus	Primer sequence（5'-3'）	Repeat motif	Size/bp	Na	Ne	H_o	H_E PIC	PHWE	PIC	GenBank Accession No.
XML001	F: CGTGTGCGTATAACGGCACA R: GGTCCGAAAGGTGGTACATC	$(CA)_{14}$	199—213	6	2.9	0.6	0.66	0.537	0.61	FJ914496
XML002	F: GGTACAAGGTTCGAGTCT R: CATACTGTCGACCACATC	$(TG)_{11}$	128—140	5	2.3	0.6	0.57	0.793	0.536	FJ799920
XML003	F: GTGACATAGCAAAGAGAC R: CCAGAATGAGCTCAATCA	$(CT)_{23}$	156—178	7	3.2	0.7	0.69	0.945	0.66	GQ174288
XML004	F: CACATATGATAACAGGAGCA R: TTGGATGATTGCAGCCACT	$(GA)_{28}$	130—152	7	4.4	0.8	0.77	0.003	0.74	GQ174289
XML005	F: GCCATCATTATCCCTATC R: TCTCTCCCTAGCTCTCTC	$(GT)_{11}$	178—192	4	3.5	0.75	0.72	0.851	0.664	GQ174290
XML006	F: GAGAAGCCTTCAAATGAC R: ACCCTCACGTTTCAATCT	$(GA)_{18}$ $(AGA)_7$ $(AG)_{21}$	320—346	9	5.5	0.7	0.82	0.154	0.795	GQ174291
XML007	F: AGTGCAAGAGAGAGATAGAG R: ACGAGACAGGATGAAGAGAT	$(GT)_7$ $(CA)_{14}$	339—357	6	5.1	0.75	0.8	0.103	0.776	GQ174292
XML008	F: TGCCGTATAGCTGCACACGT R: CAGTCACACGAGACAGGATG	$(CA)_{12}$	170—182	5	3.3	0.7	0.69	0.452	0.638	GQ180864

（续表）

Locus	Primer sequence (5'-3')	Repeat motif	Size/bp	Na	Ne	H_o	H_E PIC	PHWE	PIC	GenBank Accession No.
XML009	F: TTGAGGGTCGTGAGGTTCT R: TTTGGCAATTGCTGCACCG	$(GA)_{17}$	139—153	4	3.7	0.75	0.73	0.508	0.687	GQ222213
XML010	F: CTACGTCGACGGACGAAT R: GGTCTAGACGATCCTGTT	$(TC)_7$	142—150	3	2	0.65	0.49	0.238	0.437	GQ222214
XML011	F: CGTTCACTACTTTCCCTC R: AGATAGAGGTAGAGAGAG	$(TC)_{20}$ $(TC)_5$	204—220	7	5.8	0.8	0.83	0.114	0.804	GQ861088
XML012	F: ACGATCGCAAGCCTCTCCAC R: GTTGGGTGGATCCGTCAAGG	$(AG)_{27}$ $(GA)_{12}$	215—235	8	6.5	0.8	0.85	0.106	0.828	GQ861089
XML013	F: CTCGCTAGCTCTCTTTCTC R: CTATGAATGCCCAGAGGAG	$(CT)_8$ $(CT)_{14}$	122—138	6	4.5	0.65	0.78	0.349	0.751	GQ861090
XML014	F: AGTCAACCACACATGAGGAG R: TCACGTTTCAATCTCTGCTG	$(GA)_{18}$ $(AGA)_7$ $(AG)_{19}$	330—355	8	6.5	0.85	0.85	0.396	0.829	GQ861091
XML015	F: GTCCAGGCCTTGCTCTTTC R: CTATTGTCGGTGTACAGTC	$(TC)_{17}$ $(TC)_{19}$	321—339	7	5.1	0.65	0.81	0.223	0.78	GQ861092

注：F. 前引物；R. 后引物；Na. 等位基因数量；Ne. 有效等位基因数量；H_o. 观测杂合性；H_E. 期望杂合性；P_{HWE}. 使用 χ^2 检测适合哈迪伯格温伯平衡的可能性；PIC. 多态性信息。

Note: F. Forward primer; R. Reverse primer; Na. Number of alleles; Ne. Effective number of alleles; H_o. Observed heterozygosities; H_E. Expected heterozygosities; P_{HWE}. Possibilities to fit to Hardy-Weinberg equilibrium using χ^2 test; PIC. Polymorphism information content.

表 6-7　铁皮石斛的近缘种间的 SSR 引物的流通性

Table 6-7　Transferability of SSR primers among closely related species of *Dendrobium officinale*

Primer	1	2	3	4	5	6	7	8	9	10	11	12	13	14	15	16	17	18	19	20
XML001	+	+	+	+	+	+	+	+	+	+	+	+	+	+	+	+	+	+	+	+
XML002	+	+	+	+	+	+	+	+	+	+	+	+	+	+	+	+	+	+	+	+
XML003	+	+	−	+	+	+	−	+	−	+	+	+	+	+	+	+	+	+	+	+
XML004	−	−	−	−	+	+	+	+	−	+	−	+	+	+	+	+	−	−	−	−
XML005	+	+	+	−	+	+	+	+	+	−	+	+	+	+	+	+	+	−	+	+
XML006	+	+	+	+	+	+	+	+	+	+	+	+	+	+	+	+	+	+	+	+
XML007	−	−	−	+	−	−	−	+	+	−	+	+	+	+	+	+	+	−	+	−
XML008	+	+	+	+	+	+	+	+	+	+	+	+	+	+	+	+	+	+	+	+
XML009	+	+	+	+	+	+	+	+	+	+	+	+	+	+	+	+	+	+	+	+
XML010	+	+	−	+	+	+	+	+	+	+	+	+	+	+	+	+	+	+	+	−
XML011	+	+	+	+	+	+	+	+	+	+	+	+	+	+	+	+	+	+	+	+
XML012	+	+	+	+	+	+	+	+	+	+	+	+	+	+	+	+	+	−	+	+
XML013	+	+	+	+	+	+	+	+	+	+	+	+	+	+	+	+	+	+	+	+
XML014	+	−	+	+	+	−	+	+	+	+	+	+	+	+	+	+	−	+	+	+
XML015	+	+	+	+	+	+	+	+	+	+	+	+	+	+	+	+	+	+	+	+

注：1 ～ 20 表示 20 个石斛属物种样本。

"+" 代表 PCR 产物成功扩增 "—" PCR 产物扩增未成功。

Note: Number 1 ～ 20 denote 20 samples of *Dendrobium* species as show in table 6-7.

"+" indicates successful amplification of PCR product, "—" indicates non-successful amplification of PCR product.

由图6-5可以明显区分出种质品种和混杂株，图6-5a、图6-5b、图6-5c、图6-5d分别为相同单株用引物XML003、XML005、XML006、XML008的检测结果。箭头所标出的泳道为掺杂的异品种单株。若某单株出现多个SSR位点的带型差异，可确定为混杂植株；剔除混杂植株后，某单株的个别SSR位点的带型与其他样本不同，可能是SSR位点不纯所致。在用SSR标记进行种质纯度鉴定时，利用单一引物难以区分亲缘关系较近的混杂株，必须进行多个位点的检测，将SSR位点不纯造成的株间带型差异与种质混杂相区别，才能获得正确的结果。

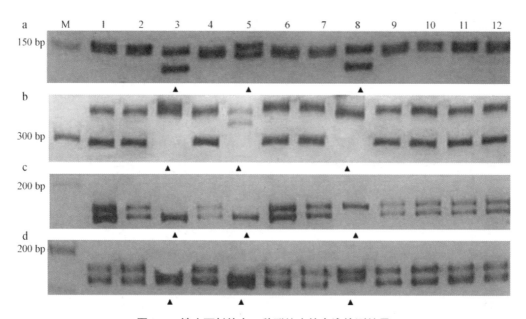

图6-5　铁皮石斛的人工种群纯度的电泳检测结果

Figure 6-5　The detection electrophoresis results of artificial population purity of *D. officinale*

注：M. DNA标记；1～12. 福建种质和混杂株样本编号；▲. 代表检测到混杂株；a. XML003；b. XML005；c. XML006；d. XML008。

Note: M. DNA marker; 1～12. Samples of Fujian germplasm(FJ02)and adulterates. ▲. Stands for detected adulterants; a. XML003; b. XML005; c. XML006; d. XML008.

本实验中通过4对引物的组合使用，检测出3个特殊单株在这4个SSR位点均存在带型差异，497个单株的带型完全相同，因此可以确定在500株中有497株是同一种质品种，其他3株为机械操作导致的混杂株，品种纯度为99.4%。该鉴定结果在组培苗成长后已得到形态学验证。

6.2.3　分析

近年来，微卫星标记由于其高度的多态性，已经作为比较理想的分子标记广泛应用于动植物以及医学研究的诸多领域。该技术具有在基因组中分布广泛、含量丰富、高变异性、共显性、高重复性等特点，对 DNA 模板要求很低，每个 SSR 位点可以设计一对引物用于特异性扩增。由于 SSR 标记具有一定的特异性，因而存在引物开发的问题[19]。根据 Kendall 的统计分析，SSR 侧翼序列的突变不会影响多态性，大多数 SSR 的 PCR 产物长度的变化可能取决于 SSR 序列的高度突变率，选择适合用于 SSR 引物设计的序列是关键。本文中 SSR 标记包含了二核苷酸、三核苷酸和混合型重复片段，在 SSR 引物的多态性位点检测中，产生等位基因数目多的位点往往是片段重复次数多的 SSR(XML0012) 和混合型重复片段 SSR(XML006、XML014)。因此，为了提高引物的多态性，本文在引物设计时首先考虑了包含多重片段重复的 SSR 标记，取得了较好的效果。

研究表明，微卫星侧翼序列在属内种间和有较近亲缘关系的属间有一定的保守性，甚至有部分微卫星位点在亲缘关系较远的分类群间也有保守性。微卫星侧翼序列的保守性使得在某一物种中开发出的微卫星引物应用于相关的近缘物种成为可能，而且已经在实践上得以验证[20, 21]。

本研究在石斛不同的种属间同样证实了 SSR 引物的通用性，这对可用于石斛属植物资源研究的 SSR 标记数量和扩大该类标记的应用范围具有重要的参考价值，可以节省很多的时间和精力。在高等植物中，利用某种植物的已知微卫星引物去扩增同属植物或同一科中不同属植物获得成功的例子在不断增加。本文研究发现铁皮石斛基因组开发的 SSR 引物在石斛属中的通用率达到了 86.7%，为石斛属其他植物运用 SSR 标记进行研究提供了参考。

国内外对珍稀铁皮石斛的需求愈来愈大，许多企业纷纷开展了不同规模的集约化生产。在人工种植过程中，人为的机械混杂可能会导致铁皮石斛种质的混杂，迫切需要寻求可靠、简便的方法对其种质进行鉴定。传统的形态学鉴定方法很难根据幼苗性状表型判断其纯度，通过SSR分子标记，可为铁皮石斛的真实性和品种纯度鉴定提供遗传学依据。

6.2.4　结论

本文首次将SSR标记用于铁皮石斛种质纯度鉴定和真实性判别，利用SSR标记鉴定了500株组培苗，其纯度为99.4%。这不仅满足了种质纯度鉴定的简便、快速、准确的要求，而且大大降低了检测成本，为铁皮石斛GAP的种质检测提供了简便可靠的检测方法。

6.3 基于rDNA ITS的铁皮石斛分子鉴定

枫斗类石斛的种类繁多，基源复杂，历代本草著作称之为医工难辨之种类。《中国药典》只收载了铁皮枫斗1种(由铁皮石斛加工)，但在民间加工枫斗时几乎所有具柔软茎的石斛种均可用于枫斗的加工，因此市场上出现了各种规格的枫斗[22, 23]。对于部分枫斗类石斛来说，即使在鲜品状态下(无花、有时无叶)，依靠经典的鉴定方法仍难以准确进行种间鉴别，因此所加工成的枫斗质量很难得到保障，种的鉴别成为当务之急。

随着分子生物学的飞速发展，植物DNA序列的种间差异不仅被用于分子系统学研究，而且被用作鉴别种间差异的可靠证据[24, 25, 26]。高等植物核糖体RNA基因rDNA具有多拷贝的简单重复序列，每个重复序列包含1个跨越18S，5.8S和26S rDNA拷贝区的内转录间隔区(internal transcribed spacer，ITS)，其中包括5.8S RNA基因。rDNA ITS区(nrDNA ITS)的DNA序列已广泛用于种间、属间的分子系统学研究，同时也被运用于生药的种间鉴别[27]。

6.3.1 材料和方法

1. 材料

通过对浙江枫斗加工地的实地调查以及有关文献的查证，我们发现：在民间加工枫斗时，几乎所有具有柔软茎的石斛种均可用于枫斗的加工，枫斗名称及其所属的原植物种类归纳如下，详见表6-8。另外，还有数种石斛属植物如：伏牛石斛(*Dendrobium funiushanense*)、曲茎石斛(*D. flexicaule*)、罗河石斛(*D. lohohense*)、肿节石斛(*D. pendulum*)等植物柔软的茎也可用于加工枫斗，但并没有明确的枫斗名称，常充作各种规格的枫斗。由此可见，枫斗类石斛的种类繁多，基源甚为复杂。

实验所用的枫斗类石斛材料为1999年6月至2000年11月间采自我国石斛主产区：云南、广西和贵州等地的原始森林以及安徽、浙江等省，基本包括了我国用于加工枫斗的石斛种，外类群植物云南石仙桃(*Pholidota yunnanensis*)采自云南西双版纳。实验材料经中国科学院植物研究所吉占和教授及作者鉴定，各居群材料详见表6-9。除霍山石斛(*D. huoshanense*)、河南石斛(*D. henanense*)、伏牛石斛(*D. funiushanense*)等少数种外，其他枫斗类石斛各居群所测的个体数为2～4个。

表 6-8　枫斗及其所属石斛种的名称

Table 6-8　Name of various "Fengdou" and their respective *Dendrobium* species

Name of "Fengdou"	Name of original plant
Tiepi Fengdou	*D. officinale*
Zipi Fengdou	*D. devonianum*
Shuicao Fengdou	*D. crystallinum*
Shuicao Fengdou	*D. aduncum*
Shuicao Fengdou	*D. aphyllum*
Shuicao Fengdou	*D. lituiflorum*
Shuicao Fengdou	*D. chrysanthum*
Shuidabang Fengdou	*D. primulinum*
Tiepibianlan Fengdou	*D. gratiotissinum*
Tiepibianlan Fengdou	*D. wardianum*
Zipilan Fengdou	*D. crepidatum*
Zhumilan Fengdou	*D. falconeri*
Jizhualan Fengdou	*D. hercoglossum*
Tongpi Fengdou	*D. moniliforme*
Diaolan Fengdou	*D. loddigesii*
Xiaohuangcao Fengdou	*D. loddigesii*
Zipi Fengdou	*D. aduncum*
Jinhuodou	*D. Huoshanense*

2. DNA 提取

取各种石斛新鲜的叶片或茎0.1 g，或用硅胶干燥的材料0.05 g，用无菌水冲洗干净，在液氮中研成粉末，根据CTAB法进行总DNA提取。

3. PCR 扩增

根据石斛属 rDNA ITS 区设计扩增引物 P1 和 P2，序列如下：

P1 为 5′-CGTAACAAGGT TTCCGTAGGTGAAC-3′，位于 18S 上；

P2 为 5′-TTATTGATATGCTTAAACTCAGCGGG-3′，位于 26S 上。

由 P1、P2 所扩增的完整的 ITS 区，如图 6-6 所示。PCR 扩增反应在 30 μL 的体系中完成，反应液含 10 mmol·L^{-1}Tris-HCl，pH 8.3，50 mmol·L^{-1}KCl，1.5 mmol·L^{-1}MgCl$_2$，0.1% Triton X-100，Taq 酶 1U，4 种 dNTP 各 150 mmol·L^{-1}，两个引物各 10 mmol·L^{-1}，DNA 模板约 100 ng。反应在 PTC2200 型 PCR 仪上进行，循环参数为 95 ℃预变性 4 min，然后经 95 ℃变性 1 min，56 ℃退火 45 s，72 ℃复性 2 min，共 30 个循环后，72 ℃延伸 7 min，以 ddH$_2$O 代替模板 DNA 作空白对照。

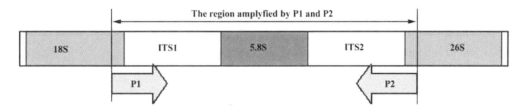

图 6-6　包含 ITS1、5.8S 和 ITS2 的整个 ITS 区域的结构

Figure 6-6　Structure of the whole ITS region which contains ITS1, 5.8S and ITS2

注：引物 P1 和 P2 用于扩增整个 ITS 区。

Note: The primers P1 and P2 are used to amplify the whole ITS region.

4. DNA 序列数据分析

ITS1 和 ITS2 的起止范围参照 GenBank 中兰科 ITS 范围，所得 DNA 序列输入计算机后，用 ClustalX 软件对位排列，并辅以人工校对。用 MEGA 软件分析各样品 DNA 序列间的差异百分率和转换/颠换数。

6.3.2　结果

1. 利用枫斗类石斛 rDNA ITS 区数据库对待检种进行鉴别

运用枫斗类石斛 rDNA ITS 区数据库对待检种进行 DNA 鉴别的全过程可分为以下步骤：① 首先将待检种的 rDNA ITS 区全序列测出。此过程包括待检种的总

DNA提取、ITS区的全序列扩增、PCR产物的纯化、ITS区的测序等过程；② 利用
Clustal，MEGA等软件将待检种的序列与数据库中各枫斗类石斛的rDNA ITS区全序
列进行分析比较；③ 序列间无差异的种或差异性最小的种即为该种枫斗类石斛的具
体种。待检种将与所属种一起被聚类于同一分支上，且置信度为100%。

　　运用此方法，本研究成功鉴别了隶属于枫斗类石斛的待检品1，2，3和4(来自
浙江乐清的枫斗加工地)，它们分别是齿瓣石斛(待检种1)、兜唇石斛(待检种2)、
铁皮石斛(待检种3)和杯鞘石斛(待检种4)，这些种在无花无叶状态下是难以鉴别其
种类的。各待检种的rDNA ITS区全序列经Clustal和MEGA软件运算，在所构建的
NJ树上与各自所属的石斛种聚类为同一支，与数据库中对应的石斛种在rDNA ITS
区的序列上无差异，且置信度为100%。经Clustal和MEGA软件构建的枫斗类石斛
以及待检种1 ～ 4的NJ树，如图6-7所示。

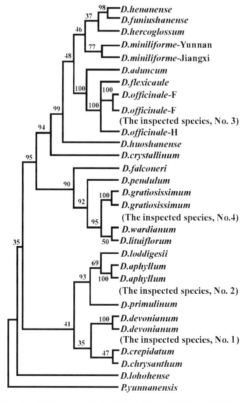

图6-7　21种石斛的"枫斗"和4个供检种的NJ树

Figure 6-7　The NJ tree of 21 Dendrobium species of Fengdous and 4 inspected species

6.3.3　分析

　　rDNA ITS 区之所以成为被子植物系统进化与种间鉴别研究中的重要分子标记，主要基于以下两个原因：① rDNA ITS 区在核基因组中是高度重复的，而且通过不等交换和基因转换，这些重复单位间已发生了位点内或位点间的同步进化，即不同 ITS 拷贝间的序列趋于相近或完全一致，这就为对 PCR 扩增产物直接测序奠定了理论基础；② DNA 测序工作的难易程度及成本与 DNA 片段长度有密切关系。被子植物的 ITS 区长度比较稳定，包括 5.8S rDNA 在内，总长度只有 600 ～ 700 bp，为测序带来了很大方便。同时，ITS1 和 ITS2 分别位于 18S ～ 5.8S rDNA 和 5.8S ～ 26S rDNA，而 18S，5.8S 和 26S rDNA 的序列又非常保守，这样就可以用与它们序列互补的通用引物对 ITS 区进行 PCR 扩增、测序。而克隆测序前的 PCR 扩增可能会有一定的随机错误，如果所测克隆刚好是误扩增的序列或者是非主导性扩增产物，就会影响结果的准确性。本文所用的测序方法为 PCR 产物直接测序法，测序中所表现出的信号由处于主导地位的产物所决定的，因而可避免克隆测序导致的缺陷。另外，在枫斗类石斛的鉴别过程中，PCR 产物直接测序比克隆测序更为简便且更具实用性；只有在 PCR 产物中非特异性条带较多且不容易消除时，才需进行克隆测序，但在本实验中并未出现这样的情况。

　　根据上述实验结果，我们发现：枫斗类石斛 rDNA ITS 区序列间的变异位点较多，为 341 个，且位点稳定，信息位点多达 195 个，同种枫斗类石斛居群间在该区的序列差异一般在 0 ～ 6 个碱基，但种间差异较大，一般在 6 个碱基以上（表 6-9）。枫斗类石斛种间的遗传距离呈现出不同情况，有些种间的碱基差异较小，如河南石斛与细茎石斛间的转换和颠换总数只有 11 ～ 13，而曲茎石斛与铁皮石斛间更少，只有 7 ～ 9；有些种间的碱基差异则较大，如曲茎石斛与齿瓣石斛间的转换和颠换总数高达 122。外类群植物云南石仙桃与石斛属植物的各类群之间的转换和颠换总数都很大，均在 131 以上，最高达到 161，说明本实验选择石斛属的近缘属——石仙桃属中的云南石仙桃作为外类群是合适的。

　　在居群的变异上，铁皮石斛居群间的变异较小，只有 2 个碱基的变异，而细茎石斛居群间的变异稍大，达到 6 个碱基的变异，究其原因可能与细茎石斛与铁皮石斛的分布跨度存在差异密切相关。细茎石斛的分布范围较广，从中国云南最南部的热带到北部的河南省均有分布；而铁皮石斛的分布则从云南的北部开始才有分布，大多分布于广西、贵州等省区。因此，铁皮石斛分布上的南北跨度较细茎石斛小，成为细茎石斛较铁皮石斛居群差异大的重要原因。其他的石斛种类暂时没有测出居群间的差异，这可能与这些石斛的分布范围较窄、变异性较小相关。

本文首次完成21种枫斗类石斛的rDNA ITS区全序列测序工作，并率先登录于GenBank。

由于rDNA ITS序列能较好地反映石斛属植物的种间差别且具有较好的稳定性，因此，利用枫斗类石斛的rDNA ITS序列数据库鉴别石斛属植物及药材具有高度的准确性。在鉴别枫斗类石斛种时，我们已经完成了齿瓣石斛、兜唇石斛、铁皮石斛、钩状石斛等多种鲜品(无花、无叶状态下)的鉴别，并已经申请了专利(专利号：ZL01127062.4)，这些鉴别均在原植物开花后得到非常准确可靠的验证。而在经典的鉴别中，秋季收购的枫斗类石斛药材往往需要在来年晚春开花时才能真正鉴别出，显然不能适应枫斗类石斛鉴别的实际需要。由于高等植物rDNA ITS区的拷贝数极多，因而在应用过程中受材料总DNA降解的影响较小。随着DNA测序成本的降低，此方法将会更具实用性。

6.3.4　结论

本研究建立了21种枫斗类石斛的rDNA ITS区全序列数据库，枫斗类石斛在该区的种间差异显著而稳定，转换和颠换总数为11 ～ 122，变异位点数为341，信息位点数为195。利用枫斗类石斛的全序列数据库及遗传分析软件，通过对待检种rDNA ITS区进行序列测定，可以成功鉴别属于数据库中枫斗类石斛的待检种。

6.4　基于叶绿体全基因组super-barcode的铁皮石斛分子鉴定

铁皮石斛具有滋阴清热、益胃生津、润喉护嗓、抗癌防老等功效，在《神农本草经》和《本草纲目》中均有记载，现已被列入《中国药典》。铁皮石斛由于其功效显著，价格昂贵，常常被其他价格低廉的石斛"冒充"，而这种混伪现象严重影响了该药材的有效性和安全性。目前市场上可用作混伪品的石斛种类较多且形态相似，往往难以区分；尤其是其近缘种(黄石斛、始兴石斛、曲茎石斛、滇桂石斛和钩状石斛)，由于与铁皮石斛的亲缘关系极近，形态和遗传背景均高度相似[3, 7, 28]，更是难以区别。

传统的石斛鉴别方法主要有外部形态观察和显微结构观察等方法，但易受个体差异和鉴别者经验等因素影响，往往准确性较差，尤其是在非花期(石斛属植物花期很短)，很难鉴定到种。同时人们也使用一些植物化学的方法，如毛细管电泳法(capillary electrophoresis，CE)和高效液相色谱法(high-pressure liquid chromatography, HPLC)等，但此类方法操作较复杂，且易受产地、生长期等影响，稳定性较差。近年来，随着分子生物学技术的快速发展，科研工作者开发了大量可用于石斛鉴别的分子标记[29, 30]，同时一些DNA条形码片段(组合)也被用于石斛属植物的鉴别研究或种间关系分析[2, 23, 24]。虽然这些方法在大多数石斛中适用，但仍无法区分铁皮石斛及其近缘种。因此，建立一种高效、精准鉴别铁皮石斛及其近缘极易混淆种的方法已迫在眉睫。

通过测序获得40个来自铁皮石斛及其近缘种的叶绿体基因组，并结合23个已发表的叶绿体基因组(2个来自铁皮石斛，21个来自其他石斛属植物)进行了相关分析。目的是基于构树法，比较全叶绿体基因组和DNA片段(组合)在铁皮石斛及其近缘种这一类群中的物种鉴定能力，探讨利用叶绿体基因组进行物种精准鉴定的可行性。

6.4.1　材料与方法

1. 植物材料

用于测定叶绿体基因组的样本：从前期收集的代表性居群中分别选取1个个体，共40个个体，其中铁皮石斛、黄石斛、始兴石斛、曲茎石斛、滇桂石斛和钩状石斛的个体数分别为14个、3个、8个、4个、8个和3个(表6-10和图6-8)。

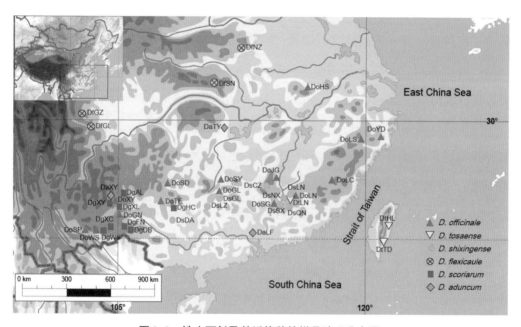

图6-8　铁皮石斛及其近缘种的样品地理分布图

Figure 6-8　Map of sampling localities of *D. officinale* and its closely related species

2. 序列获取

关于叶绿体基因组序列，除了本研究测定的40个，其余下载自NCBI GenBank。关于DNA片段序列，铁皮石斛及其近缘种的ITS序列通过PCR扩增和Sanger测序获得，所用引物为F：5′–CGTAACAAGGTTTCCGTAGGTGAAC–3′，R：5′–TTATTGATATGCTTAAACTCAGCGGG–3′，ITS2序列则截取自ITS序列；其余片段序列均下载自NCBI GenBank或从全叶绿体基因组序列中提取。

表 6-10　铁皮石斛及其近缘种的叶绿体基因组信息

Table 6-11　Sampling information and plastome characteristics of *D. officinale* and its closely related species

Species	Sample code	Locality	Population code	Plastome length/bp	LSC length/bp	SSC length/bp	IR length/bp	AT content/%	Voucher	Accession no.
D. officinale	DoWS	Wenshan, Yunnan Province	P1	152 156	85 016	14 522	26 309	62.52	ZSY01005	LC339828
	DoGN	Guangnan, Yunnan Province	P2	152 018	84 910	14 514	26 297	62.50	ZSY01011	LC348520
	DoSP	Shiping, Yunnan Province	P3	152 246	85 106	14 510	26 315	62.54	ZSY01017	LC348521
	DoXY	Xingyi, Guizhou Province	P4	152 165	85 025	14 522	26 309	62.56	ZSY01213	LC348522
	DoTE	Tian'e, Guangxi Province	P5	152 042	84 920	14 522	26 300	62.51	ZSY01710	LC348524
	DoSD	Sandu, Guizhou Province	P6	152 029	84 919	14 516	26 297	62.46	ZSY01808	LC348523
	DoGL	Guilin, Guangxi Province	P7	152 167	85 040	14 509	26 309	62.52	ZSY01709	LC348525
	DoSY	Shaoyang, Hunan Province	P8	152 023	84 931	14 476	26 308	62.51	ZSY01423	LC348528
	DoSG	Shaoguan, Guangdong Province	P9	152 224	85 094	14 514	26 308	62.53	ZSY01622	LC348526
	DoLN	Longnan, Jiangxi Province	P10	152 226	85 096	14 514	26 308	62.53	ZSY01314	LC348529

（续表）

Species	Sample code	Locality	Population code	Plastome length/bp	LSC length/bp	SSC length/bp	IR length/bp	AT content/%	Voucher	Accession no.
D. officinale	DoJG	Jinggangshan, Jiangxi Province	P11	152 066	84 936	14 514	26 308	62.51	ZSY01315	LC348530
	DoHS	Huoshan, Anhui Province	P12	152 163	85 033	14 514	26 308	62.52	ZSY01521	LC348527
	DoLC	Liancheng, Fujian Province	P13	152 163	85 031	14 514	26 309	62.52	ZSY01807	LC348725
	DoLS	Lishui, Zhejiang Province	P14	152 219	85 104	14 515	26 300	62.61	ZSY01918	LC348531
	DoYD	Yandang, Zhejiang Province	P15	152 221	85 109	14 516	26 298	62.53		Luo et al.(2014)
D. tosaense	DtLN	Longnan, Jiangxi Province	P16	152 256	85 099	14 508	26 320	62.53	ZSY03325	LC348721
	DtHL	Hualian, Taiwan	P17	152 250	85 091	14 517	26 321	62.53	ZSY03226	LC348720
	DtTD	Taidong, Taiwan	P18	152 253	85 094	14 507	26 321	62.63	ZSY03221	LC348532
D. shixingense	DsDA	Du'an, Guangxi Province	P19	152 123	85 063	14 502	26 279	62.50	ZSY09212	LC348726
	DsLZ	Liuzhou, Guangxi Province	P20	152 175	85 056	14 501	26 309	62.52	ZSY09330	LC348723
	DsGL	Guilin, Guangxi Province	P21	152 195	85 076	14 501	26 309	62.56	ZSY09331	LC348722

（续表）

Species	Sample code	Locality	Population code	Plastome length/bp	LSC length/bp	SSC length/bp	IR length/bp	AT content/%	Voucher	Accession no.
D. shixingense	DsCZ	Chenzhou, Hunan Province	P22	152 183	85 062	14 503	26 309	62.50	ZSY09688	LC348724
	DsNX	Nanxiong, Guangdong Province	P23	152 184	85 063	14 503	26 309	62.52	ZSY09008	LC348861
	DsSX	Shixing, Guangdong Province	P24	152 178	85 057	14 503	26 309	62.52	ZSY09001	LC348860
	DsLN	Longnan, Jiangxi Province	P25	152 178	85 058	14 502	26 309	62.52	ZSY09335	LC348863
	DsQN	Quannan, Jiangxi Province	P26	152 181	85 061	14 502	26 309	62.52	ZSY09213	LC348862
D. flexicaule	DfGZ	Ganzi, Sichuan Province	P27	152 191	85 030	14 483	26 339	62.55	ZSY05441	LC348965
	DfGL	Ganluo, Sichuan Province	P28	152 245	85 045	14 492	26 354	62.56	ZSY05225	LC348856
	DfSN	Shennongjia, Hubei Province	P29	152 252	85 049	14 495	26 354	62.54	ZSY05002	LC348854
	DfNZ	Nanzhao, Henan Province	P30	152 242	85 039	14 495	26 354	62.53	ZSY05008	LC348855
D. scoriarum	DgXY	Xingyi, Guizhou Province	P31	151 990	84 934	14 442	26 307	62.42	ZSY02106	LC348864

（续表）

Species	Sample code	Locality	Population code	Plastome length/bp	LSC length/bp	SSC length/bp	IR length/bp	AT content/%	Voucher	Accession no.
D. scoriarum	DgAL	Anlong, Guizhou Province	P32	151 985	84 951	14 450	26 292	62.53	ZSY02118	LC348850
	DgXL	Xilin, Guangxi Province	P33	151 998	84 941	14 455	26 301	62.53	ZSY02035	LC348849
	DgXC	Xichou, Yunnan Province	P34	151 978	84 921	14 455	26 301	62.52	ZSY02238	LC348853
	DgWS	Wenshan, Yunnan Province	P35	151 994	84 938	14 454	26 301	62.53	ZSY02205	LC348851
	DgFN	Funing, Yunnan Province	P36	151 995	84 936	14 455	26 302	62.52	ZSY02215	LC348852
	DgDB	Debao, Guangxi Province	P37	151 982	84 929	14 449	26 302	62.52	ZSY02011	LC348847
	DgHC	Hechi, Guangxi Province	P38	151 992	84 933	14 455	26 302	62.52	ZSY02022	LC348848
D. aduncum	DaLF	Luofushan, Guangdong Province	P39	152 112	84 952	14 522	26 319	62.52	ZSY06111	LC348858
	DaTY	Taoyuan, Hunan Province	P40	152 104	84 944	14 522	26 319	62.46	ZSY06116	LC348859
	DaXY	Xingyi, Guizhou Province	P41	152 123	84 961	14 524	26 319	62.48	ZSY06088	LC348857

3. ML 树和 NJ 树的构建

为了比较全叶绿体基因组和常用 DNA 片段(组合)对铁皮石斛及其近缘种的鉴定能力, 本文研究共获取了 72 个样本(42 个铁皮石斛及其近缘种的个体, 21 种其他石斛属植物和 9 种用作外类群的其他树兰亚科植物)的全叶绿体基因组序列和 10 个片段序列(ITS, ITS2, *matK*, *rbcL*, *psbA–trnH*, *trnT–trnL*, *rpl32–trnL*, *clpP–psbB*, *trnL* intron 和 *rps16–trnQ*)。全叶绿体基因组序列利用 MAFFT v7.221 进行比对, 片段序列的比对在 MEGA 5.2 中完成, 切除 gap 和比对模糊的区域, 并将序列分为 9 个数据集(datasets): ① ITS, ② ITS2, ③ ITS+*matK*, ④ ITS+*psbA–trnH*, ⑤ ITS2+*rbcL*, ⑥ *matK*+*rbcL*, ⑦ ITS+*matK*+*rbcL*, ⑧ *trnT–trnL*+*rpl32–trnL*+*clpP–psbB*+*trnL* intron+*rps16–trnQ*, ⑨ 全叶绿体基因组序列。ML 树的构建使用 RAxML 8.0.2 软件, 运行 1 000 次 bootstrap 循环; NJ 树的构建采用软件 MEGA 5.2, 运行 1 000 次 bootstrap 循环。

6.4.2　铁皮石斛及其近缘种的鉴定分析结果

本文通过构建 ML 树和 NJ 树, 对 DNA 片段和全叶绿体基因组序列在铁皮石斛及其近缘种这一类群中的物种鉴定能力进行了比较(基于全叶绿体基因组序列构建的 NJ 树与 ML 树拓扑结构一致, 而基于其他序列构建的 NJ 树与 ML 树有一定差异, 但由两种树得出的结论是一致的。由 ML 树(图 6-9)可见, 对大部分石斛物种具有很强鉴定能力的片段(组合), 如 ITS, ITS2, ITS+*matK* 和 *trnT–trnL*+*rpl32–trnL*+*clpP–psbB*+*trnL* intron+*rps16–trnQ*, 均不能有效区分铁皮石斛及其近缘种, 不同种相互嵌套或每个种虽能形成单系但支持率过低。例如, 在基于 ITS2 序列构建的 ML 树中, 铁皮石斛、黄石斛、始兴石斛和滇桂石斛的个体间相互嵌套; 在基于 ITS 和"ITS2+*rbcL*"构建的 ML 树中, 曲茎石斛的所有个体均能聚为一支, 但是支持率低于 50%, 即未能成功鉴定。

相比较而言, 全叶绿体基因组获得了理想的鉴定效果。首先, 基于全叶绿体基因组序列构建的 ML 树的各节点均获得了高支持度(BS > 85%, 种内个体间的少量节点除外); 其次, 每个种的所有个体各自独立聚为一支, 铁皮石斛及其近缘种均得以成功鉴定。

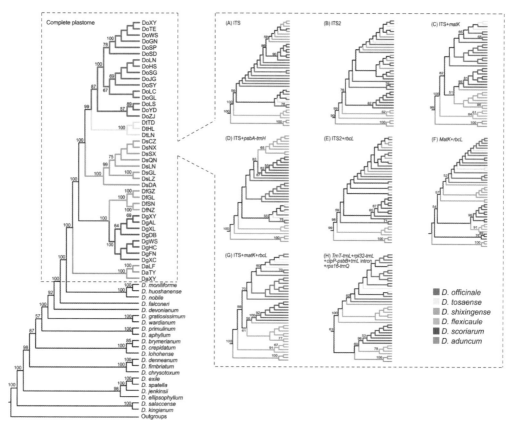

图6-9　基于叶绿体基因组和DNA片段构建的ML树

Figure 6-9　ML trees of *D. officinale* and its closely related species inferred from the complete plastome (left) and commonly used DNA markers (right)

　　此外，本文还考察了叶绿体基因组不同区域（LSC区、SSC区、IR区、蛋白编码区和非编码区）的物种鉴定能力。由ML树可见（图6-10），这些区域的鉴定能力相较于片段（组合）明显提升，但仍不能有效鉴定某些种。例如，SSC区、IR区和蛋白编码区不能区分铁皮石斛和黄石斛；尽管LSC区和非编码区能鉴定这两个种，但铁皮石斛不同个体聚为单系的支持率不如全叶绿体基因组的高，更何况利用非编码区进行鉴定时操作方法过于复杂，需要在获取全长的前提下提取非编码区序列并分段比对，最后将各段串联再进行构树。上述结果表明，在精准鉴定铁皮石斛及其近缘种方面，全叶绿体基因组具有最佳鉴定能力。

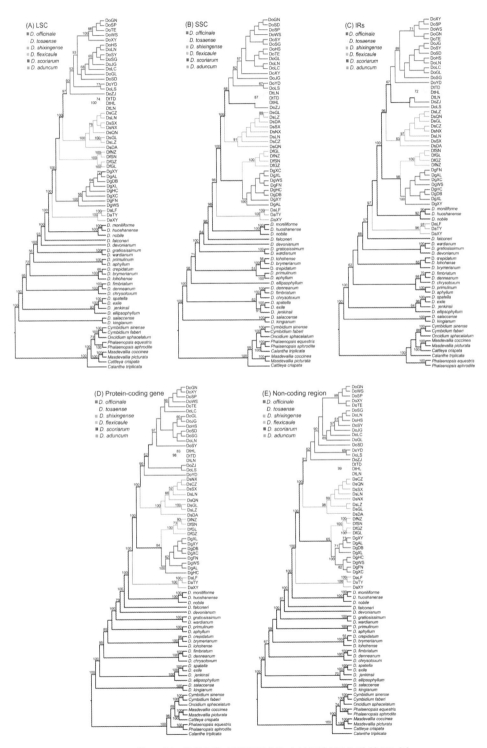

图6-10　基于叶绿体基因组不同区域构建的石斛属物种的 ML 树

Figure 6-10　ML trees of *Dendrobium* species inferred from different regions of the plastome

6.4.3 叶绿体基因组可用于铁皮石斛及其近缘种的鉴别分析

药用植物的准确鉴定是用药安全性和有效性的重要保障。石斛属中多达40余种植物具有很高的药用价值，可用作中药材，但市场上常会出现一些混伪现象。然而，很多在其他类群中有效的DNA片段(组合)，如 *rbcL*、*matK* 甚至是ITS和ITS2，却不能很好地鉴定某些石斛物种，其中以铁皮石斛及其近缘种为典型代表。以往有关该类群的物种鉴定和种间关系研究都是基于片段(组合)，均未获成功，这很可能是由于这些种的亲缘关系太近，而片段含有的变异位点太少造成的[31, 32]。近年来，含有大量信息位点的叶绿体基因组被逐步用于物种鉴定，并已有一些成功案例。例如，全叶绿体基因组用于5种禾本科植物(grass species)的鉴定[33]；全叶绿体基因组序列构建了 *Orychophragmus* 属植物的系统发生树，成功区分了该属的6个近缘种[34]。因此，本研究利用全叶绿体基因组对铁皮石斛及其近缘种这一复杂类群进行了鉴定研究，并在广泛采样的前提下，对以往研究推荐的片段(组合)在该类群中的物种鉴定能力进行了较系统地比较，结果表明仅有全叶绿体基因组序列能够精准鉴别铁皮石斛及其近缘种。此外，还有一点值得一提，本文研究是对植物总DNA进行高通量测序后组装了叶绿体基因组，该操作流程省去了提取叶绿体DNA的步骤，从而使叶绿体基因组的获得变得更加简便易行。综上所述，利用全叶绿体基因组鉴别铁皮石斛及其近缘种的方法，精准且高效可行。

本文研究的方法不仅精准鉴别了这一复杂类群的物种，而且很好地将其他21种石斛属植物予以区分，这意味着全叶绿体基因组很可能可以作为石斛属植物的超级条形码(super-barcode)，后期研究将进一步扩大取样范围进行论证。与传统DNA条形码相比，基于全叶绿体基因组序列的超级条形码具有多种优势。例如，精准度更高，尤其是在复杂类群的鉴定方面；通用性更好，超级条形码不需要为不同类群设计特异性引物等[35, 36]。但是，该类型超级条形码仍然存在一些不足，如缺乏完善的数据库，相对于数量庞大的植物种类而言，目前已测叶绿体基因组的物种只是其中很小一部分；对大数据的分析处理能力仍有待进一步提高等。然而，随着分子生

物学技术和生物信息学的不断发展，我们相信在不久的将来，全叶绿体基因组可用
于绝大多数陆生植物的鉴定和分类。

6.4.4　结论

本文首次基于全叶绿体基因组序列对铁皮石斛及其近缘种这一复杂类群进行了
鉴定研究。研究表明：全叶绿体基因组可用于精准鉴别铁皮石斛及其近缘种，其鉴
定能力显著优于片段(组合)，是一种极具发展潜力的超级条形码。

6.5 基于ARMS-qPCR的铁皮石斛鉴定

铁皮石斛是我国传统名贵中药材，根据形态特征和加工规格的不同，石斛属植物主要分为枫斗类石斛和黄草类石斛。铁皮石斛是著名的枫斗类石斛，其茎经过烘焙软化，除去叶鞘，可卷曲成螺旋弹簧状的传统药材——铁皮枫斗。铁皮枫斗由于功效显著，价格昂贵，常常被其他价格低廉的石斛加工成的枫斗"冒充"，其混伪品主要来源于其他枫斗类石斛。因为它们形态特征相似，均属于石斛属中细茎类型，加工成药材后更是难以区分，因此寻找一种快速、有效地鉴别铁皮石斛及其枫斗药材的方法十分必要。

近年来，ARMS-qPCR技术在药材鉴定方面取得较多的成功应用。该技术是将扩增阻滞突变系统(ARMS)和荧光定量PCR(qPCR)两种技术相结合，既利用了ARMS技术增强引物特异性的优势，又兼具qPCR的简单、快速、灵敏、准确等特点。该技术的关键是筛选出待鉴别物种特异性核苷酸位点，设计ARMS特异性引物。本研究利用测序获得的及本课题组前期发表的大量的叶绿体基因组数据，筛选铁皮石斛特异性核苷酸位点，基于ARMS-qPCR技术试图建立一种高效、精准鉴别铁皮石斛及其枫斗药材的方法。

6.5.1 基于nrDNA ITS的铁皮石斛ARMS鉴定

6.5.1.1 材料与方法

1. 材料

本实验选取了铁皮枫斗原材料铁皮石斛及其在中国内陆常见的混淆近缘种为研究材料。所采用的枫斗类石斛属植物分别取自浙江乐清的枫斗加工地和南京金陵制药厂，来源于浙江、福建、贵州、云南等地，由南京师范大学丁小余教授鉴定。按材料的物理性状及保存状况，共分为以下两组(表6-11)：① 自然烘干茎段(以下编号为A组)；② 人工深加工枫斗(以下编号为B组)。我们收集到的枫斗混淆石斛及其ITS序列共有以下25种，见表6-12。

表 6-11　实验材料根据材料物理性质及其贮存方式分类表

Table 6-11　The experimental materials are classified according to the physical properties of the materials and their storage methods

Material	Group	Note
1. Dried material	A	60℃ for 24 hours in oven
2. Fengdous	B	Within one month

表 6-12　所收集到的石斛属植物名称及 ITS 序列 GenBank 登录号及产地

Table 6-12　The names and ITS sequences of *Dendrobium* plants collected by this research group are GenBank accession numbers and origins

Number	Name of species	Accession number in GenBank（ITS）	Locality
1	*D. officinale*	AF311776	Guangxi，China
2	*D. moniliforme*	AF311777	Jiangxi，China
3	*D. huoshanense*	AF355569	Anhui，China
4	*D. hancockii*	AF362025	Yunnan，China
5	*D. densiflorum*	AF362029	Hainan，China
6	*D. nobile*	AF362028	Yunnan，China
7	*D. fimibriatum*	AF362041	Guangxi，China
8	*D. devonianum*	AF311779	Yunnan，China
9	*D. salaccense*	AF362026	Yunnan，China
10	*D. crepidatum*	AF355574	Yunnan，China
11	*D. falaoneri*	AF420246	Yunnan，China
12	*D. findleyanum*	AF362031	Yunnan，China
13	*D. aphyllum*	AF355573	Guizhou，China
14	*D. brymerianum*	AF362036	Yunnan，China
15	*D. gratiotissimum*	AF311780	Yunnan，China

（续表）

Number	Name of species	Accession number in GenBank（ITS）	Locality
16	*D. primulinum*	AF362913	Yunnan，China
17	*D. dixanthum*	DQ058788	Yunnan，China
18	*D. acinaciforme*	AF362034	Yunnan，China
19	*D. denneanum*	AF362040	Yunnan，China
20	*D. wandianum*	AF420245	Yunnan，China
21	*D. aduncum*	AF314125	Guangxi，China
22	*D. lindleyi*	HM054673	Yunnan，China
23	*D. hainanense*	HQ700437	Hainan，China
24	*D. loddigesii*	AF311778	Guangxi，China
25	*D. guangxiense*	HQ700436	Guizhou，China

2. 新鲜材料的DNA提取与检测

具体DNA提取方法基于CTAB法进行。提取的DNA样品经1%琼脂糖凝胶，1×TBE缓冲液，160 V稳压电源，电泳30 min，通过凝胶成像系统Gel Image System (Tanon 3500)扫描成像，并将模板浓度统一稀释至约20 ng/μL，于－20℃保存备用。

3. 烘干与枫斗产品的DNA提取与检测

采用改良的CTAB法提取各枫斗产品的总DNA，具体操作步骤如下：将枫斗产品剪碎，然后称取100 mg左右放入研钵中(每种枫斗产品的样品取自一颗枫斗)，加入液氮快速研磨至粉末，迅速转入2 mL离心管中，加入1 mL事先预热的CTAB抽提液(100 mmol·L^{-1} Tris-HCl，30 mL·L^{-1} EDTA，1 400 mmol·L^{-1} NaCl，2% CTAB，2% PVP40，140 mmol·L^{-1} β-巯基乙醇)，65℃水浴1 h，每隔10 min轻轻震荡几次，加入等体积的苯酚/氯仿/异戊醇(25：24：1)的混合液，轻摇10 min，使材料和试剂充分混匀。配平、低温离心(4℃，10 000 rpm，10 min)，取上清液至新管。重复苯酚/氯仿/异戊醇抽提步骤两次，视材料情况可适量增加抽提次数，直至上清液澄清为止。加入 2 倍体积、预冷的无水乙醇，轻轻混匀，4℃静置，离心 10 min，再用 70% 乙醇洗涤沉淀两次，自然干燥，最后加入 1/100 体积适量的 RNAase，60℃消化 1 ～ 2 h 后于纯水中保存。取适量 DNA 进行电泳检测。

4. ITS 预扩增

提取枫斗材料 DNA 并测定 DNA 浓度与纯度。由于枫斗一系列的深加工过程，其中的 DNA 已经部分被破坏或降解。因而直接经由枫斗材料提取获得的 DNA 样品在琼脂糖凝胶电泳，条带极弱，肉眼几乎看不到条带。又由于 DNA 浓度很低并且有大量多糖的存在干扰扩增，用特异性引物直接对枫斗总 DNA 进行 PCR 扩增，琼脂糖凝胶电泳扩增图显示几乎肉眼看不到条带。我们用 ITS 通用引物预扩增样品，以达到扩增 DNA 拷贝数，同时检测其质量和纯度的目的，对扩增后产物纯化并测定所提 DNA 的浓度[37]。

5. ARMS 引物设计

依据铁皮石斛的特异性位点(12th ～ 14th，84th，118th 及 460th)，同时考虑到增强其特异性及荧光定量 PCR 要求的扩增产物长度(100 ～ 200 bp)，结合 ARMS 技术，设计引物(表 6-13)。

表 6-13 特异性 PCR 引物序列

Table 6-13 Specific PCR primer sequence

Name of primer	Sequence of primer
TH2	5′–TTGCTGCTGAGATAAAATCCAGTG^5–3′
TH4	5′–CACCATGCACATCCGAGCCTA AGT^7–3′
HT1	5′–GGATCATTGTCGAGACCGATC^{1}A^{2}C^3–3′
HT2	5′–AGGGGATGAGGCGATGACTAC^5 A^4–3′
HT3	5′–GTTCATCCATCCTTCATCACGTACA^6–3′
HT4	5′–GCCTCATCCCCTCTATGGGTT GT^6–3′

注：表中下划线标注的碱基为根据 ARMS 技术引入的错配碱基。碱基右上角上标数字 1、2、3、4、5、6 及 7，分别代表 *D. officinale* 分别在 12th、13th、14th、83th、84th、118th 及 453th 处的特异性核苷酸位点。

为保证整个扩增反应的阻滞效果，我们分别在引物的邻近3′末端碱基引入人为突变。上游引物TH2倒数第3位碱基由C突变为G，HT1倒数第3位碱基由A突变为T，HT4倒数第3位由G突变T；下游引物TH4倒数第4位碱基由A突变为T，HT2倒数第3位碱基由C突变为A，HT3倒数第3位碱基由C突变为A。将3条上游引物和3条下游引物两两组合筛选最适引物组合，见图6-11。

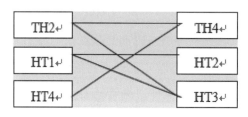

图6-11　ARMS-PCR引物组合筛选

Figure 6-11　ARMS-PCR primer combination screening

6. 荧光定量PCR

经以HT1/HT2、HT1/HT3及TH2/TH4为引物的荧光定量PCR检测，其中HT1/HT2这对引物在特异性、扩增效果等方面最优。因而我们选择HT1/HT2作为荧光鉴定铁皮石斛的特异引物。

荧光定量PCR反应在 Eppendorf 荧光定量PCR仪96孔反应板上进行。总体积20 μL，其中包含了：1 μL 9 ng/ μL DNA，1 μL 特异性引物(上下游引物各0.5 μL，浓度为10 μM)，8 μL SYBR Green Mix Taq Ⅱ (TaKaRa)。引物HT1/HT2的循环程序为：95℃预变性1 min；后经过95℃变性30 s，65℃退火延伸30 s，反应共40个循环。比较铁皮石斛与其混淆种的平均Ct值的差别。

6.5.1.2　结果

荧光定量PCR实验结果显示，这一铁皮石斛ITS序列中被扩增的长为109 bp的片段平均Ct值为(20.49 ± 0.36)(表6-14)，而对于其他24种相关实验材料没有十分显著的扩增，它们的Ct值为(31.83 ± 2.65)(表6-14)，同时由溶解曲线得知在荧光定量PCR中没有产生引物二聚体等类似的非特异性扩增。将这一实验结果中铁皮石斛的Ct值与其他混淆种的Ct值经SPSS统计分析比较得出P值小于0.001，即说明铁皮石斛枫斗可用该方法与其他枫斗显著区分($p<0.001$)。以HT1/HT2为引物的荧光定量PCR实验结果，如表6-14、图6-12所示。

表 6-14 铁皮枫斗及 24 个铁皮石斛相似种的加工产品的荧光定量 PCR 扩增 *Ct* 值结果

Table 6-14 Fluorescence quantitative PCR amplification Ct value results of Fengdou and 24 processed products of closely related species of *Dendrobium officinale*

Species	Average Ct value	± SD
D. officinale	20.49	0.36
D. moniliforme	31.36	0.37
D. huoshanense	34.41	0.63
D. hancockii	31.40	0.75
D. densiflorum	33.47	0.23
D. nobile	31.90	0.57
D. fimibriatum	34.70	0.72
D. devonianum	28.22	0.13
D. salaccense	33.83	0.46
D. crepidatum	27.59	0.46
D. falaoneri	32.17	0.59
D. findleyanum	30.09	0.57
D. aphyllum	29.14	0.51
D. brymerianum	34.67	1.24
D. gratiotissimum	27.75	0.62
D. primulinum	34.40	0.65
D. dixanthum	28.21	0.55
D. acinaciforme	32.65	0.64
D. denneanum	34.52	0.60
D. wandianum	29.36	0.39
D. aduncum	35.07	0.38
D. lindleyi	32.37	0.38
D. hainanense	33.98	0.70
D. loddigesii	33.80	0.55
D. guangxiense	31.33	0.52

注：*Ct* 值结果为每个样品的起始浓度为 9 ng/样品，其他为铁皮枫斗相关常见混淆种的商品材料。

Note: The result of the Ct value is that the initial concentration of each sample is 9 ng/sample, and the others are commercial materials of common adulterant species related to Fengdou of *D. officinale.*

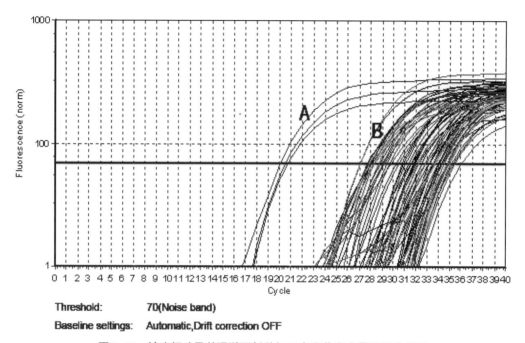

Threshold: 70(Noise band)

Baseline settings: Automatic,Drift correction OFF

图6-12　铁皮枫斗及其混淆石斛种加工商品荧光定量扩增曲线图

Figure 6-12　Fluorescence quantitative amplification curve of Fengdou of *D.officinale* and its adulterant Dendrobium species processed commodities

注：用HT1/HT2特异性引物扩增铁皮石斛及其24个混淆种的荧光定量PCR结果图。每种均为三个重复(A)为铁皮枫斗的扩增曲线；(B)为其他24种石斛属植物加工产品的扩增曲线。

Note: The fluorescence quantitative PCR results of the amplification of Dendrobium officinale and its 24 adulterant species with HT1/HT2 specific primers. Each is three repetitions (A)is the amplification curve of Fengdou of D.officinale; (B) is the amplification curve of other 24 Dendrobium species products.

6.5.1.3　分析

市场上的商品"铁皮枫斗"来源十分复杂，各地的用药很混乱，根据经典的分类方法很难对它们做出准确鉴别。枫斗是用石斛属茎深加工而成，在经过烘焙，软化，除去叶鞘，揉搓或卷曲等一系列深加工过程形成"铁皮枫斗"，其DNA有部分降解，同时其上裹挟有丰富的多糖及次生代谢产物。枫斗的等级越高其多糖含量就越高，DNA提取的难度也就越大。

在中药材加工、存储等过程中，其中的DNA会有不同程度的降解，模板质量受影响，因此对DNA模板质量要求较高的DNA指纹图谱技术，如限制性片段长度多态性(RFLP)、扩增片段长度多态性(AFLP)、随机扩增多态性(RAPD)等在中药鉴别中的应用还存在一定局限性[38]。因而，中药材的鉴定需依赖更灵敏的DNA检测技术——荧光定量 PCR 鉴定技术。

荧光定量 PCR 是一种高灵敏度的 DNA 检测技术。该技术在植物基因及分子标记的发现中所表现出的优点使得许多 DNA 分子标记技术更有效的被应用，对于检测特定的外源基因或是多态性指纹图谱十分有效。荧光定量 PCR 已不仅仅被应用于分子鉴定，同时也很好地被应用于定量检测加工食品中的混淆品含量，确保产品品质以保障消费者的权益。我们将荧光定量 PCR 的检测方法用于检测铁皮石斛的加工品铁皮枫斗，以期应用该技术的准确性，高灵敏性和良好的可重复性有效区分铁皮枫斗及其用其他石斛加工而成的混淆品。

直接经由枫斗材料提取获得的 DNA 样品在琼脂糖凝胶电泳，条带极弱，肉眼几乎看不到条带。荧光定量 PCR 对 DNA 有更高的灵敏度，快速高效。且荧光定量 PCR 只需要 100 ～ 150 bp 长度的短序列即可检测，对低拷贝的 DNA 样品也能很灵敏的检测到。所以，用荧光定量 PCR 的方法可以克服 DNA 降解浓度低等问题，顺利扩增。我们用荧光定量 PCR 的方法避免了 DNA 降解的影响，优化了像枫斗这样多糖多酚材料 DNA 的提取过程，并通过预扩增等后续实验克服了枫斗 DNA 难以扩增和检测的难题，旨在建立一种快速高效的铁皮枫斗鉴别体系。

本研究鉴定铁皮石斛及其混淆种的荧光定量实验材料为 DNA 样本，而非 RNA。因而省却 RNA 提取纯化，RNA 反转录等一系列烦琐步骤，对于环境中的 RNAase 无需特别处理以防 RNA 降解。特异性引物设计也是本实验的难点。因为 ARMS 技术的运用受到序列本身特异性的限制，在设计时可以选择的位点十分有限。而寻找一对特异性好，适合荧光定量检测的引物对实验的成败至关重要。因而在本实验中，我们引入了 ARMS 技术并经过铁皮石斛新鲜材料 PCR 筛选后的引物作为检测枫斗以及混淆品的特异性引物。荧光定量 PCR 实验结果表明铁皮石斛枫斗可用该方法与其他枫斗显著区分。

6.5.1.4　结论

本文基于 nrDNA ITS 序列中铁皮石斛特异性核苷酸位点设计出 ARMS 特异性引物，并建立了 ARMS-qPCR 技术的鉴别体系，可应用于铁皮石斛及其枫斗药材的鉴定。

6.5.2 基于叶绿体基因组的铁皮石斛 ARMS-qPCR 鉴定

6.5.2.1 材料与方法

1. 材料

除了铁皮石斛，其他22种枫斗类石斛均可加工成枫斗，成为市场上铁皮枫斗的混伪品。另外，黄石斛(*D. tosaense*)、始兴石斛(*D. shixingense*)、滇桂石斛(*D. scoriarum*)作为铁皮石斛的近缘种，其加工成药材后也是铁皮枫斗的潜在替代品。本研究对这25种潜在的铁皮石斛混淆种进行取样，几乎囊括了市场上所有可能加工成枫斗药材冒充铁皮枫斗的物种。对于所有取样的石斛物种，根据其材料的物理状态分为两组：A组是每个物种的新鲜材料，从各个物种的主要分布地采集其野生植株(表6-15)，并种植保存于南京师范大学生命科学学院植物资源与环境研究所温室内；B组是各物种的枫斗产品，主要取自浙江乐清的枫斗加工地、南京金陵制药厂及市场。所有材料均由南京师范大学生命科学学院丁小余教授鉴定。A组样本用于ARMS引物的筛选；B组样本用于基于荧光定量PCR技术的铁皮枫斗鉴定试验。

表 6-15 A 组中铁皮石斛及其混淆种的样本信息

Table 6-16 Locality and sample size of *D. officinale* and 25 adulterant species in groupA

No	Name of Species	Locality	Simple size
1	*D. officinale*	Yunnan, Guangxi, Anhui, Zhejiang, Guizhou	5
2	*D. flexicaule*	Sichuan, Hubei, Henan	4
3	D. tosaense	Jiangxi, Taiwan	3
4	D. shixingense	Guangxi, Guangdong, Jiangxi, Hunan	4
5	D. scoriarum	Yunnan, Guangxi, Guizhou	3
6	D. aduncum	Guangdong, Guizhou, Hunan	3
7	D. huoshanense	Anhui, Jiangxi	4
8	D. moniliforme	Yunnan, Guangxi, Guizhou	4
9	D. fanjingshanense	Hubei, Guizhou	3
10	D. wilsonii	Yunnan, Guangxi, Fujian,	3
11	D. wardianum	Yunnan	3

(续表)

No	Name of Species	Locality	Simple size
12	D. devonianum	Guangxi, Guizhou	4
13	D. xichouense	Yunnan	3
14	D. strongylanthum	Yunnan	3
15	D. loddigesii	Yunnan, Guangxi, Guizhou	3
16	D. crepidatum	Yunnan, Guizhou	3
17	D. primulinum	Yunnan	3
18	D. falconeri	Yunnan, Guangxi	3
19	D. hercoglossum	Hunan, Guangxi, Guangdong	3
20	D. lituiflorum	Yunnan, Guangxi	3
21	D. pendulum	Yunnan	3
22	D. gratiosissimum	Yunnan	3
23	D. chrysanthum	Yunnan, Guangxi, Guizhou	3
24	D. crystallinum	Yunnan	3
25	D. lohohense	Hunan, Guangxi	3
26	D. aphyllum	Yunnan, Guizhou, Guangxi	3

2. DNA 提取与检测

A组新鲜材料与B组枫斗产品的DNA提取采用改良CTAB法,并使用1%琼脂糖凝胶电泳检测。

3. 序列分析及铁皮石斛特异性核苷酸位点的鉴别

考虑到同一物种不同居群的个体在序列上可能存在差异,为了获得准确的铁皮石斛特异性核苷酸位点,本研究尽可能全面的获取来自26个石斛属物种(铁皮石斛及其25个混淆种)不同居群的叶绿体基因组序列,共计获得132个叶绿体基因组,其中72个为本研究测序获得,另外60个来自本课题组前期发表以及GenBank公共数据库。利用MAFFT v7软件对132个叶绿体基因组进行序列比对,基于叶绿体全基因组序列筛选铁皮石斛特异性核苷酸位点。

4. ARMS特异性引物的设计及筛选

根据筛选出的铁皮石斛特异性核苷酸位点，利用Primer Premier 6.0和Vector NTI 10软件设计其特异性引物，引物设计原则除了要符合一般引物的设计要求，还要满足下面两个条件：① 考虑到后面需要进行荧光定量PCR实验，引物扩增的序列长度范围在150～280 bp；② 将铁皮石斛特异性核苷酸位点所在位置设定为引物的3′末端，由于铁皮石斛特异性位点少以及引物扩增长度的限制，很难保证一对引物上下游3′末端均为铁皮石斛特异性位点。在这样的情况下，选择一条引物的3′末端与铁皮石斛完全匹配，另一条引物3′末端选择铁皮石斛与尽可能多的混淆种存在差异的位点。为了进一步提高引物的特异性，基于ARMS引物错配原则，在引物近3′末端人为引入1～2个错配碱基来优化引物。利用A组铁皮石斛及其混淆种的DNA样品进行普通PCR反应，其反应体系(20 μL)见表6-16。PCR反应程序：94℃预变性5 min；94℃变性30 s，50～65℃退火30 s，72℃延伸2 min，共35个循环后，72℃延伸5 min，最后4℃保存。对PCR产物进行电泳检测。根据PCR扩增结果，筛选出鉴别效果较好的ARMS特异性引物，并对筛选的引物的退火温度进行优化，确定各对引物的最适退火温度。

表 6-16 普通 PCR 反应体系

Table 6-16 Reaction system of conventional PCR

组　　　分	体积 /μL
$10 \times$ PCR Buffer(Mg^{2+})	2
dNTP	1.6
Primer 1(10 μM)	0.8
Primer 2(10 μM)	0.8
Taq酶	0.2
DNA模板	2
ddH$_2$O	To 20

5. 预扩增通用引物的设计及枫斗 DNA 的预扩增

石斛新鲜的茎干在加工成枫斗时需要经过烘烤、干燥、搓揉、扭曲等多道深加工工序，这些加工手段会导致其 DNA 断裂、损伤。此外，加工后的药材中多糖、生物碱等次生代谢物的聚集也加剧了 DNA 的提取难度，以上原因导致提取的枫斗 DNA 浓度极低，无法直接用筛选出的 ARMS 特异性引物进行扩增。为解决枫斗 DNA 浓度低问题，本研究对枫斗 DNA 进行预扩增。针对筛选出的鉴别效果较好的 ARMS 特异性引物设计其对应的预扩增通用引物（预扩增通用引物所扩增的片段长度应比其对应的 ARMS 特异性引物所扩增的片段长）（表 6-20）。利用设计的预扩增通用引物对 B 组 26 种枫斗 DNA 进行普通 PCR 扩增，即预扩增。PCR 反应体系见表 6-16，仅将模板 DNA 的量调整为 4 μL，预扩增后的产物进行电泳检测。

6. 荧光定量 PCR 扩增及 Ct 值分析

对 26 种枫斗 DNA 预扩增的 PCR 产物进行稀释，浓度约为 9 ng·μL⁻¹，利用筛选获得的 ARMS 特异性引物对其相应的各枫斗 DNA 预扩增产物进行 qPCR 扩增。反应在 Roche LightCycler® 96 荧光定量 PCR 仪中进行，每种枫斗 DNA 样品重复 3 次。荧光定量 PCR 反应体系（20 μL）见表 6-17：

表 6-17　荧光定量 PCR 反应体系

Table 6-17　Reaction system of qPCR

组　　　分	体积 /μL
2×ChamQ SYBR qPCR Master Mix(Without ROX)	10
Primer 1(10 μM)	0.2
Primer 2(10 μM)	0.2
DNA 模板	2
ddH₂O	To 20

反应程序为：预变性：95℃预变性 1 min；循环反应：95℃变性 10 s，62℃退火延伸 1 min，40 个循环；熔解曲线：95℃ 15 s，60℃ 1 min，95℃ 15 s；最后 4℃保

存。统计每对引物扩增结果中各物种的 *Ct* 值，并利用 SPSS 22.0 统计学软件分析铁皮枫斗与其混淆品之间 *Ct* 值的差异性显著水平。

6.5.2.2　结果

1. 铁皮石斛特异性核苷酸位点的鉴别及 ARMS 特异性引物的设计

基于对来自铁皮石斛及其混淆种的 132 个叶绿体全基因组序列的比对，筛选铁皮石斛特异性核苷酸位点。共计筛选获得 11 个可用于设计铁皮石斛特异性引物的核苷酸位点，各位点信息见表 6-18。其中仅位于 *trnS-trnG* 基因间隔区的 Dot2 位点是铁皮石斛的绝对特异性位点，该位点与 Dot1 位点组合设计出 Dot1/Dot2 铁皮石斛特异性引物（表 6-19）。Dot1 位点的选择是在满足扩增长度要求的情况下，选择铁皮石斛与尽可能多的混淆种存在差异的位点，在该位点霍山石斛、广东石斛、细茎石斛等 6 个种与铁皮石斛不同。位于 *matK-5′trnK* 区域的 Dom2 位点是铁皮石斛相对特异性位点，在该位点美花石斛与铁皮石斛一致，为了设计铁皮石斛的专属性引物，需要在该位点附近寻找美花石斛与铁皮石斛存在差异的位点，筛选得到符合条件的 Dom1 位点，并与 Dom2 位点组合为 Dom1/Dom2 特异性引物。在位于 *atpB* 基因区的 Doa2 位点上，黄石斛与铁皮石斛相同，同样依据上述原则在其附近筛选出黄石斛与铁皮石斛存在差异的 Doa1 位点，并与 Doa2 位点组合为 Doa1/Doa2 特异性引物。*Ycf* 1 基因中连续排列的 Doy2、Doy3、Doy4 3 个位点均是铁皮石斛相对特异性位点，在这 3 个位点上齿瓣石斛、喇叭唇石斛、玫瑰石斛、报春石斛、美花石斛、束花石斛 6 个种与铁皮石斛相同，通过筛选获得的 Doy1 和 Doy5 位点可以将这 6 个种区别于铁皮石斛。基于该基因区的 5 个位点设计获得 Doy4、Doy5 特异性引物。基于筛选获得的 11 个核苷酸位点，共设计出 4 对铁皮石斛特异性引物（表 6-19）。

由于设计的特异性引物中仅其中一条引物具有特异性或上下游两条引物组合才具有特异性，为了进一步提高引物的特异性，基于 ARMS 引物错配的原则，对引物中的碱基进行错配，错配碱基位置大部分选择引物 3′ 端倒数第 2、3 位，错配碱基个数为 1 ～ 2 个，错配类型多选择 C/T、A/G（表 6-19）。

表 6-18 用于设计铁皮石斛特异性引物的 11 个核苷酸位点信息

Table 6-18 The information of 11 nucleotide sites for designing specific primers of *D. officinale*

Name of species	Nucleotide position										
	matK-5' trnK		*trnS-trnG*		*atpB*		*ycf1*				
	Dom1	Dom2	Dot1	Dot2	Doa1	Doa2	Doy1	Doy2	Doy3	Doy4	Doy5
	656	984	1 246	1 464	132	239	102	105	106	107	108
D. officinale	C	T	A	C	G	A	A	T	T	T	G
D. tosaense	C	C	A	T	T	A	A	A	A	A	G
D. shixingense	C	C	A	T	G	G	A	A	A	A	G
D. flexicaule	C	C	A	T	G	G	A	A	A	A	G
D. scoriarum	C	C	A	T	G	G	A	A	A	A	T
D. aduncum	T	C	A	T	G	G	A	A	A	A	T
D. huoshanense	T	C	C	T	G	G	A	A	A	A	T
D. wilsonii	T	C	C	T	G	G	A	A	A	A	T
D. moniliforme	T	C	C	T	G	G	A	A	A	A	T
D. fanjingshanense	T	C	C	T	G	G	A	A	A	A	T
D. xichouense	T	C	C	T	G	G	A	A	A	A	T

（续表）

Name of species	Nucleotide position										
	matK-5′ trnK		trnS-trnG		atpB		ycf1				
	Dom1	Dom2	Dot1	Dot2	Doa1	Doa2	Doy1	Doy2	Doy3	Doy4	Doy5
D. lituiflorum	T	C	A	T	G	G	G	T	T	T	G
D. devonianum	T	C	A	T	G	G	A	T	T	T	—
D. hercoglossum	T	C	A	T	G	G	A	A	A	A	T
D. gratiosissimum	T	C	A	T	G	G	A	A	A	A	T
D. primulinum	T	C	A	T	G	G	A	T	T	T	T
D. crystallinum	T	C	A	T	G	G	A	A	A	A	T
D. loddigesii	T	T	A	T	G	G	A	A	T	T	T
D. aphyllum	T	C	A	T	G	G	A	A	A	A	T
D. falconeri	T	C	A	T	G	G	A	A	A	A	T
D. wardianum	T	C	A	T	G	G	A	A	A	A	T
D. lohohense	T	C	A	T	G	G	A	A	A	A	T
D. crepidatum	T	C	A	T	G	G	A	T	T	T	T
D. chrysanthum	T	C	A	T	G	G	A	T	T	T	T
D. pendulum	T	C	A	T	G	G	A	A	A	A	T
D. strongylanthum	T	C	A	T	G	G	A	A	A	A	T

注："—"在比对的叶绿体基因组片段中没有碱基。
Note: "—" represents no base in aligned plastome sequences.

表 6-19　针对铁皮石斛设计的 ARMS 特异性引物序列

Table 6-19　The sequences of ARMS specific primers designed for *D. officinale*

DNA region	Name of primer	Specific primer	ARMS- primer
matK–5'trnK	Dom1/Dom2-F	5'-CAATCTACAGATCTTTTCCTTTCCCC^{656}-3'	5'-CAATCTACAGATCTTTTCCTTTCACC^{656}-3'
	Dom1/Dom2-R	5'-CTTAATTTGAATGATTACCCGATCA^{984}-3'	5'-CTTAATTTGAATGATTACCCGACCA^{984}-3'
trnS–trnG	Dot1/Dot2-F	5'-ATGCTATCTTGACTACGTCTGATTA^{1246}-3'	5'-ATGCTATCTTGACTACGTCTGACTA^{1246}-3'
	Dot1/Dot2-R	5'-GATTCTGATTGCCTTTTGGATAGG^{1464}-3'	5'—GATTCTGATTGCCTTTAGGATACG1464-3'
atpB	Doa1/Doa2-F	5'-GGAAAGGATGAATTGAAACCCCG^{132}-3'	5'-GGAAAGGATGAATTGAAACCCTTG^{132}-3'
	Doa1/Doa2-R	5'-GAATTATCCGAAGAAGATCGTTTAAT^{239}-3'	5'-GAATTATCCGAAGAAGATCGTTTGAT^{239}-3'
ycf1	Doy4/Doy5-F	5'-CCCATGCAATCAAAAA^{1202} AGT^{1205}-T^{1206}-T^{1207}-3'	5'-CCCATGCAATCAAAGA^{1202} AGT^{1205}-T^{1206}-T^{1207}-3'
	Doy4/Doy5-R	5'-GAATTCTTCATCTTTGTTTTC^{1368}-3'	5'-GAATTCTTCATCTTTGTTCTC^{1368}-3'

注：下划线处为错配碱基。

Note: underline represents mismatched base.

2. ARMS特异性引物的筛选及条件优化

利用设计的4对ARMS特异性引物对A组DNA样品进行普通PCR扩增。基于扩增结果初步筛选出2对鉴别效果较好的ARMS特异性引物，分别是Dot1/Dot2、Doa1/Doa2；经过对其退火温度的优化，确定最佳退火温度分别为：62.5℃、62℃(表6-20)。根据胶图结果显示(图6-13)，Dot1/Dot2引物的特异性强，鉴别效果较好。在其胶图结果中，1～5泳道对应的是铁皮石斛，条带清晰、明亮，扩增片段大小在250 bp附近，符合目标条带的大小(表6-20)；6～85泳道对应的是25个混淆种(每个种3～4个个体)，其扩增条带未出现或者出现但很淡。相比较而言，Doa1/Doa2引物的特异性相对较弱，在其胶图结果中铁皮石斛的扩增条带与其混淆种的扩增条带并不能明显区分。普通PCR是对特异性引物的初步筛选，为了检测引物对鉴别铁皮枫斗药材的有效性及灵敏性，我们利用qPCR技术对引物做进一步检测及分析。

3. 荧光定量PCR扩增结果分析

以稀释后的B组各物种枫斗DNA预扩增产物为模板，利用相应的ARMS特异性引物(Dot1/Dot2、Doa1/Doa2)进行荧光定量PCR扩增。图6-14显示的是基于这2对特异性引物的荧光定量PCR扩增结果，其中红色的曲线是铁皮枫斗，蓝色的曲线是其混淆品，这两对引物的扩增结果均显示铁皮枫斗最先出现。在Dot1/Dot2引物中铁皮枫斗大约在21个循环时出现，其混淆品均在25个循环之后出现；在Doa1/Doa2引物中铁皮枫斗大约在16个循环时出现，其混淆品均在20个循环之后出现。进一步对Ct值进行分析，铁皮枫斗在引物Dot1/Dot2、Doa1/Doa2中的平均Ct值分别为：21.57、16.34(表6-22)，其混淆品的平均Ct值均明显大于铁皮枫斗，进一步利用SPSS软件对这两对引物扩增结果中铁皮枫斗与其混淆品Ct值的差异性显著水平进行分析，结果显示在两对引物中铁皮枫斗与其混淆品的Ct值均存在显著差异($P<0.001$)，说明本研究筛选的这两对引物均可用于铁皮枫斗药材的鉴定。

表 6-20　普通 PCR 扩增筛选获得的铁皮石斛 ARMS 特异性引物

Table 6-20　ARMS specific primers of *D. officinale* screened by conventional PCR amplification

Name of primer	F (5'-3')	R (5'-3')	Tm/°C	Length/bp
Dot1/Dot2	5'-ATGCTATCTTGACTACGTCTGACTA[1246]-3'	5'-GATTCTGATTGCCTTTAGGATACG[1464]-3'	62.5	263
Doa1/Doa2	5'-GGAAAGGATGAATTGAAACCCTTG[132]-3'	5'-GAATTATCCGAAAGAAGATCGTTTGAT[239]-3'	62	156

注：下划线处为错配碱基。
Note: underline represents mismatched base.

表 6-21　用于 B 组枫斗 DNA 预扩增的通用性引物

Table 6-21　The universal primers for pre-amplification of Fengdou DNA from group B

DNA region	Name of primer	F (5'-3')	R (5'-3')	Tm/°C	Length/bp
trnS–trnG	LT	GCTTGAAAGTTTGAGGCCCAAT	CATTCGGCTCCTTTATGGAAGATC	60	978
atpB	LA	GTACTAATTTCCGCACCATTTCCTA	GAGCAAGACGTACTTCTATTCATCG	60	926

注：参考叶绿体基因组为铁皮石斛（LC348527）。
Note: The length is referred to *D. officinale* plastome(LC348527).

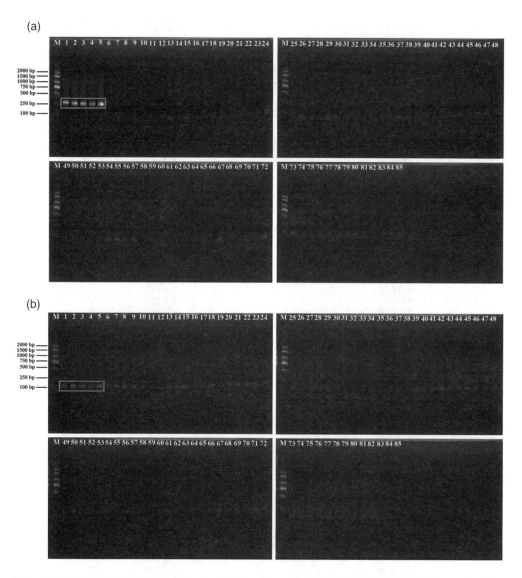

图6-13　基于两对引物[(a) Dot1/Dot2、(b) Doa1/Doa2]对铁皮石斛及其混淆种普通PCR扩增产物的电泳检测结果

Figure 6-13　The electrophoresis results of PCR products of *D. officinale* and its adulterant *Dendrobium* species based on two pairs of primers

注：图中红色框内，即1～5泳道为铁皮石斛，6～85泳道为铁皮石斛的混淆种。

Note: (a) Dot1/Dot2; (b) Doa1/Doa2. Lanes 1 to 5 are *D. officinale*; Lanes 6 to 85 are its adulterant *Dendrobium* species.

表 6-22　荧光定量 PCR 扩增得到的铁皮枫斗及其 25 个混淆品的 *Ct* 值

Table 6-22　Ct values of *D. officinale* and its 25 adulterant *Dendrobium* species from qPCR amplification

Name of species	Dot1/Dot2		Doa1/Doa2	
	Ct	± SD	*Ct*	± SD
D. officinale	21.57	0.18	16.34	0.05
D. flexicaule	27.57	0.18	20.57	0.28
D. tosaense	28.11	0.19	23.68	0.16
D. shixingense	29.11	0.24	20.11	0.17
D. scoriarum	27.49	0.08	20.47	0.27
D. aduncum	28.70	0.31	20.86	0.32
D. huoshanense	29.53	0.11	21.08	0.28
D. moniliforme	28.82	1.42	21.07	0.07
D. fanjingshanense	29.38	0.05	21.07	0.42
D. wilsonii	29.14	0.21	20.39	0.16
D. wardianum	29.27	0.13	21.08	0.19
D. devonianum	28.57	0.06	23.57	0.34
D. xichouense	29.50	0.13	21.15	0.25
D. strongylanthum	28.86	0.16	20.55	0.41
D. loddigesii	27.27	0.17	23.22	0.99
D. crepidatum	25.83	0.47	21.57	0.39
D. primulinum	29.56	0.30	20.68	0.18
D. falconeri	28.36	0.54	23.29	0.32
D. hercoglossum	26.65	0.26	21.45	0.10
D. lituiflorum	29.62	0.18	21.02	0.21
D. pendulum	29.54	0.09	23.42	0.97
D. gratiosissimum	29.36	0.11	22.45	1.06
D. chrysanthum	26.72	0.08	23.30	0.88
D. crystallinum	29.25	0.14	23.36	0.75
D. lohohense	26.77	1.13	20.93	0.19
D. aphyllum	28.01	0.39	22.92	0.97

（a）

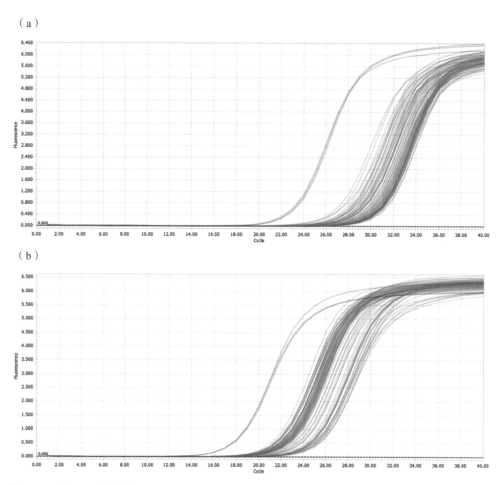

（b）

图6-14　基于两对引物（a：Dot1/Dot2，b：Doa1/Doa2）对铁皮枫斗及其混淆品qPCR扩增获
得的荧光扩增曲线

Figure 6-14　Fluorescence amplification curve of *D. officinale* and its adulterants based on two
pairs of primers. a: Dot1/Dot2; b: Doa1/Doa2

注：图中红色的曲线为铁皮枫斗，蓝色的曲线为铁皮枫斗的混淆品。
Note: Red lines represent *D. officinale*, and other blue lines stand for adulterants. All species were analyzed in
triplicate.

6.5.2.3　分析

1. ARMS特异性引物设计的基本原则

在设计ARMS特异性引物之前，首先要获得铁皮石斛的特异性核苷酸位点。为
了保证筛选的特异性核苷酸位点的准确性，本研究对铁皮石斛及其混淆种的132
个叶绿体全基因组序列进行比对，每个种均有来自不同居群的个体，尤其是铁皮
石斛，包含了来自16个不同居群的个体，几乎覆盖了其所有分布地。这些丰富

的叶绿体基因组资源，为本研究鉴别出准确的铁皮石斛特异性核苷酸位点提供数据基础。本文基于全面取样原则所取样的混淆种中包括铁皮石斛近缘种，然而铁皮石斛与其近缘种 DNA 序列高度相似，前人基于单一或多片段组合序列均无法有效地区分铁皮石斛与其近缘种，所以本研究筛选铁皮石斛特异性核苷酸位点相当困难，在整个叶绿体基因组水平仅筛选出一个对铁皮石斛具有绝对特异性的位点 (Dot2)。在这种待鉴定物种没有更多的特异性鉴别位点的情况下，根据研究总结的设计特异性引物的原则，进一步筛选铁皮石斛与较多混淆种存在差异的位点，并保证所选择的鉴别位点组合成的引物对的上下游引物不能鉴别的物种是不同的[39]。基于以上原则，本研究共设计出 4 对铁皮石斛特异性引物。

为了进一步提高引物的特异性，本研究基于 ARMS 引物错配原则对特异性引物进行修饰，即人为地在引物近 3′ 端引入错配碱基[40]。ARMS 引物错配原则主要体现在错配碱基数目、类型以及位置 3 个方面。在错配碱基数目方面一般选择 1 ~ 2 个碱基即可，引入过多的错配碱基可能会导致阻滞效果太强，使待鉴别的物种也无法扩增出条带。

在错配碱基类型方面，最早提出的结论是：C/T、A/A、T/T 即嘧啶 / 嘧啶和嘌呤 / 嘌呤错配比 G/T、T/G、A/C、C/A 即嘌呤 / 嘧啶错配更能增加 Taq 聚合酶的扩增难度。此外，其他学者在错配碱基类型选择方面也进行了研究，如 G/A、A/G 错配类型的鉴别效果最佳；碱基对中 C/C、A/G、G/A、A/A 的错配使延伸较困难，而 G/T 错配扩增相对容易，最好不选择。本研究选择的错配类型多为 C/T、T/C、A/G、G/A，即嘧啶 / 嘧啶和嘌呤 / 嘌呤错配。在错配碱基位置方面，许多前人研究结果显示在引物 3′ 端倒数第 2 位、第 3 位、第 4 位的位置引入错配碱基较为合适。本研究基本遵循前人的研究结果，选择的错配位置多为引物 3′ 端倒数第 2 位、第 3 位。为了优化引物的结构，部分引物也尝试在引物 3′ 端倒数第 7 位、第 8 位引入错配碱基。有学者利用 ARMS 技术对美花石斛进行鉴别，发现引物 3′ 端不同位置引入错配碱基会影响引物的退火温度的适用范围，在引物 3′ 端倒数第 3 位引入错配碱基可以在退火温度为 49 ~ 55℃ 的范围内稳定鉴别，而在引物 3′ 端倒数第 4 位引入错配碱基时则可以在 48 ~ 62℃ 更宽的退火温度范围内稳定鉴别。本研究基于上述 ARMS 引物设计及错配的基本原则成功获得两对可用于鉴别铁皮石斛及其枫斗药材的ARMS特异性引物。

2. 荧光定量PCR技术的应用与优势

除了需要基于ARMS技术设计ARMS特异性引物，ARMS-qPCR鉴别体系还需要结合荧光定量PCR(qPCR)技术。qPCR技术是在普通PCR基础上发展起来的具有高灵敏性的核酸定量技术，其原理是在PCR反应体系加入荧光染料或基团，通过荧光信号来实现对整个PCR反应的实时监测，并可对模板进行定性、定量分析[41]。由于荧光定量PCR整个检测过程为封闭系统，所以可以有效地降低实验过程中交叉污染的风险，另外，结合相关qPCR分析程序，可以实现整个PCR反应自动化。因此，与传统PCR技术相比，qPCR技术具有灵敏度高、速度快、低污染、精准度高、标准化程度高、操作简单、易于推广等优点。目前该技术已广泛应用于产品鉴定、动植物病毒检测、环境污水处理及医学临床检测等众多领域[42, 43]。

在商品和药材鉴定方面，利用qPCR技术对意大利鳕鱼商品进行鉴定，结果表明该技术快速、经济、准确，且重复性好。最近，有利用ITS2序列设计引物，基于SYBR Green荧光PCR技术实现对西红花和红花源性成分的准确、灵敏、快速鉴别；随后，又基于ITS2序列对南柴胡、北柴胡及伪品柴胡建立多重实时荧光定量PCR检测体系，并成功鉴别出南、北正品柴胡及其制品中南、北柴胡源性成分，其研究表明了该技术在药材鉴定方面的有效性。本研究基于A组新鲜材料DNA样品的普通PCR扩增结果，初步筛选出了两对引物可用于铁皮枫斗药材的鉴定，其中引物Dot1/Dot2特异性强，对铁皮石斛鉴别效果好，而引物Doa1/Doa2并不能将铁皮石斛与其混淆种明显区分。但在引物Doa1/Doa2的qPCR扩增结果中，根据其荧光扩增曲线仍可以将铁皮枫斗从其混淆品中鉴别出来，且铁皮枫斗与其混淆品的Ct值存在显著差异，我们的结果进一步证明了qPCR技术在药材鉴定方面的灵敏性及有效性。本研究将ARMS与qPCR技术相结合建立了ARMS-qPCR鉴别体系，该体系具有特异性强、灵敏度高、直观性好等优点。该鉴别方法在药材鉴定方面具有广泛的应用前景。

3. ARMS-qPCR技术可用于铁皮石斛及其枫斗药材的鉴定

铁皮石斛是我国特有珍稀濒危种，别名黑节草，是石斛属中名贵的药用植物。

现代医学研究已证实铁皮石斛具有提高免疫力、抗衰老、护肝利胆、降血糖血脂、抗癌等功效，其在食用、药用及保健等领域均具有重要的应用价值。由于铁皮石斛在自然状态下萌芽率低、生长缓慢且周期长，加上长期受到掠夺式的采挖，其野生资源已濒临枯竭，导致市场上铁皮石斛及其枫斗制品的伪品很多，且多为其近缘种或其他枫斗类石斛。传统的石斛鉴别方法主要是依据形态特征，但铁皮石斛分布广泛、居群多，种内的形态变异大，与其相似种之间存在许多重叠的变异类型，再加上经过炮制加工成枫斗或粉末后，形态结构已被破坏，所以根据形态特征很难对其进行准确鉴别。许多研究者也尝试利用理化鉴别方法鉴别石斛属植物，如高效液相色谱法和毛细管电泳法(capillary electrophoresis，CE)等，但此类方法操作复杂、稳定性差、易受产地、生长期等因素影响。随着分子生物学技术的发展，许多分子标记技术，如 ISSR、SRAP、SSR，也被用于鉴别石斛属物种，但其对模板 DNA 质量要求高。然而石斛属植物富含多糖、生物碱等次生代谢物，经过烘焙、干燥等加工处理后，多糖等成分得到浓缩，加剧了提取及纯化 DNA 的难度；高温、扭曲等多道加工手段使药材中的 DNA 降解、受损，因此上述的分子标记技术很难适用于石斛药材的鉴定。另外，DNA barcoding 技术在石斛属植物的鉴定研究中也有较多的应用，但常用的 DNA 片段及组合并不能有效区分铁皮石斛及其近缘种。尽管最近有学者利用叶绿体全基因组序列实现了对铁皮石斛及其近缘种的鉴别，但该方法仍无法用于铁皮枫斗药材的鉴定(枫斗 DNA 难以满足高通量测序要求)。因此目前尚缺乏一种有效鉴别铁皮枫斗药材的方法。

本文基于全面的取样策略，收集了 25 个市场上最可能混伪铁皮石斛及其枫斗制品的其他石斛属物种，通过对来自铁皮石斛及其混淆种的大量的叶绿体全基因组序列比对(132 个)，筛选出铁皮石斛特异性核苷酸位点。基于筛选获得的 11 个核苷酸位点，本研究共设计 4 对铁皮石斛 ARMS 特异性引物，经过初筛选择其中两对引物(Dot1/Dot2、Doa1/Doa2)用于铁皮枫斗药材的鉴别。利用这两对引物对铁皮枫斗及其混淆品进行 qPCR 扩增，结果显示它们均可有效地将铁皮枫斗从其混淆品中鉴别出来，且鉴别效果相比较普通 PCR 的结果更为直观、显著，因此本研究基于 ARMS-qPCR 技术建立的鉴别体系可用于铁皮石斛及其枫斗药材的精准鉴定。近年来，该技术也被用于石斛属其他物种的药材鉴定，如霍山石斛、细叶石斛等，这也进一步说明该技术对鉴别石斛类药材的有效性及可行性。需要强调的是获取药材中DNA一直是石斛药材鉴定的一个难点，本文研究所建立的鉴别体系中针对初筛获得的两对引物分别设计了其相应的预扩增通用引物，对枫斗DNA进行预扩增，有效解决了枫斗DNA质量差、总量少，无法直接进行特异性扩增的问题。本文研究针对铁皮石斛药材建立的鉴别方法简单、精准、高效，可推广用于铁皮石斛药材生产、加工各环节的质量监控，对保证铁皮石斛药材的质量及安全用药具有重要意义。

6.5.2.4　结论

本文通过对铁皮石斛及其混淆种的大量的叶绿体基因组序列比对，筛选铁皮石斛特异性核苷酸位点，并基于ARMS-qPCR技术对铁皮枫斗药材进行鉴定研究。研究结果表明：

基于筛选出的11个核苷酸位点共设计4对ARMS特异性引物，基于新鲜材料DNA样品的普通PCR扩增结果，初筛获得两对ARMS特异性引物(Dot1/Dot2、Doa1/Doa2)可尝试用于后续铁皮枫斗药材的鉴别，其中Dot1/Dot2引物特异性强。

利用初筛获得的两对引物对铁皮枫斗及其混淆品进行qPCR扩增，在这两对引物的qPCR扩增结果中，铁皮枫斗扩增曲线均最先出现，且其 Ct 值显著小于其他混淆品的 Ct 值，基于qPCR扩增的鉴别结果相比较普通PCR的鉴别结果更为直观、显著。本研究基于ARMS-qPCR技术建立的鉴别体系可用于铁皮石斛及其枫斗药材的鉴定。

参考文献

[1] Wood HP. The *Dendrobiums*[M]. Ruggell: *ARG Gantner Verlag*. 2006.

[2] Takamiya T, Wongsawad P, Sathapattayanon A, et al. Molecular phylogenetics and character evolution of morphologically diverse groups *Dendrobium* section *Dendrobium* and allies[J]. *AoB Plants*. 2014, 6: plu045.

[3] Tsi ZH. Flora Reipublicae Popularis Sinicae[M]. Beijing: *Science Press*. 1999.

[4] Zhu GH, Ji ZH, Wood JJ, et al. Flora of China[M]. Beijing: *Scientific Press*. 2009.

[5] Liu ZJ, Zhang YT, Wang Y, et al. Recent developments in the study of rapid propagation of *Dendrobium catenatum* Lindl. with a discussion on its scientific and Chinese names[J]. *Plant Science Journal*. 2011, 29: 738−742.

[6] Jin XH, Huang LQ. Proposal to conserve the name *Dendrobium officinale* against *D. stricklandianum*, *D. tosaense*, and *D. pere-fauriei* (Orchidaceae)[J]. *Taxon*. 2015, 64: 385−386.

[7] Xiang XG, Schuiteman A, Li DZ, et al. Molecular systematics of *Dendrobium* (Orchidaceae, Dendrobieae) from mainland Asia based on plastid and nuclear sequences[J]. *Molecular Phylogenetics and Evolution*. 2013, 69(3): 950−960.

[8] Paul P, Wang ZT, Shaw PC. Current approaches for the authentication of medicinal *Dendrobium* species and its products[J]. *Plant Genetic Resources*. 2005, 3: 144−148.

[9] Ding XY, Xu LS, Wang ZT, et al. Studies on population difference of *Dendrobium officinale* I. differences in morphological structure[J]. *Chinese Traditional and Herbal Drugs*. 2001, 32: 828−831.

[10] Su X, Wu G, Li L, et al. Species delimitation in plants using the Qinghai-Tibet Plateau endemic *Orinus* (Poaceae: Tridentinae) as an example[J]. *Annals of Botany*. 2015, 116(1): 35−48.

[11] Liu JQ. "The integrative species concept" and "species on the speciation way"[J]. *Biodiversity Science*. 2016, 24: 1004−1008.

[12] Bao XS, Shun QS, Chen LZ. The Medicinal Plants of *Dendrobium (Shi-hu)* in China (中国药用石斛)[M]. Shanghai: *Fudan University Press*. 2001: 1−40.

[13] Ding XY, Xu LS, Xu H, et al. Morphological and DNA molecular evidence for authentication of *Dendrobium flexicaule* from its allied species of *Dendrobium*[J]. *Acta Pharmaceutica Sinica*. 2001, 36: 868−873.

[14] Ding G, Ding XY, Shen J, et al. Genetic diversity and molecular authentication of wide population of *Dendrobium officinale* by RAPD[J]. *Acta Pharmaceutica Sinica*.

2005, 40: 1028-1032.

[15] Shen J, Ding XY, Liu DY, et al. Intersimple sequence repeats (ISSR) molecular fingerprinting markers for authenticating population of *Dendrobium officinale* Kimura et Migo[J]. *Biological & pharmaceutical bulletin.* 2006, 29: 420-422.

[16] Adams, P. Systematics of Dendrobiinae (Orchidaceae), with special reference to Australian taxa[J]. *Botanical Journal of the Linnean Society.* 2011, 166: 105-126.

[17] Feng, S. Molecular identification of *Dendrobium* species (Orchidaceae) based on the DNA barcode ITS2 region and its application for phylogenetic study[J]. *International Journal of Molecular Sciences.* 2015, 16(9): 21975-21988.

[18] Russell J, Fuller J, Young G, et al. Discriminatting between barley genotype using microsatellite markers[J]. *Genome.* 1997, 40(4): 442-450.

[19] Zane L, Bargelloni L, Patarnello T. Strategies for microsatellite isolation: a review[J]. *Molecular Ecology.* 2002(11): 1-16.

[20] Fitzsimmons NN, Moritz C, Moore SS. Conservation and dynamics of microsatellite loci over 300 million years of marine turtle evolution[J]. *Molecular Biology and Evolution.* 1995, 12(3): 432-440.

[21] Treuren RV, Kuttinen H, Karkkainen K, et al. Evolution of microsatellites in Arabis petraea and Arabis lyrata, outcrossing relatives of *Arabidopsis thaliana*[J]. *Molecular Biology and Evolution.* 1997, 14(3): 220-229.

[22] Ding XY, Wang ZT, Xu H, et al. Database establishment of the whole rDNA ITS region of *Dendrobium* species of "Fengdou" and authentication by analysis of their sequences[J]. *Acta Pharmaceutica Sinica.* 2002, 37: 567-573.

[23] Shao SG, Han L, Ma YH, et al. Analysis and authentication of cpDNA *psbA-trnH* regions of *Dendrobium* species of Fengdous[J]. *Acta Pharmaceutica Sinica.* 2009, 44: 1173-1178.

[24] Xu S. Evaluation of the DNA barcodes in *Dendrobium* (Orchidaceae) from mainland Asia[J]. *PLoS ONE.* 2015, 10(1): e0115168.

[25] Xu H, Wang ZT, Ding XY, et al. Differentiation of *Dendrobium* species used as Huangcao shihu by rDNA sequence analysis[J]. *Planta Medica.* 2005, 71: 1-3.

[26] CBOL Plant Working Group1. A DNA barcode for land plants[J]. *Proceedings of the National Academy of Sciences of the United States of America.* 2009, 106(31): 12794-12797.

[27] Kress WJ, Wurdack KJ, Zimmer EA, et al. Use of DNA barcodes to identify flowering plants[J]. *Proceedings of the National Academy of Sciences of the United States of America.* 2005, 102(23): 102, 8369-8374.

[28] Hou BW, Luo J, Zhang YS. Iteration expansion and regional evolution: phylogeography of *Dendrobium officinale* and four related taxa in southern China[J]. *Scientific Reports.* 2017, 7: 43525.

[29] Teixeira da Silva JA, Jin XH, Dobránszki J, et al. Advances in *Dendrobium* molecular research: applications in genetic variation, identification and breeding[J]. *Molecular Phylogenetics & Evolution*. 2016, 95: 196–216.

[30] Niu ZT, Pan JJ, Xue QY. Plastome-wide comparison revealed new SNV resources for the authentication of *Dendrobium huoshanense* and its corresponding medicinal slice (Huoshan Fengdou)[J]. *Acta Pharmaceutica Sinica B*. 2018, 8(3): 466–477.

[31] Daniell H, Lin CS, Yu M, et al. Chloroplast genomes: diversity, evolation, and applications in geneticengineering[J]. *Genome Biology*. 2016, 17(1): 134.

[32] Nock CJ, Waters DL, Edwards MA, et al. Choloroplast genome sequences from tatal DNA for plant indentification[J]. *Plant Biotechnology Journal*. 2011, 9(3): 328–333.

[33] Moner AM, Furtado A, Henry RJ. Chloroplast phylogeography of AA genome rice species[J]. *Molecular Phylogenetics and Evolution*. 2018, 127: 475–487.

[34] Hu H, Hu QJ, Al-Shehbaz IA. Species delimitation and interspecific relationships of the genus *Orychophragmus* (Brassicaceae) inferred from whole chloroplast genomes[J]. *Frontiers in Plant Science*. 2016, 7: 1826.

[35] Hollingsworth PM, Li DZ, van der Bank M, et al. Telling plant species apart with DNA: from barcodes to genomes[J]. *Philosophical Transcations of The Royal Society B-biological Sciences*. 2016, 371(1702): 20150338.

[36] Coissac E, Hollingsworth PM, Lavergne S. From barcodes to genomes: extending the concept of DNA barcoding[J]. *Molecular Ecology*. 2016, 25(7): 1423–1428.

[37] Xu, H., Wang, Z., Ding, X., Zhou, K. & Xu, L. Differentiation of *Dendrobium* species used as "Huangcao Shihu" by rDNA ITS sequence analysis[J]. *Planta Medica*. 2006(72): 89–92.

[38] Ding G, Ding XY, Shen J, et al. Genetic diversity and molecular authentication of wild populations of *Dendrobium officinale* by RAPD[J]. *Acta Pharmacologica Sinica*. 2005(40): 1028–1032.

[39] Yang DY, Fushimi H, Cai SQ & Komatsu, et al. Polymerase chain reaction-restriction fragment length polymorphism (PCR–RFLP) and amplification refractory mutation system (ARMS) analyses of medicinally used *Rheum* species and their application for identification of Rhei Rhizoma[J]. *Biological & Pharmaceutical Bulletin*. 2004, 27(5): 661–669.

[40] Newton CR, Graham A, Heptinstall LE. Analysis of any point mutation in DNA. The amplification refractory mutation system (ARMS)[J]. *Nucleic Acids Research*. 1989, 17(7): 2503–2516.

[41] Pfaffl MW. Quantitative real-time RT-PCR － a perspective[J]. *Journal of Molecular Endocrinology*. 2005, 34: 597–601.

[42] Brod FCA, Arisi ACM. Quantification of roundup Ready (TM) soybean in Brazilian soy-derived foods by real-time PCR[J]. *International Journal of Food Science and Technology.* 2009, 43: 1027−1032.

[43] Eugster A, Ruf J, Rentsch J, et al. Quantification of beef and pork fraction in sausages by real-time PCR analysis: results of an interlaboratory trial[J]. *European Food Research and Technology.* 2008, 227: 17−20.

后 记

　　铁皮石斛是我国兰科石斛属珍稀濒危特有种，是《中国植物红皮书》和《中国物种红色名录》中的极危种，也是《中华人民共和国药典（2020版）》的收载种。早在《神农本草经》中铁皮石斛药材就被列为上品，应用历史悠久，具有养阴生津、润肺明目、抗癌防老等功效。在铁皮石斛集约化生产基地里，我们人工营造出了独特的生境，使得铁皮石斛幼苗得以"吸天地之灵气，采日月之精华"，最终经过多年的生长，成就其非凡品质。

　　铁皮石斛遗传资源是确保铁皮石斛产量与品质的根本，铁皮石斛企业的发展需要品种权，最终需要厘清铁皮石斛的遗传资源。铁皮石斛为我国特有，其基因资源非常独特，是自然界对我国人民的福报，更是对全世界人民的健康馈赠。我们有责任、有信心研究并利用好这一珍贵物种的遗传资源，为全中国乃至全人类的健康事业服务。

　　鉴于铁皮石斛遗传资源的珍贵与独特以及具有重要的康养价值，课题组经过十多年的不懈努力，对铁皮石斛遗传资源与种质精准鉴定开展了长期的系列研究工作，最终形成了此书所呈现的重要研究成果。本书内容可总结如下：开展了铁皮石斛核基因组研究，获得了兰科首个染色体级别高质量基因组序列，并以此为基础探讨了铁皮石斛基因组在药用活性物质生物合成途径研究中的应用，同时结合全基因组关联分析（GWAS）揭示了铁皮石斛基因组在种质选育中的应用前景。本书总结了研究团队所开展的铁皮石斛分子谱系地理学研究，揭示了铁皮石斛野生居群的物种起源地与谱系地理分布格局的居群历史，阐明了现代铁皮石斛野生居群的谱系状况，为铁皮石斛野生资源保护与产业化过程中的种源选择提供了科学依据。本书基于 AFLP、SSR、SNP 等分子标记开展了铁皮石斛野生居群的保护遗传学研究，首次开展了铁皮石斛遗传多样性及遗传结构的客观评价，解析了其濒危机制，提出只有通过"集约化生产"与"就地保护""迁地保护"等保护模式的结合，才能实现资源可持续利用与保护；还基于比较叶绿体基因组学方法，首次建立了基于全叶绿体基因组序列的铁皮石斛 DNA 精准鉴别方法；利用铁皮石斛传统 DNA 条形码以及基于特异性位点并联合 ARMS 和荧光定量 PCR 的 DNA 鉴定技术，成功建立了铁皮石斛鲜植物药材、饮片的快速、精准鉴别方法。本书是一部关于铁皮石斛遗传资源理论与应用研究的具有极好参考价值的专著，适合从事植物资源理论与应用研究的科研人员参考，也适合大专院校从事药用植物资源研究与教学的人员使用参考。

　　本书的出版得到了"江苏省金陵科技著作出版基金"的资助，并成功入选"江苏省'十四五'时期重点出版物出版专项规划项目"。在出版过程中，得到江苏凤凰科技出版社的大力支持，傅梅社长积极策划并给予热情的指导、鼓励与帮助。黄翠香副编审给予了认真细致的编辑，从封面设计到文字修改，付出了大量的心血；特别是在封面的设计过程中，与设计师反复沟通，三易其稿，最终取得了满意的设计效果。借此机会，一并表示感谢。

　　感谢本书所有参与文字编著工作的科研人员，感谢他们在编写过程中孜孜不倦的敬业精神与全身心的投入。本书内容具体编写情况如下：本书的前言、自序、后记均由丁小余教授执笔完成。在书稿整理与编辑过程中，牛志韬副教授付出了大量的心血，从章节的安排到稿件的统筹，均能一丝不苟、兢兢业业，确保了书稿的如期圆满完成。还要感谢薛庆云博士、植物研究所秘书刘薇，她们在本书的组稿、编辑以及出版过程中做了大量细致的工作。

　　本书的出版需要特别感谢是丁小余教授团队中的多位博硕研究生，他们在南京师范大学攻读学位期间围绕铁皮石斛遗传资源与鉴定作出了显著成绩。他们的分工如下：第 1 章铁皮石斛遗传资源研究进展（侯北伟博士）、第2章铁皮石斛基因组学研究（牛志韬博士、朱菲硕士）、第3章铁皮石斛线粒体基因组分析（王蒙婷博士）、第3章铁皮石斛叶绿体基因组分析（罗晶博士）、第4章铁皮石斛谱系地理学研究（侯北伟博士）、第5章铁皮石斛保护遗传学研究——基于SRAP、SSR分子标记的铁皮石斛保护遗传学研究（丁鸽博士）、第5章铁皮石斛保护遗传学研究——基于AFLP分子标记的铁皮石斛保护遗传学研究（李雪霞博士）、第6章铁皮石斛种质鉴定研究——利用全叶绿体基因组super-barcode的铁皮石斛分子鉴定研究（朱淑颖博士）、第6章铁皮石斛种质鉴定研究——基于ARMS-qPCR的铁皮石斛鉴定（李露丹博士）。另外，还要感谢在读博士生研究生侯振宇、李超、杨嘉鹏，在读硕士研究生范雅娟、薛绮千、王红嫚等对本书内容进行了多次校对，这也体现了江苏省石斛兰产业化技术工程中心研究的团队合力。

2020—2022年是极不平凡的3年，新型冠状病毒肺炎在全球肆虐。我们国家在党中央的英明领导下严防死守，精准控制了疫情，为全球新冠疫情的防控作出了表率。在疫情防控的过程中，铁皮石斛的增强免疫的功效深受人们喜爱。目前，铁皮石斛已被我国列入药食同源的名录，在江苏已有数家企业公开试点其药食同源的产品，必将成为世界康养产业关注的新热点。希望本书的出版，能够更好地为铁皮石斛遗传资源的开发、遗传育种与集约化生产提供指导，更好地服务于人类的康养事业。

著　者

2022年10月